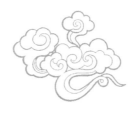

海派孟氏药膳传承

中药专家赵永汉药膳制作经验集

主　编　朱海青　钱　芳

主　审　赵永汉

U0188292

上海科学技术出版社

图书在版编目（CIP）数据

海派孟氏药膳传承 ：中药专家赵永汉药膳制作经验
集 / 朱海青，钱芳主编. -- 上海 ：上海科学技术出版
社，2024. 10. -- ISBN 978-7-5478-6763-1

Ⅰ. R247.1

中国国家版本馆CIP数据核字第2024VW7723号

本书由上海市中药专家传承工作室建设项目（2020ZYGZS‑005）、上
海市嘉定区第三批（中药学）建设项目（2020‑JDZYYZDXK‑01）、上海医
学创新发展基金会中医药传承发展项目（WLJH2021ZY‑ZYS001）资助
出版。

海派孟氏药膳传承——中药专家赵永汉药膳制作经验集

主编　朱海青　钱　芳

主审　赵永汉

上海世纪出版（集团）有限公司
上海 科 学 技 术 出 版 社　　出版、发行
（上海市闵行区号景路 159 弄 A 座 9F‑10F）
邮政编码 201101　　www.sstp.cn
上海展强印刷有限公司印刷
开本 787×1092　1/16　印张 22.5
字数 380 千字
2024 年 10 月第 1 版　2024 年 10 月第 1 次印刷
ISBN 978‑7‑5478‑6763‑1/R·3071
定价：138.00 元

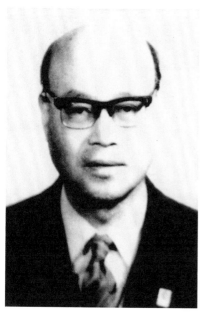

▲ 孟仲法（1925—2013）

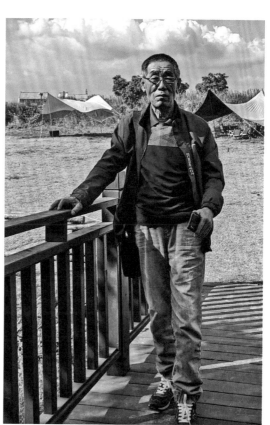

▶ 赵永汉近照

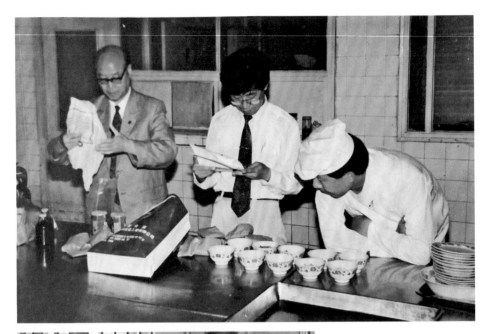

▲ 孟仲法与赵永汉配制
药膳

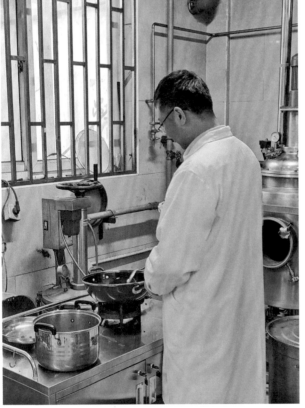

◀

炮制中药材

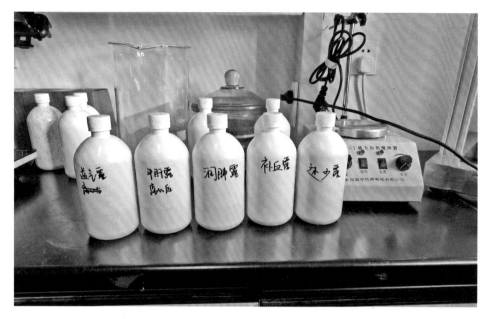

▲方便露制作

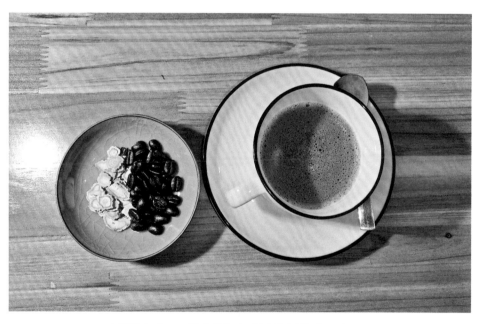

▲保健咖啡——洋参益气咖啡(新海派药膳系列之一)

继承赵氏药膳

普及药膳文化

服务大众健康

　　　　赠学生朱海青留存

　　　　　　赵永汉

　　　　　　2020.12

▲赵永汉题字

内 容 提 要

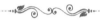

　　药膳是我国古代传统医学饮食文化中的宝贵遗产,近些年来随着营养学的兴起和生活水平的提高,传统中医药膳得到发扬。药膳的研究涉及中医药学、营养科学、生化科学、食品加工、烹饪学、历史和文学等多种学科,药膳的制作涉及食用药材的鉴定、炮制等相关技艺,海派药膳是海派厨艺与海派炮制制剂的结合。

　　海派孟氏药膳的开创者是上海著名儿科专家孟仲法(1925—2013),孟仲法亦是上海药膳协会的创办人。赵永汉是孟仲法药膳学的主要传承弟子,全面继承了孟仲法的药食结合理念和药膳制作技术,在从事中药工作及药膳研究的 40 余年里,他结合了中药炮制、制剂加工等技艺理念,在学术上提出"药食同源共效,重四气五味,遵药性归经,师古不泥古,求实不侈言"的思想。

　　本书以海派孟氏药膳制作为主线,阐述了海派孟氏药膳的历史脉络、学术思想以及制作技艺,记录了孟氏食用本草、家传药膳、本草炮制等内容,体现了海派中医药的浓郁特色,充分展示了海派孟氏药膳的特点以及制作工艺。

　　本书重视实用性,将理论与实践相结合,可供临床医师、药师、护理人员以及营养师阅读参考。

主 编 简 介

朱海青,副主任药师,执业药师。全国中药特色技术传承人才,赵永汉上海中药专家传承工作室负责人。上海药膳协会副秘书长,上海中医药学会药膳分会委员,上海市执业药师协会药学科普专业委员会委员,中华中医药学会药膳分会委员,中国药膳研究会理事,中国民族医药学会科普分会理事,世界中医药学会联合会药膳食疗研究专业委员会常务理事。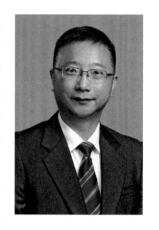

从事中药工作 33 年,擅长中药材传统鉴别、中药炮制、成药制剂、药膳养生等。近年来从事中药质量管理与中医药科普工作。主持市级课题项目 1 项,参与国家级课题项目 1 项、其余各类课题 10 项。发表核心期刊论文 7 篇,科普类文章数十篇,参编著作 3 部。

钱芳，主任药师、执业药师，上海市嘉定区中医医院药剂科主任，学术带头人。上海市中西医结合学会药物专业委员会委员，上海市药理学会皮肤药理学专业委员会委员，上海市药学会老年药学专业委员会委员，中国医药教育协会临床用药评价专业委员会理事会理事。

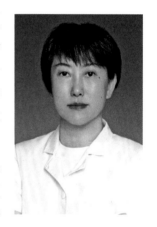

主要研究方向为临床药学、药事管理。荣获上海市嘉定区卫生健康委员会 2017 年度"嘉宝杯"十佳医技工作者称号，2017 年上海市药学会"合理用药宣传优秀个人"称号，2020 年入选"嘉定区第十六批高层次创新创业和急需紧缺人才"项目。先后主持上海市嘉定区科学技术委员会课题 1 项，上海市中医药发展办公室课题 1 项，上海市药学会课题 3 项，参与上海市、嘉定区级课题 10 余项。在国内外期刊发表论文 30 余篇，其中第一作者及通讯作者论文 20 余篇，SCI 论文 2 篇。

编委会名单

主　　编　朱海青　钱　芳

副主编　张树瑛　张思佳

编　　委　（按姓氏笔画排序）

　　　　　王媛媛　严善莹　苏文佳　徐　军　高　妍
　　　　　楼　冰　薛　亚

主　　审　赵永汉

顾　　问　顾燕敏

赵　序

　　药膳是中医药文化的一个重要组成部分,古时称为"食疗"。上古先民很早就认识到饮食对于健康的重要性,在治疗疾病时也多使用药食同源的物质,甚至单独设立了"食医"的官职,并记载了食医的职能。《周礼·天官》中记载:"食医,掌和王之六食、六饮、六膳、百羞、百酱、八珍之齐(剂)。凡食齐视春时,羹齐视夏时,酱齐视秋时,饮齐视冬时。凡和,春多酸,夏多苦,秋多辛,冬多咸,调以滑甘。凡会膳食之宜,牛宜稌,羊宜黍,豕宜稷,犬宜粱,雁宜麦,鱼宜菰。凡君子之食恒放焉。"现存最早关于药膳记录的方书《备急千金要方》提出:"食能排邪而安脏腑,悦神爽志以资血气。若能用食平疴,释情遣疾者,可谓良工。长年饵老之奇法,极养生之术也。"又说:"夫为医者,当须先洞晓病源,知其所犯,以食治之。食疗不愈,然后命药。""药性刚烈,犹若御兵。兵之猛暴,岂容妄发,发用乖宜,损伤处众。"此段论述可以推知唐代中医治疗次第是先以食物进行治疗,不愈再用药物治疗。由此可见,药膳食疗在中医治疗中的重要性。

　　《海派孟氏药膳传承——中药专家赵永汉药膳制作经验集》一书,是我的传承弟子朱海青根据其学习资料整理而成。我与海青认识于1990年,作为医院药剂科主任,我是看着他一步步成长起来的,从懵懂的青年,到如今学识颇丰的中药人。2019年海青正式拜我为师,学习孟氏药膳和中医传统制剂制作,看着他投入全部精力学习的劲头,使我回忆起当时我追随孟仲法先生学习时的情景,如此相同,心中感慨万分。

　　此书介绍了孟氏药膳的发展历史和常用的本草食材,并整理收集了孟氏药膳500余方,将古老的药膳食疗与营养学相结合,在传承上"师古而不泥古,创新而不离宗"，在配伍上调整了传统用药剂量，根据食材的不同组成，注重最小有效量和最大有效量，注重菜肴的色香味形，来充实中华药膳食疗，使我国古老的药膳面目一新。

　　期望海青能继承和发扬海派药膳文化，将海派药膳普及到千家万户，使药膳为人类的健康幸福、为美好生活做出贡献。

孟氏药膳第三代传承人
上海药膳协会秘书长　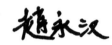

2023 年 11 月

前　言

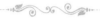

　　中医药膳文化源远流长，自古以来"以食为养""以食为药"的思想一直是中医治疗和养生的主要指导思想。《素问·五常政大论》有云："大毒治病，十去其六；常毒治病，十去其七；小毒治病，十去其八；无毒治病，十去其九。谷肉果菜，食养尽之。无使过之，伤其正也。不尽，行复如法。"《周礼·天官》中记载："医师，上士二人，下士四人，府二人，史二人，徒二十人。食医，中士二人。疾医，中士八人。疡医，下士八人。兽医，下士四人。"即将医官分为五类：医师、食医、疾医、疡医、兽医。以饮食治疗疾病的医者列为第二，仅次于医师，这说明了上古时代以饮食等作为治疗方法的独立性和重要性，药膳受到历代医家的重视。现存的药膳文献最早可以推至唐代的《备急千金要方》《外台秘要》《食疗本草》等，近现代以来的著作更是汗牛充栋。

　　上海自清末开埠以来，一直是东西方文化碰撞交融之地，因其独特的地理环境和人文氛围，造就了"海派文化"这朵奇葩。传统的中医文化也在这片土地上形成了独有的"海派中医"文化，作为中医重要分支的药膳也形成了适应上海本地的"海派药膳"。"海派药膳"一词于20世纪90年代由上海药膳协会第一任会长孟仲法先生正式提出。孟仲法先生家传的孟氏药膳是海派药膳的重要组成部分，海派孟氏药膳至今已传承四代。

　　本书是笔者追随海派孟氏药膳第三代传人赵永汉先生学习的总结，也是上海市卫生健康委员会"上海中药专家传承工作室建设项目"的阶段性成果。本书共分七章，第一章介绍了海派孟氏药膳的传承发展，第二章阐述了赵永汉先生关于海派药膳制作的学术思想，第三章论述了海派孟氏药膳常用本草，第四章详细介绍了海派孟氏药膳不同类型的制作方法,第五至第七章是对海派孟氏药膳谱的介绍,根据赵永汉先生传授的孟氏药膳方,依据"食养""食疗""创新"的原则分章论述,每一例药膳都给出了详细的配方、制作、功效,期望读者能进一步了解海派孟氏药膳的独特疗效。

对于本书可能出现的错误和不足之处,恳请广大读者予以指正。

朱海青

2023 年 11 月

目　　录

第一章

海派孟氏药膳的传承发展

第一节　海派药膳概述

　　海派药膳是指植根于海派文化,融合了海派中医与海派菜肴制作技艺,发展形成的独具特色的药膳文化和制作技艺。所谓"海派"是指 20 世纪 20 年代,上海任伯年、潘月樵等人将西方绘画技法和戏剧表现形式融于传统书画和京剧艺术的创作,从而形成的独具特色风格的体系流派。"传承、改良、创新、融合"正是上海这座都市发展的根本理念和特色。至 20 世纪 90 年代,"海派"一词泛指上海的风格和特色,后逐渐演变为上海都市文明的代名词,有了"海纳百川,追求卓越,开明睿智,大气谦和"的内涵。海派中医与海派菜正是在这种文化背景下逐渐发展而来。

　　海派中医是指以上海地区为中心,在传统与创新、包容与竞争、中西医学碰撞交融中发展而来的,具有海派文化特征的地域性中医学派别。海派中医兴盛于民国时期,其中具有代表性的流派有 50 多家,如何氏内科、张氏内科、蔡氏妇科、朱氏妇科、顾氏外科、夏氏外科、石氏伤科等。国医大师裘沛然曾说过:"海派中医能立稳脚跟并产生影响,就是在于它'无派之派',海纳百川,不拘一格,汲取了各家的优势。"海派中医正是具有"坚持中医传统特色,包容万象,兼收并蓄,创新开放"的特质,才能成为我国中医药事业的重要组成部分。

　　海派菜是由本帮菜、广帮菜、川帮菜、扬帮菜、苏帮菜、锡帮菜、京帮菜、杭帮菜、徽帮菜、湘帮菜以及老上海西菜等相互融合借鉴,各种风味基本定型,并逐渐上海化、都市化的独特菜系。将整体上海菜系冠名为"海派菜"始于 20 世纪 80 年代,2015 年由中国烹饪协会组织的"中国非遗美食走进联合国教科文组织"活动,主打上海"海派菜",得到了来宾的认可和欢迎,由此"海派菜"也被全世界所认可。海派菜的发展也是遵循了海派文化的特质,都是"学习—改良—融合—自成体系"一路发展而来。

海派药膳始于清末,1843年上海开埠以后,就成为东西方文化交汇之都,全国名医纷纷入驻上海开业行医,其时药膳尚未形成体系。1862年王孟英携新完成的《随息居饮食谱》一书移居上海避难,同时也将温病学派的完整药膳体系传入上海,此为海派药膳起始的标志性事件。民国时期,随着上海各流派的形成,以及中医学杂志的兴起,药膳也以"食饵疗法"的名称见诸报端杂志,如《申报》副刊《国医与食养》等,民间也逐渐形成以药膳养生和辅助治疗疾病的习惯。20世纪60年代,上海名医陈存仁在香港《星岛晚报》上开辟"津津有味谭"专栏,专门介绍上海的食疗药膳,受到众多旅居香港的上海人欢迎。随着20世纪90年代上海药膳协会的成立,正式宣告了海派药膳的确立,海派药膳理论和制作技艺进入了新的阶段,"海派药膳"一词也逐渐被国人接受。

第二节　海派孟氏药膳的形成与发展

(一) 海派孟氏药膳创始人——孟维安

海派孟氏药膳发端于民国时期的上海。以20世纪20年代上海名医孟维安在上海杨树浦地区开业行医为标志。有关孟维安的事与物因时代久远逐渐湮灭于历史的长河中,也给我们的考证带来了重重困难。经多方寻找,我们从上海图书馆收藏的民国时期上海医学界资料中寻找到一些蛛丝马迹。民国十六年(1927)孟维安与严苍山、谢利恒等名医共同担任上海中医学会的执行委员,民国二十三年(1934)担任上海国医学会执行委员。在民国二十一年(1932)上海市国医学会刊印的《国医名录——上海市国医学会会员》一书中简要记载了孟维安的资料:"孟维安擅长内外科,开业地址为杨树浦大绳厂依仁里西一弄第五家新门牌十一号,门诊费用拾角,出诊费用一元二角,时年行医十三年。"孟维安作为孟氏药膳的开创者,他善用药膳治疗疾病,在现存的孟氏药膳方中留存有孟维安所传的药膳经验方。

(二) 海派孟氏药膳的奠基者、集大成者——孟仲法

海派孟氏药膳的奠定者、集大成者当为孟氏药膳第二代传人孟仲法(1925—

2013),孟仲法为孟维安之子。据记载,孟仲法出生于上海杨树浦路安德里,从小家境优越,是当时上海滩有名的"小开"之一。虽然家境优渥,然而身处中医世家,他从小在父亲的熏陶下立志悬壶济世,初中毕业后先就读于新中国医学院学习中医知识,后在父亲的鼓励下,由中转西,先后在上海(日本)厚生医学塾、东南医学院系统学习西医,先后承中国儿科学先驱宋杰、高镜朗、陈翠贞的传授,毕业后于1946年开设维安医院,从事儿科临床医疗工作。孟仲法学贯中西,在继承发扬中医临床经验和学术思想的同时,吸收了西医学的临床思路和技术,逐步形成了具有自身特色的临床思路和治疗方法。他善用经典方剂和药膳治疗,对小儿呼吸道疾病、小儿脾虚纳呆证等有独特的疗效,首创"小儿感染后脾虚综合征"的学术观点和治疗方法,对中医儿科学产生了重大的影响。对于孟仲法早年的记载在阎式松所写的《杨树浦路1929弄旧事逸闻》一文中有详细的记载。

孟仲法先后就任上海维安医院院长,上海市杨浦区儿童医院院长,上海市中医医院(今上海中医药大学附属市中医医院)副院长,上海市杨浦区副区长,上海市杨浦区人大代表、人大常委、政协常委兼医药卫生委员会主任,上海药膳协会会长,上海东方食疗营养研究所所长,中华中医药学会药膳专业委员会顾问,上海市杨浦区政协之友社副理事长,上海市国际医学交流中心特约专家,上海市中医医院及上海市中西医结合医院(今上海中医药大学附属上海市中西医结合医院)专家委员会委员,上海儿童营养食品学会理事,新加坡新艺科保健食品有限公司高级顾问,日本新潟龙气疗养院及东京都药膳协会顾问。1995年12月被评为上海市名中医,并被指定为上海市继承老中医药专家学术经验指导老师。在国内外发表的论文达230余篇。主要著作有《儿童肺炎》《中国食疗学》《药膳与健康》《食疗药膳》《食疗药膳简明教材》《中华现代药膳宝典》《蔬菜养疗148例》《中国厨艺文化大观·药膳文化》。参与编写的有《中医饮食营养学》《中国食疗大全》《中国食经·食养篇》《中国疑难疾病诊治》《实用营养手册》《名医名方录》等。

1985年孟仲法在上海市中医医院建立全国第一家"食疗研究室",将家传的药膳方剂和自己多年临床积累的药膳经验方无私地贡献出来,供临床使用和研究。其后孟仲法撰写了《中国食疗学》《药膳与健康》《食疗药膳》《食疗药膳简明教材》《中华现代药膳宝典》《蔬菜养疗148例》《中国厨艺文化大观·药膳文化》等一系列药膳书籍,完善了孟氏药膳的医学思想体系,初步整理了孟氏药膳的制作技艺。这标志着海派孟氏药膳从技术到理论的完善,也标示着海派孟氏药膳正式登上上海药膳的历史舞台。

(三) 海派孟氏药膳制作传承人——赵永汉

赵永汉,1952年生,毕业于上海中医学院(现上海中医药大学),1993年起跟随孟仲法学习海派孟氏药膳,1996年经考核正式成为孟仲法的学术经验传承人,并由上海市人事局、上海市卫生局、上海市中医药管理局颁发传承证书,正式成为海派孟氏药膳的第三代继承人。赵永汉全面继承了孟仲法的药食结合理念和药膳制作技术,在学术上提出"药食同源共效,重四气五味,遵药性归经,师古不泥古,求实不侈言"的指导思想,多年以来一直秉承着"传承创新"的理念。为了更好地推广药膳,开发易于规模化制作、易于患者携带使用的新型药膳,赵永汉尝试性地将中药制剂技术与药膳制作技术相结合,首创了将药膳中药材部分单独提取制作成浓缩液,方便患者携带和使用,浓缩液可以灵活方便的搭配各种食材,增加了药膳的配伍变化,使药膳得到进一步的推广,孟仲法将这种剂型题名为"方便露"。

2020年海派孟氏药膳迎来了新的机遇和发展。在上海市中医药管理局支持下成立了赵永汉上海中药专家传承工作室,工作室由海派孟氏药膳第四代传承人朱海青负责,与徐军、王媛媛、薛亚、严善颖、高妍、楼冰、苏文佳七位学员一起组成学习团队,共同传承和发扬海派孟氏药膳的理论和制作技艺(图1-1)。

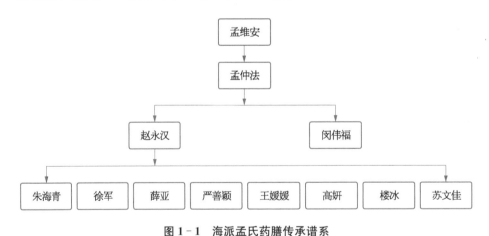

图1-1 海派孟氏药膳传承谱系

第三节 海派孟氏药膳的临床特点

孟氏药膳在临床上多有建树。孟仲法在日常诊疗中善于使用药膳辅助治疗各种疾患,如以家传"雪羹汤"治疗单纯性甲状腺肿,以"葱白粥""葛根粥"治疗小儿上呼吸道感染,以孟氏药膳"黄杞鹌鹑汤""双银羹"治疗间质性肺炎,均获得很好的疗效。孟氏药膳具有"首顾脾胃,以补为要;体分温寒,食性为重;用药轻灵,阴阳平衡"的特点。

（一）首顾脾胃,以补为要

1. 首顾脾胃　孟氏认为饮食调养是人体健康的必要条件,而饮食之所以养人,全赖脾胃的功能。历代医家对此也多有论述,《素问·五脏别论》认为:"胃者,水谷之海,六府之大源也。"《素问·灵兰秘典论》:"脾胃者,仓廪之官,五味出焉。"元代李东垣专著《脾胃论》讲述脾胃的重要性,他认为:"百病皆由脾胃衰而生。"明代周之干《慎斋遗书》论为:"脾胃一伤,四脏皆无生气。"张景岳则提出:"脾为土脏,灌溉四旁,是以五脏中皆有脾气。"所以,胃气充足,可以消纳水谷,帮助大、小肠吸收水谷的精微物质,脾为后天之本,脾气健,则可以运送水谷之精微输布全身,营养脏腑,是正气足而百邪不干。

2. 以补为要　孟氏认为药膳的首要任务在于补。《黄帝内经》认为:"邪之所凑,其气必虚。"这里的"气"指的是正气。《医门法律》认为:"气有外气,天地之气也;有内气,人身之元气也。气失其和则为邪气,气得其和则为正气,亦为真气。但真气所在,其义有三,曰上、中、下也。上者,所受于天,以通呼吸者也;中者,生于水谷,以养营卫也;下者,气化于精,藏于命门。"清代王三尊的《医权初编》记载:"人之生死,全赖乎气。气聚则生,气壮则康,气衰则弱,气散则死。"所以人体正气的强弱,是健康与非健康的判别标准。正气强则健康,正气虚则病邪入体。由此,孟氏药膳依据食治原则将药膳分为四大类:温补类、清补类、平补类、专病类。

（二）体分温寒,食性为重

1. 体分温寒　孟氏药膳对于亚健康人群也提出了"辨体施食"的理念,"辨体施食"与"辨证施食"是相辅相成的。"辨证施食"是针对身体已经出现各种症状的人群,"辨体施食"则更多的是针对身体还未出现不适症状,但日常会随环境、心情的变化而产生不适的人群。孟氏"辨体施食"是根据中医理论将正常成人分成不同的体质,根据所具体质的特点,选择合适的食物,调整体质阴阳方面的偏胜偏衰,有利于人体的健康,也能防病于未然,起到良好的保健作用。孟氏的体质辨识有别于现行的九种体质辨识,孟氏将体质分为偏温型体质、偏寒型体质、平衡型体质。偏温型:体质怕热,易兴奋,多汗,体形偏肥,易口渴,咽干口燥,并有血压偏高、血脂过高等情况者。偏寒型:身形偏瘦,体弱气虚、阳虚,畏寒,乏力,易出汗,记忆欠佳,精力不足,食欲不良,胃寒腹痛,性功能差等情况者。相较于现行的体质辨识,孟氏的三分式体质辨识更容易让非专业人员掌握,更易于推广。

2. 食性为重　"食性"即食物所表现出的特性。"食性"是以古代哲学思想阴阳五行学说为依据,同时又与中医药理论相结合,用于阐明"食物"作用而形成的理论体系。"食性"理论以四气五味、升降浮沉、归经、配伍、禁忌等为核心内容。孟氏药膳依据食性组合药膳,依据中医方剂君、臣、佐、使的组成规律,以药膳中的主食材作为"君",配以药材为"臣",辅料食材和调味料为"佐使",共同发挥药膳的功效。孟氏药膳以"君变臣不变"的组方原则,采用相同"食性"的不同食材,组成同疗效的不同药膳,使患者百吃不厌,施治于无形。

(三) 用药轻灵,阴阳平衡

1. 用药轻灵　孟氏药膳的药材组方具有"轻清灵动"的特点。"轻清灵动"是指取药材的轻清、灵动之性,使药物运行,直达病所,又顺应脾胃之性,不伤脾胃。孟河医派的费伯雄认为用药需"轻灵平淡",顺应脾胃升降之性,毋滥施攻伐而伤中焦运化;丁甘仁认为,所谓轻灵,乃指药性缓和,药物用量轻,既能发挥治疗作用,又不会留邪伤正。所以孟氏药膳善于运用食物与药材之间的协同作用,扬长避短,组方轻灵,标本兼顾。

2. 阴阳平衡　中医是以"阴阳平衡"为核心的整体观学说,是中医学审证求因、辨证论治的基础。根据阴阳学说,人体必须保持阴阳动态的相对平衡,才能维持正常的生理状态,否则就要引起病变,甚至死亡。《素问·生气通天论》记载:"阴平阳秘,精神乃治,阴阳离决,精气乃绝。"所以人体的阴阳两方面处于平衡状态时,便是健康人或正常人。如果人体的阴阳正常关系遭到干扰和破坏,双方失和,互不协调,便会失去平衡,此时临床上便会呈现出各种症状和"证"。所以孟氏药膳强调饮食的阴阳平衡和五味调和,主张药膳运用的辨证施食、扶正祛邪、培元清浊、五味相调、性味相胜等原则。

第二章

赵永汉海派药膳的制作与学术思想

赵永汉自 20 世纪 90 年代起随孟仲法学习海派孟氏药膳,跟随临床抄方,探索药膳的奥秘,与孟氏一起改良药膳的制备,开发新型药膳,至孟仲法离世前的 20 多年中从未中断。赵永汉将中药技术与药膳制备相结合,研发新型药膳制备工艺,研制出"方便露""速溶粉""袋泡茶"等新的药膳剂型,研发的"东方牌上海健茶"曾获中华人民共和国对外经济贸易部颁发的一等奖。赵永汉经多年的药膳临床研发实践,逐渐形成了具有自身特色的学术思想。

(一) 药膳组方——以食为君,以药为臣,以养为全,以治为偏

赵永汉完全继承了孟氏药膳的食性理论,认为食性理论源自药性理论,药膳方剂可以按中医方剂配伍原则进行组合,然而二者目的完全不同,中医方剂以治疗为目的,药膳方剂以养护为目的。《素问·五常政大论》云:"大毒治病,十去其六;常毒治病,十去其七;小毒治病,十去其八;无毒治病,十去其九。谷肉果菜,食养尽之,无使过之,伤其正也。不尽,行复如法。"赵永汉认为在君、臣、佐、使的配伍原则中,药膳方剂的"君"多选用食材,并且可以依据相同性味原则进行替换,以改变口味,防止食用者产生厌烦。

赵永汉常说:"食物皆有营养,药膳主要研究的对象是食材的偏性,利用偏性去治病,利用偏性去养身。"所谓"偏性"一般是指药物所具有的治疗疾病的特性,古代称为"毒",是用来调节人体内在的阴阳平衡。疾病是人体阴阳失衡而造成的,如果药物没有偏性,它也就不具有治疗作用。药物的偏性较大,使用不当就会对人体造成一定的伤害。所以有部分医家认为:"谷肉果菜者,正性也。草木虫石者,偏性也。故古昔养精以正性者,治病以偏性者,后人不知此义,拟以药品补精气,亦误矣。"实际上食材也有偏性,只是偏性较弱,所以食材以滋养身体为

主要功能,同时也可以纠正人体的阴阳失衡,但需要注意的是,如长期只食用一种食物,这种食物的偏性会慢慢积累,达到一定程度时也会对身体产生一定的伤害,这也就是人们常说的"人吃五谷杂粮,哪有不得病的"道理。如辣椒、生姜均属热性,多食常食则易于"生火";西瓜、梨均属凉性,可清热泄火等。赵永汉认为药膳方剂中使用的食材需按体质、时节、疾病等变化而调整,不能一成不变,即"药膳组方,法无定法,灵活应用"。

（二）药膳选材——选材道地,合乎传统,炮制契合,药效第一

赵永汉十分重视中药材的品质。在药膳制作中,往往只选择传统道地药材,他认为"使用传统道地药材可以做到量小而效宏"。传统的道地药材除了指在特定自然环境下生长的药材外,还应注重生长时间、采收时间和炮制加工等因素。如怀山药、杭白芍、广藿香中的"怀""杭""广"指的是特定的环境;绵黄芪、老甘草中的"绵""老"指的是生长年限。另外,现行《中华人民共和国药典》(简称《中国药典》)中有部分食药物质是多基原品种,赵永汉指定使用传统道地药材有效避免了多基原品种带来的疗效不稳定的后果,如赤小豆,2020 版《中国药典》规定:"本品为豆科植物赤小豆 *Vigna umbellata* Ohwi et Ohashi 或赤豆 *Vigna angularis* Ohwi et Ohashi 的干燥成种子。"传统赤豆并不作赤小豆使用,为两个品种,有两种功效。所以赵永汉在药膳中往往会指明使用赤小豆还是赤豆。赵永汉认为药膳是具有一定治疗作用的食品,所以十分注重药膳口感与中药量效关系的结合,使用传统道地药材能达到量小效宏,不影响药膳口感的作用。

赵永汉也十分注重中药炮制品在药膳中的使用,常说"中药饮片疗效的优劣,到了炮制就是临门一脚了"。中药在调配和制成成药之前,都需要经过加工处理,这种加工处理过程,统称为"炮制"。炮制有增强药效、改变药性、降低毒副作用、改变药效作用趋势等作用,也是中医药特色的一种体现。赵永汉对临方炮制从医院系统消失感到十分惋惜,他认为"临方炮制是临床中医特色的体现,是保证中医临床疗效的必要手段,临方炮制的缺失会导致中药炮制技术的萎缩和消亡"。如当归的炮制品种就有酒炒当归、土炒当归、当归炭等,疗效各不相同,生当归补血调经,润肠通便;土炒当归降低了润肠通便的作用,增强了入脾补血的效果;酒当归增强了活血通经,祛瘀止痛的作用;当归炭有止血补血的作用。赵永汉教导学生,药膳使用的炮制中药必须要亲手加工,不假他人。他认为直接购买工厂化的炮制产品,往往良莠不齐,品种不全,影响药膳的口感和疗效,个体化加工可以达到最佳的效果,无炮制品种不全的忧虑。

（三）药膳制备——详解方义，改良剂型，药厨结合，色香味美

赵永汉对药膳剂型的制备十分考究，认为"药膳制备如同中药制剂，不同剂型适用于不同病证。制备前要分析方义，依据病情、药性进行加工，制备成适合的药膳剂型"，传统中医认为中药剂型是根据病情的发展需求进行加工的，这有别于西医学对药物剂型的解释。《炮炙大法》中有专门的记载："药剂丸、散、汤、膏，各有所宜不得违。制药有宜丸宜散者、宜水煎者、宜酒渍者、宜煎膏者，亦有一物兼宜者，亦有不可入汤酒者，并随药性不可过越。汤者，荡也，煎成清汁是也，去大病用之。散者，散也，研成细末是也，去急病用之。膏者，熬成稠膏也。液者，捣鲜药而绞自然真汁是也。丸者，缓也，做成圆粒也，不能速去病，舒缓而治之也。"药膳剂型的制定也遵循这个原则，菜肴糕点类如同丸剂，作用和缓，分次定量食用；汤羹类作用迅速，分次食饮；茶饮类一日内饮用，少量而效用持久，等等。

"色香味是药膳制作的重中之重"，赵永汉带教时经常将这句话挂在嘴边。他认为药膳口感的优劣，直接关系到患者对药膳的接受度，也是药膳制作是否成功的关键，说"药膳制备就是中药加工技艺与厨师烹饪技艺的结合"。药师选择适用于药膳的药材并进行加工，使药材尽量不影响药膳的口感，再结合厨师的烹饪技术，制作出口感俱佳的药膳。以灵芝为例，灵芝是药膳中常用的药材，但灵芝的口感偏苦，入膳后口感不佳。《中国药典》记载："灵芝为多孔菌科真菌赤芝或紫芝的干燥子实体。"灵芝的苦味多来自其所含的三萜类化合物等成分。在赵永汉的带领下，对两种灵芝进行了研究，发现紫芝的苦味最低。将紫芝运用于药膳的制作，就可以避免苦味对药膳口感的影响，制作出色香味俱全的灵芝药膳。

第三章

海派孟氏药膳常用本草

第一节 海派孟氏药膳常用食材

一、谷麦类

粳 米

【别名】 秔米、大米。

【性味】 甘,平。

【归经】 脾、胃经。

【功效】 补中益气,健脾养胃,除烦渴,止泻痢。适用于烦躁口渴、赤痢热燥、伤暑发热。

【禁忌】 糖尿病、血糖高者计量食用。

【赵氏发挥】 粳米为禾本科植物稻(粳稻)去壳的种仁。上海地区的主粮之一,一般将其称为"大米",其主要成分为 75% 以上的淀粉,8% 左右的蛋白质,0.5%～1% 的脂肪。并含有少量 B 族维生素,维生素的含量因稻子的种类和种植地点而异。其脂肪部分为胆甾醇、菜油甾醇、豆甾醇、谷甾醇、磷脂等。

据考古发现,数千年前长江中下游地区的先民们已经开始种植稻谷,而粳米作为稻谷的一种,也有数千年的栽种史。粳米根据其收割时间分为"早粳""晚粳",明代李时珍记载"粳稻,六七月收者为早粳,止可充食,八九月收者为迟粳,十月收者为晚粳。北方气寒,粳性多凉,八九月收者,即可入药;南方气热,粳性多温,惟十月晚稻气凉,乃可入药"。粳米米粒多呈椭圆形,与同是大米的籼米有明显的区分。早粳米呈半透明状,腹白较大,硬质粒少;晚粳米呈白色或蜡白色,腹白小,硬质粒多,品质较早粳米优。

粳米的药用价值,首载于魏晋时期陶弘景所著的《名医别录》,称其能"益气,止烦,止泄"。至明代,医家对粳米的药用价值有了进一步的了解和阐释,明代宁源的《食鉴本草》记载:"粳米,即今之白晚米,惟味香甘,与早熟米及各土所产赤白大小异族四五种,犹同一类也,皆能补脾,益五脏,壮气力,止泄痢,惟粳米之功为第一耳。"明代陈嘉谟撰写的《本草蒙筌》称:"粳米,伤寒方中,亦多加入,各有取义,未尝一拘。少阴证,桃花汤每加,取甘以补正气也;竹叶石膏汤频用,取甘以益不足焉;白虎汤入手太阴,亦同甘草用者,取甘以缓之,使不速于下尔。"清代王士雄的《随息居饮食谱》总结为:"粳米甘平,宜煮粥食,功与籼同,籼亦可粥而粳较稠,粳亦可饭而籼耐饥。粥饭为世间第一补人之物,强食亦能致病戕生,患停饮者不宜吸粥。痧胀霍乱虽米汤不可入口,以其性补,能闭塞隧络也。故贫人患虚证,以浓米饮代参汤。至病人、产妇粥养最宜,以其较籼为柔,而较糯不黏也。炒米虽香,性燥助火,非中寒便泻者忌之。又有一种香粳米,自然有香,亦名香珠米,煮粥时加入之,香美异常,尤能醒胃。凡煮粥宜用井泉水,则味更佳也。"

糯　米

【别名】　江米、元米、稻米。

【性味】　甘,温。

【归经】　脾、胃、肺经。

【功效】　补肺气,充胃津,助痘浆,暖内脏。适用于久泄食少、自汗不止、胎动不安、虚劳不足、腰痛、消渴溲多、小儿头疮及肥疮疮、老人虚弱、小便白浊等。

【禁忌】　湿热体质、痰火偏胜、发热、黄疸、糖尿病等人群慎用。

【赵氏发挥】　糯米为禾本科植物稻(糯稻)去壳的种仁。孟仲法认为其成分与粳米略同,但黏性更强,主要为蛋白质、脂肪、碳水化合物、钙、磷、铁、维生素 B_1、维生素 B_2、烟酸等。因糯米中含有大量糊精,黏性强,胀性小,不可频食,因其性太黏滞,难消化,小儿少食,病人尤当忌之。

据考证,糯米最早在甲骨文中被记载,被称作"秫"。汉时亦写作"稬",西晋之后逐渐使用现今的写法。在上古异书《山海经·南山经》中记载:"其祠之礼,毛用一璋玉瘗,糈用稌米……白菅为席。"祭祀时所用的糈(精米)就是糯米。最早的米酒也是用糯米酿制的醴。

糯米的药用价值《名医别录》记载为："温中,令人多热,大便坚。"唐代孙思邈认为："脾病宜食,益气止泄。"其弟子孟诜记载食疗方一首："治霍乱后吐逆不止,清水研一碗,饮之。"明代《本草纲目》认为糯米能："暖脾胃,止虚寒泄痢,缩小便,收自汗,发痘疮。"并阐述："糯米性温,酿酒则热,熬饧尤甚。孟诜、苏颂,或言其性凉性寒者,谬说也,《别录》已谓其温中坚大便,令人多热,是岂寒凉者乎? 今人冷泄者,炒食即止,老人小便数者,作粢糕或丸子夜食亦止,其温肺暖脾可验矣。痘证用之,亦取此义。"清代王士雄的《随息居饮食谱》总结糯米："甘温。补肺气,充胃津,助痘浆,暖水脏。酿酒熬饧,造作饼饵。若煮粥饭,不可频餐,以性太黏滞,难化也。小儿、病人尤当忌之。冻米冬月所制,性不黏滞,止泻补脾。炒米香燥助火,多食伤津。脾虚泄泻,糯米炒黄磨粉,加白砂糖调服。虚寒多溺,糯米饭杵为糍。卧时煮熟,细嚼食之。"

燕　麦

【别名】　野麦、雀麦。

【性味】　甘,平。

【归经】　肝、脾、胃经。

【功效】　补益脾胃,润肠,止汗。适用于久病体虚、纳差、便秘、自汗、多汗、盗汗等。

【禁忌】　肠滑易泻者慎用。

【赵氏发挥】　燕麦为禾本科燕麦的种仁。燕麦含 15.6% 的蛋白质,5%～9% 的脂肪,以及维生素 B_1、维生素 B_2、维生素 E、烟酸、叶酸等。燕麦兼具可溶性和不溶性两种膳食纤维,总纤维素含量为 17%～21%,其中可溶性膳食纤维(主要成分是 β-葡聚糖)约占总膳食纤维的 1/3,明显高于其他谷物。

燕麦是一种古老的粮食作物,有文献研究,燕麦在公元前 2000 年时已有栽培,后逐渐传播于全世界。我国第一部词典《尔雅》在"释草"中称燕麦为"蘥",唐代的《新修本草》中谓之"雀麦",明代《本草纲目》记载:"燕麦多为野生,因燕雀所食,故名。"现全世界有 4 000 多种燕麦,一般分为带稃型(皮燕麦)和裸粒型(裸燕麦)两大类。

中医在使用燕麦时,治疗为全草入药,具有止汗、催产的功效;养生为种仁入药,取其补益之效。现代研究表明,燕麦所具有的生物活性成分具有降血压、降胆固醇、抑制肿瘤和提高机体免疫力等药理活性作用。

⌒ 玉 米

【别名】 玉蜀黍、苞谷、苞米、玉菱。

【性味】 甘,平,无毒。

【归经】 胃、大肠经。

【功效】 调中开胃,利尿消肿。适用于食欲不振、小便不利、水肿、尿路结石等。

【赵氏发挥】 玉米为禾本科植物玉蜀黍的种子。上海地区习称为"珍珠米"。玉米含淀粉达 61.2%,脂肪油含量 4.2%~4.75%,生物碱类约 0.21%,另含有维生素 B 族、槲皮素、异槲皮苷、果胶、玉蜀黍嘌呤、玉蜀黍黄素等。

人类种植玉米至少有 7 000 多年的历史,玉米原产于美洲,16 世纪初传入我国,最早记载在《安徽颍州志》中,可种植在丘陵、山区等不宜种植水稻的土地上,逐渐在全国推广,18 世纪后成为我国主要的农作物之一。

《本草纲目》认为玉米有"调中开胃"的作用,清代汪绂《医林纂要》认为玉米有"益肺宁心"的作用。叶橘泉《本草推陈》又认为玉米:"为健胃剂,煎服亦有利尿之功。"在传统中医中,玉米的根(玉蜀黍根)、叶(玉蜀黍叶)、花柱(玉米须)、穗轴(玉米轴)亦供药用。

⌒ 黄 豆

【别名】 大豆、黄大豆。

【性味】 甘,平。

【归经】 脾、大肠经。

【功效】 健脾利水,宽中导滞,解毒消肿。适用于疳积泻痢、腹胀食呆、妊娠中毒、疮痈肿毒、脾虚水肿、外伤出血。

【禁忌】 不易多食,痛风患者忌用。

【赵氏发挥】 黄豆为豆科植物大豆的种皮黄色的种子。

孟氏按语:黄豆是一种营养丰富的豆类,其营养成分和功用:① 含有植物蛋白质 40%~50%,0.5 kg 黄豆相当于 1 kg 瘦肉和 1.5 kg 鸡蛋的蛋白质含量,并且组成蛋白质的氨基酸比例接近人体需要,尤其富含粮食中缺乏的赖氨酸,故有"植物肉"之美称,是高胆固醇血症、糖尿病、溃疡病患者的最佳食品,也适于老年体弱者。② 含有脂肪 18%～20%,其中亚麻油酸及亚油酸占主要成分,这对防止血管硬化、高血压、心脏病以及对神经系统的发育和保健有重要意义。另外,大豆纤维素富含皂苷,它能吸收胆酸,从而促进胆固醇的代谢,有助于减少血中胆固醇和促进心血管的健康。③ 富含微量元素,黄豆所含铁质相当于瘦猪肉的 4 倍,具有补血作用;含磷量相当于瘦猪肉的 3 倍,对脑神经的发育有益,可作为健脑的辅助食品;含钙量相当于瘦猪肉的33 倍,尤其对正在生长发育的儿童、骨质疏松的老人有益。④ 其他成分,包括异黄酮类、大豆黄酮苷、胆碱、胡萝卜素、维生素 B_1、维生素 B_2、烟酸、叶酸、泛酸、唾液酸、生物素等,对人体都有一定的保健作用;大豆磷脂对人体凝血功能有重要影响。

生大豆中含胰蛋白酶抑制物、红细胞凝集素等,如不去除则可影响营养成分的消化吸收,一般加热可使之不同程度遭到破坏。清代黄宫绣《本草求真》亦记载:"黄大豆,按书既言味甘,服多壅气,生痰动嗽。又曰宽中下气,利大肠,消水胀肿毒,其理似属两歧。返知书言甘壅而滞,是即炒熟而气不泄之意也;书言宽中下气利肠,是即生冷未炒之意也。凡物生则疏泄,熟则壅滞,大豆其味虽甘,其性虽温,然生则水气未泄,服之多有疏泄之害,故豆须分生熟,而治则有补泻之别耳。用补则须假以炒熟,然必少食则宜,若使多服不节,则必见有生痰壅气动嗽之弊矣。"

绿 豆

【别名】 青小豆。

【性味】 甘,寒。

【归经】 心、胃经。

【功效】 清热解毒,消暑,利水。适用于热烦渴、水肿、泻利、丹毒、痈肿、解热药之毒等。

【禁忌】 脾胃虚寒滑泄者忌用。

【赵氏发挥】 绿豆为豆科植物绿豆的种子。绿豆中含有蛋白质、脂肪、碳水化合物、胡萝卜素、维生素 B_2、微量元素等成分。绿豆的蛋白质以球蛋白类为主,其组成含蛋氨酸、色氨酸和酪氨酸。

绿豆的起源有印度中亚说和中国说,近年来随着研究的深入,中国起源说逐渐得到验证。北魏贾思勰所著《齐民要术》中首次明确记载绿豆:"美田之法,绿豆为上,小豆、麻胡次之。"元代王祯《农书》中提到:"北方唯用绿豆最多,农家种之亦广。"

最晚在唐代，医家就对绿豆的药用价值进行了研究，孙思邈认为绿豆能"治寒热、热中，止泄痢、卒澼，利小便胀满"。其弟子孟诜又说："研煮汁饮，治消渴，又去浮风，益气力，润皮肉。"《本草纲目》记载："绿豆，消肿治痘之功虽同亦豆，而压热解毒之力过之。且益气、厚肠胃、通经脉，无久服枯人之忌。但以作凉粉，造豆酒，或偏于冷，或偏于热，能致人病，皆人所为，非豆之咎也。豆粉须以绿色黏腻者为真，外科治痈疽，有内托护心散，极言其效，丹溪朱氏，有论发挥。""绿豆肉平、皮寒，解金石、砒霜、草木一切诸毒，宜连皮生研，水服。按《夷坚志》云，有人服附子酒多，头肿如斗，唇裂血流，急求绿豆、黑豆各数合，嚼食，并煎汤饮之，乃解也。"

黑　豆

【别名】　黑大豆、乌豆、冬豆子。

【性味】　甘，平。

【归经】　脾、肾、心经。

【功效】　活血利水，祛风解毒，健脾益肾。适用于水肿胀满、风毒脚气、黄疸浮肿、肾虚腰痛、遗尿、风痹痉挛、产后风痉、口噤、痈肿疮毒、药物食物中毒等。

【禁忌】　脾胃虚弱者慎用。

【赵氏发挥】　黑豆为豆科植物大豆的黑色种子。黑豆含较丰富的蛋白质、脂肪、碳水化合物、胡萝卜素、B族维生素、大豆黄酮苷、染料木苷、皂苷等成分。

黑豆原产于我国，古代称为"菽"或"荏菽"，《诗经》中记载黑豆"艺之荏菽，荏菽旆旆"。《齐民要术》中描述："今世大豆，有白、黑二种，及长梢、牛践之名。小豆有绿、赤、白三种。黄高丽豆、黑高丽豆、燕豆、豍豆，大豆类也。"

黑豆入药首见于宋代苏颂《本草图经》："大豆有黑、白两种，黑者入药，白者不用。其紧小者为雄豆，入药尤佳。"明代倪朱谟《本草汇言》对黑豆的记载较为详细："黑大豆，解百毒，下热气之药也。缪氏曰，善解五金、八石、百草诸毒及虫毒，宜水浸，生捣作膏，白汤调服一合。又去风、利水、散热，故风痹瘫痪方中用之，黄疸水肿方中用之，烦渴热结方中用之。又煮熟食之则利肠，炒熟食之则闭气，水浸、生捣食之解毒，敷之肉上散痈肿。但性利而质坚滑，多食令人腹胀而利下矣，故孙真人曰，少食醒脾，多食损脾也。"

赤 豆

【别名】 赤小豆、红小豆。

【性味】 甘、酸,平。

【归经】 心、小肠经。

【功效】 利水除湿,和血排脓,消肿解毒。适用于水肿胀满、脚气肢肿、黄疸尿赤、风湿热痹、痈肿疮毒、肠痈腹痛等。

【禁忌】 不可久食,令人枯燥。

【赵氏发挥】 赤豆为豆科植物赤小豆或赤豆的干燥成熟种子。赤豆含有蛋白质、脂肪、碳水化合物、粗纤维、钙、磷、铁、维生素 B_1、维生素 B_2、烟酸等成分。

赤豆原产于中国,人工栽培历史可追溯到 2400 年以前。赤豆在古代亦称为"荅""小菽""红菽"等。北魏贾思勰在《齐民要术》中记载:"赤豆三月种,六月旋摘。"赤豆的药用最早记载于《神农本草经》:"赤小豆,主下水,排痈肿脓血。生平泽。"《本草纲目》记载:"赤小豆,其性下行,通乎小肠,能入阴分,治有形之病。故行津液,利小便,消胀除肿,止吐而治下痢肠澼,解酒病,除寒热痈肿,排脓散血而通乳汁,下胞衣产难,皆病之有形者。久服则降令太过,津液渗泄,所以令肌瘦身重也。其吹鼻瓜蒂散及辟瘟疫用之,亦取其通气除湿散热耳。"清代陈士铎《本草新编》对赤小豆的作用做了进一步的阐述:"赤小豆,可暂用以利水,而不可久用以渗湿。湿症多属气虚,气虚利水,转利转虚而湿愈不能去矣,况赤小豆专利下身之水而不能利上身之湿。盖下身之湿,真湿也,用之而有效;上身之湿,虚湿也,用之而益甚,不可不辨。"

二、蔬果类

山 药

【别名】 薯芋、薯药、延章、玉延。

【性味】 甘,平。

【归经】 脾、肺、肾经。

【功效】 补脾养胃,生津益肺,补肾涩精。适用于脾虚食少、久泻不止、肺虚喘咳、肾虚遗精、带下、尿频、虚热消渴。麸炒山药补脾健胃,适用于脾虚食少、泄泻便溏、白带过多等。

【禁忌】　水肿、气滞患者慎用。

【赵氏发挥】　山药为薯蓣科植物薯蓣的干燥根茎。山药中含有蛋白质、淀粉、多种维生素、淀粉酶、消化酶、皂苷、糖胺聚糖、胆碱、尿素、精氨酸以及碘、磷、钙等多种无机盐。

孟氏按语：山药不但可当作粮食，并且还有药理功用。① 降血糖作用,轻中型的糖尿病患者用单味山药作为食物,或每日用 20 g 煎水代茶,长期服用,有一定效果。② 山药含有的淀粉酶等消化酶,能促进蛋白质和淀粉分解,有助消化食物,但若与碱性食物混合食用,淀粉酶的活性会受到破坏。③ 山药含有的黏液蛋白,是一种对人体有特殊作用的保健蛋白,能保持心血管的弹性,预防动脉粥样硬化,减少皮下脂肪沉积,避免肥胖并能防止肝、肾中结缔组织的萎缩及胶原病的发生；还可保持消化道、呼吸道及关节腔的滑润。④ 山药含有糖胺聚糖,与无机盐结合后可以形成骨质,使软骨具有一定的弹性,预防儿童的骨折。

《山海经》就有关于山药的文字记载:"景山,南望盐贩之泽,北望少泽,其上多草薯蓣。"《神农本草经》中将山药列为上品:"薯蓣味甘温,主伤中,补虚羸,除寒热邪气,长肌肉,久服耳目聪明,轻身不饥,延年。"明代贾所学《药品化义》认为:"山药,温补而不骤,微香而不燥,循循有调肺之功,治肺虚久嗽,何其稳当。因其味甘气香,用之助脾,治脾虚腹泻,怠惰嗜卧,四肢困倦。又取其甘则补阳,以能补中益气,温养肌肉,为肺脾二脏要药。土旺生金,金盛生水,功用相仍,故六味丸中用之治肾虚腰痛,滑精梦遗,虚怯阳痿。但性缓力微,剂宜倍用。"

番　薯

【别名】　山芋、红薯、地瓜、甜薯、甘薯、白薯。

【性味】　甘,平。

【归经】　脾、肾经。

【功效】　补中和血,益气生津,宽肠胃,通便秘。适用于脾虚水肿、便泄、疮疡肿毒、大便秘结等。

【禁忌】　脾胃胀满者不宜多食。

【赵氏发挥】　番薯为旋花科植物番薯的块根。番薯根据外表颜色可分红、白两种,全国各地均有栽培。番薯除含有较多的淀粉和糖外,还含有米面等粮食所缺乏的胡萝卜素和维生素 C,可弥补米面食的部分缺陷。除此之外,番薯还含有粗纤维、脂肪、蛋白质(包括黏蛋白)、维生素 B_1、维生素 B_2、烟酸、钙、磷、铁等多种物质。

孟氏按语:常食番薯,对人体有益无害,表现在以下几方面。① 可供给人体大量胶原和糖胺聚糖类物质,保持人体动脉血管的弹性,保持关节腔里的关节面和浆膜腔的润滑作用,防止肝、肾中结缔组织萎缩及胶原病的发生。常食红薯还可预防心血管系统的脂肪沉着,防止动脉粥样硬化,使皮下脂肪减少,避免过度肥胖。② 所含的淀粉和纤维素能在肠道内吸收水分,增加粪便体积,不仅能够预防便秘、减少肠癌的发生,还有助于防止血液中胆固醇的形成,预防冠心病发生。③ 番薯是一种生理碱性食品,能与肉、蛋、米、面等所产生的酸性物质中和,调节体内的酸碱平衡,有益健康。

番薯腐烂后,腐烂处含有黑斑病毒,即使高温蒸煮、烧烤,也不能使黑斑病毒受到破坏,人或动物食用后可致中毒,因此不要食用腐烂变质的番薯。

番薯原产于南美洲,清代始有药效研究。清代《本草求原》载有:"凉血活血,宽肠胃,通便秘,去宿瘀脏毒,舒筋络,止血热渴,产妇最宜。和鲫鱼、鳢鱼食,调中补虚。"《本草纲目拾遗》:"补中,和血,暖胃,肥五脏。白皮白肉者,益肺气生津。煮时加生姜一片,调中与姜枣同功;(同)红花煮食,可理脾血,使不外泄。"《随息居饮食谱》:"煮食补脾胃,益气力,御风寒,益颜色。凡渡海注船者,不论生熟,食少许即安。"

洋 葱

【别名】 玉葱、葱头

【性味】 辛、甘,温。

【归经】 肝、脾、肺、胃经。

【功效】 理气健脾,和胃润肠,发散风寒。适用于高血脂、高血压、糖尿病、动脉硬化、风寒无汗、食积纳呆、创伤、溃疡、阴道滴虫病、便秘等症。

【禁忌】 皮肤瘙痒、急性眼部充血、肺胃炎症者慎用。

【赵氏发挥】 洋葱为百合科植物洋葱的鳞茎。洋葱含有槲皮素、前列腺素A、二烯丙基硫化物、硒、钾、维生素 C、叶酸、锌等成分。现代研究认为洋葱具有预防癌症、维护心血管健康、刺激食欲、帮助消化、杀菌、预防感冒等作用。

洋葱原产于中亚或西亚,3 000多年前的古埃及石刻中就有洋葱的图像。有记载认为,贞观二十一年(647)尼婆罗国遣使来唐,带来了波棱、浑提葱等植物,其中据新旧《唐书》中介绍浑提葱的外貌特征,类似今天的洋葱。然而,我国正式种植洋葱要到 20 世纪初。《清异录》中对其药效进行了记载。

胡萝卜

【别名】 黄萝卜、胡芦菔、红芦菔、丁香萝卜、金笋、红萝卜。

【性味】 甘，平。

【归经】 肺、脾经。

【功效】 健脾，化滞。适用于消化不良、久痢、咳嗽等症。

【禁忌】 宜熟食。

【赵氏发挥】 胡萝卜为伞形科植物胡萝卜的根。胡萝卜含有多种类胡萝卜素、维生素 B_1、维生素 B_2、花青素、糖、脂肪油、挥发油、伞形花内酯等成分。

孟氏按语：胡萝卜含有多种具有特殊功能的物质，是一种价廉的保健食品。这些物质包括：① β-胡萝卜素，对致癌物质引起的鳞状上皮化生和重度吸烟者气管上皮化生有逆转作用，所含的叶酸也有一定抗癌作用。因此，肺癌以及其他癌肿患者应多食胡萝卜。② 含有的槲皮素，具有促进维生素 C 吸收和改善微血管功能之功效，能增加冠状动脉血流量，降低血脂。因此，具有降压强心之功效，老年人以及高血压、心脏病患者亦可多食胡萝卜。③ 所含的有机酸（绿原酸等）、挥发油等有一定的杀菌作用。④ 所含甘露醇具有利尿作用。⑤ 胡萝卜含的蛋白质（包括多种酶）进入胃肠道变成氨基酸，其中有 5 种必需氨基酸，尤其赖氨酸含量较高，和粮食合用具有互补作用。所含的纤维素有助于食物消化。还含有葡萄糖、果糖、蔗糖、淀粉、矿物质、维生素 B_1、维生素 B_2、维生素 C 等。食用胡萝卜最好以油炒熟再食，便于机体吸收胡萝卜素。生食或煮食，胡萝卜素不被吸收。

《本草求真》载："胡萝卜，因味辛则散，味甘则和，质重则降。故能宽中下气，而使肠胃之邪与之俱去也。但书又言补中健食，非是中虚得此则补，中虚不食得此则健，实因邪去而中受其补益之谓耳。"《医林纂要》载："胡萝卜，甘补辛润，故壮阳暖下，功用似蛇床子。"

藕

【别名】 光旁、莲藕。

【性味】 甘，寒。

【归经】 心、脾、胃经。

【功效】 生用：清热凉血，散瘀止渴，除烦开胃，适用于热病烦渴、吐血、衄血、热淋。熟用：健脾补虚，开胃舒郁，养心益血，止泻，适用于营养不良、食欲不振、便秘等症。

【赵氏发挥】 藕为睡莲科植物莲的根状茎。藕含有儿茶酚、右旋没食子儿茶精、新绿原酸、过氧化物酶、天冬酰胺、维生素 C、淀粉及蛋白质等成分。

孟氏按语：中医历来对藕的评价很高，认为莲藕生、熟异用，久炼白蜜收干食之，最补心脾，若阴虚、肝胆内热、血少等，日熬浓藕汤饮之，久久自愈；老藕捣浸澄粉，为产后、病后、衰老、虚劳之补品。藕的另一重要作用为止血，对体内多种出血症都有一定疗效，支气管咯血、消化道出血、尿血、皮下出血、齿龈出血都可应用。

明代缪希雍《本草经疏》载："藕，生者甘寒，能凉血止血，除热清胃，故主消散瘀血，吐血、口鼻出血，产后血闷，治金疮伤折及止热渴，霍乱，烦闷，解酒等功。熟者甘温，能健脾开胃，益血补心，故主补五脏，实下焦，消食，止泄，生肌，及久服令人心欢止怒也。"王士雄《随息居饮食谱》中认为："藕以肥白纯甘者良。生食宜鲜嫩，煮食宜壮老，用砂锅桑柴缓火爆极烂，入炼白蜜收干食之，最补心脾。若阴虚、肝旺、内热、血少及诸失血证，但日熬浓藕汤饮之，久久自愈，不服他药可也。"

菠　菜

【别名】 菠棱、波棱菜、赤根菜、波斯草、鹦鹉菜、鼠根菜、角菜。

【性味】 甘，凉。

【归经】 肝、胃、大肠、小肠经。

【功效】 养血止血，敛阴润燥。适用于衄血、便血、坏血病、消渴引饮、大便涩滞等症。

【禁忌】 多食发疮。

【赵氏发挥】 菠菜为藜科植物菠菜的带根全草。菠菜含有蛋白质、脂肪、碳水化合物、粗纤维、钙、磷、铁、胡萝卜素、硫胺素、维生素 B_2、烟酸、维生素 C、草酸、芸香苷、氟、α-生育酚、6-羟甲基喋啶二酮等成分。

菠菜在隋唐时期传入中国，唐代学者韦绚在《刘宾客嘉话录》中记载："菜之菠棱者，本西国中，有僧自彼将其子来。"

菠菜的药用，历代各有论述，《本草从新》云："菠菜，古本草皆言其冷，今人历试之，但见其热，不觉其冷。"《本草求真》谓："菠菱，何书皆言能利肠胃？盖因滑则通窍,菠菱质滑而利,凡人久病大便不通,及痔漏关塞之人,咸宜用之。又言能解热毒、酒毒,盖因寒则疗热,菠菱气味既冷,凡因痈肿毒发,并因酒湿成毒者,须宜用此以服。且毒与热,未有不先由胃而始及肠,故药多从甘入,菠菱既滑且冷,而味又甘,故能入胃清解,而使其热与毒尽从肠胃而出矣。"《随息居饮食谱》曰:"菠菱,开胸膈,通肠胃,润燥活血,大便涩滞及患痔人宜食之。根味尤美,秋种者良。"

苋　菜

【别名】　青香苋、人苋、红人苋、雁来红、老少年、十样锦、老来少、三色苋、老来变、秋红。

【性味】　甘,凉。

【归经】　大肠、小肠经。

【功效】　清热解毒,通利二便。适用于痢疾、二便不通、蛇虫蜇伤、疮毒等症。

【禁忌】　脾弱便溏者慎服。

【赵氏发挥】　苋菜为苋科植物苋的茎叶。苋菜的茎叶含有苋菜红苷、棕榈酸、亚麻酸、二十四烷酸、花生酸、菠菜甾醇、单半乳糖基甘油二酯、二半乳糖基甘油二酯、三半乳糖基甘油二酯、三酰甘油、甾醇、游离脂肪酸、维生素 A、维生素 C、维生素 B_1、维生素 B_2 等成分,苋菜叶中的维生素 C 的含量老叶大于嫩叶。

中国食用苋菜已经有数千年的历史,甲骨文中已经有"苋"字出现,《神农本草经》也记载了苋实的药效。古代将苋菜分为六种,据《蜀本草》记载:"《图经》说有赤苋、白苋、人苋、马苋、紫苋、五色苋,凡六种,惟人、白二苋实入药用,按人苋小,白苋大,马苋如马齿,赤苋味辛,俱别有功,紫及五色二苋不入药。"现在市场上一般可见红苋菜和青苋菜两种,以红苋菜为佳。

中医认为苋菜的药用价值体现在治疗痢疾上。陶弘景认为:"赤苋,能疗赤下。"《本草图经》认为:"紫苋,主气痢。赤苋,主血痢。"《本草纲目》谓:"六苋,并利大小肠。治初痢,滑胎。"《本草衍义补遗》谓:"苋,下血而又入血分,且善走,与马齿苋同服下胎,妙,临产时者食,易产。"

西兰花

【别名】　绿菜花。

【性味】　甘,平。

【归经】 脾、肾、胃经。

【功效】 补肾填精,健脑壮骨,补脾和胃。适用于久病体虚、肢体痿软、耳鸣健忘、脾胃虚弱、小儿发育迟缓等症。

【赵氏发挥】 西兰花为十字花科植物西兰花的花球部分。西兰花营养丰富,含蛋白质、糖、脂肪、维生素和胡萝卜素等多种营养物质。除此之外,西兰花还含有异硫氰酸盐、黄酮类化合物及挥发油等药理成分,研究显示其具有抑制肿瘤、抑菌、抗氧化及控制高血压等多种药理活性。

西兰花原产于意大利,是古罗马人的主要食物,19 世纪末传入中国。因有较高的营养价值,在西方被称为"天赐的良药""穷人的医生",被《中华本草》收入,是抗癌的佳品。

茼 蒿

【别名】 同蒿、蓬蒿、同蒿菜、蓬蒿菜、蒿菜、菊花菜。

【性味】 辛、甘,平。

【归经】 心、脾、胃经。

【功效】 和脾胃,利二便,消痰饮,安心神。适用于脾胃不和、二便不通、咳嗽痰多、烦热不安等症。

【禁忌】 泄泻者禁用。

【赵氏发挥】 茼蒿为菊科植物茼蒿的茎叶。含挥发油、丝氨酸、天门冬素、苏氨酸、丙氨酸、谷氨酸、胆碱、胡萝卜素、维生素 C 及矿物质等成分。现代研究发现,茼蒿总黄酮具有降血糖、降血脂、抗氧化、抑制肿瘤和增强机体免疫力等药用价值。

茼蒿原产于地中海地区,唐代前传入中国,唐代孙思邈的《备急千金要方》中对茼蒿的食用及疗效进行了记录,能:"安心气,养脾胃,消痰饮。"元代王祯《农书》记载:"同蒿者,叶绿而细,茎稍白,味甘脆。春二月种,可为常食。秋社前十日种,可为秋菜。"清代张璐在《本经逢原》一书中做了进一步的解释,他认为:"同蒿气浊,能助相火,禹锡言多食动风气,熏人心,令人气满。《千金》言安心气,养脾胃,消痰饮,利肠胃者,是指素禀火衰而言,若肾气本旺,不无助火之患。"

芹 菜

【别名】 药芹。

【性味】 甘,凉。

【归经】 肝、肺、胃经。

【功效】 平肝清热,祛风利湿,除烦消肿。适用于缺铁性贫血、糖尿病、小便不利、高血压、高血脂、血管硬化等症。

【禁忌】 脾胃虚弱、中气寒乏者不宜多食。

【赵氏发挥】 芹菜分为水芹、旱芹两种,其来源共为伞形科植物,水芹是水芹属水芹的茎叶,旱芹是芹属旱芹的茎叶。药膳以旱芹为主。芹菜含有铁,在各种叶菜中含量最多,尤其是在芹菜叶中,钙、磷的含量也较多。此外,还含有机酸、胡萝卜素、维生素 C、纤维素等。

孟氏按语:芹菜性味甘凉,可作为产后出血、妇女白带、高血压、高血脂、糖尿病等的辅助治疗食物,但慢性腹泻者不宜多食。常食芹菜还能预防儿童软骨病、牙龈出血、便秘等。芹菜中含有酸性降压成分,高血压患者可常食。旱芹的降压效果较水芹为佳。

芫 荽

【别名】 香菜、胡荽、香荽、胡菜、蒝荽、园荽、莞荽、莚荽菜、莚葛草、满天星。

【性味】 辛,温。

【归经】 肺、脾经。

【功效】 发表透疹,消食开胃,止痛解毒。适用于风寒感冒、麻疹、痘疹透发不畅、食积、脘腹胀痛、呕恶、头痛、牙痛、脱肛、丹毒、疮肿初起、蛇伤等症。

【禁忌】 痧疹已透,或虽未透出而热毒壅滞,非风寒外束者忌服。

【赵氏发挥】 芫荽为伞形科植物芫荽的茎叶。芫荽富含蛋白质、糖类、维生素 C、胡萝卜素,及钙、铁、磷、镁等营养物质。另芫荽所含的挥发油类物质,如甘露糖醇、正葵醛、壬醛和芳樟醇等,能促进人体唾液分泌,加速肠道蠕动。西方将芫荽籽用于制作精油、香料等,认为其具有减轻晕眩感和增强记忆力的功效。

孟氏按语:芫荽清香味窜,多以辅助调料食之。具有透发麻疹、风疹,驱风散寒,解毒,促进血液循环,健胃消食之功效。因此,麻疹、风疹、风寒感冒、风湿性关节炎和消化不良等患者可多食芫荽。

芫荽原产于地中海及中亚地区,西汉时期传入中国,西晋张华在其《博物志》中记载:"张骞使西域,得大蒜、胡荽。"

韭 菜

【别名】　丰本、草钟乳、起阳草、懒人菜、长生韭、壮阳草、扁菜。

【性味】　辛、甘,温。

【归经】　肝、胃、肾经。

【功效】　温中行气,止汗固涩。适用于噎膈反胃、自汗盗汗,外用治跌打损伤、瘀血肿痛、外伤出血等症。

【禁忌】　阴虚内热及疮疡、目疾患者均忌食。

【赵氏发挥】　韭菜为百合科植物韭菜的叶。韭菜含硫化物、苷类、苦味质、类胡萝卜素、β-胡萝卜素、维生素 C、大蒜辣素、氨基酸等成分。

孟氏按语:韭菜性味辛甘温涩,食疗应用于翻胃、痢疾、胸痹急痛、消渴引饮、跌打损伤、瘀血肿痛、阳痿、腰膝冷痛、误食铁器等。多食昏神、阴虚火旺、胃虚有热、消化不良者或酒后不宜食用,夏季天热时因易引起胃肠不适,或引起腹泻,不宜多食。韭菜中维生素 A 含量为最多。干眼和夜盲症患者应常食韭菜;所含的苷类、硫化物、苦味质等,对大肠埃希菌及金黄色葡萄球菌有抑制作用;所含的挥发性精油、硫化物具有降低血脂的作用。

莴 苣

【别名】　莴苣菜、千金菜、莴笋、香乌笋、莴菜、蕂菜。

【性味】　苦、甘,凉。

【归经】　胃、小肠经。

【功效】　利尿通乳,清热解毒。适用于小便不利、尿血、乳汁不通、虫蛇咬伤、肿毒等症。

【禁忌】　多食令人眼昏,有目疾者忌食。

【赵氏发挥】　莴苣为菊科植物莴苣的茎、叶。莴苣主要含有黄酮、多酚、倍半萜、脂肪酸、香豆素、挥发油等多种化学成分,具有抗氧化、抑制肿瘤、抗焦虑、改善糖尿病、镇痛消炎等药理作用。

孟氏按语:莴苣既可点缀菜肴,又可盐腌凉拌,清脆爽口,营养价值很高。① 莴苣含糖类较少,而无机盐、维生素含量较多,尤其含有大量的胰岛素激活剂——烟酸,糖尿病患者食之有益。② 含有钙、磷、铁等无机盐,而且其中铁元素易被人体吸收利用,可治疗缺铁性贫血,尤其对老人、孕妇和长期卧床患者更有益;另外,莴苣中钾离子含量为钠离子的 27 倍,此比例有利于调节体内水盐平衡,对高血压和心脏病患者,可降低其血压和预防心律紊乱。③ 莴苣中含大量胡萝卜素,有助于防癌、延缓衰老。

中医认为,莴苣性微寒,味苦甘,入肠、胃二经,具有通经脉,利二便,消食之功效。《本草纲目》言其:"通乳汁,利小便,杀虫蛇毒。"产后无乳汁,可用 250 g莴苣切碎捣汁,每日 2 次以米酒送服。莴苣捣泥涂热毒疔疮处,有治疗作用。过多或经常食用莴苣,往往导致夜盲,停食后症状可消失。

茭　白

【别名】　出隧、蓬蔬、绿节、菰菜、茭首、菰首、菰笋、菰手、茭笋、茭粑、茭瓜、茭耳菜。

【性味】　甘,寒。

【归经】　肝、脾、肺经。

【功效】　解热毒,除烦渴,利二便。适用于烦热、消渴、二便不通、黄疸、痢疾、热淋、目赤、乳汁不下、疮疡等症。

【禁忌】　脾虚泄泻者慎服。

【赵氏发挥】　茭白为禾本科植物菰的嫩茎菰黑粉菌的刺激而形成的纺锤形肥大的菌瘿。茭白含有茭白多糖、氨基酸、黄酮类、酚类等物质,具有良好的抗氧化活性、抑制血管紧张素转化酶活性,对高血压患者有一定帮助。

我国早在周代就开始将茭白的种子作为粮食来食用,当时称为"雕胡米""菰米"等,至秦汉时期开始食用变异嫩茎,如《尔雅》中就记载:"蓬蔬似土菌生菰草中。今江东啖之甜滑。"其中的"蓬蔬"即是茭白。唐代《本草拾遗》认为茭白可以"去烦热,止渴,除目黄,利大小便,止热痢,解酒毒"。清代王士雄认为茭白:"清湿热,利二便,解酒毒,已癫疾,止烦渴热淋,除鼻皶目黄。"并认为:"以杭州田种肥大纯白者良。"

金针菜

【别名】　黄花菜、萱草、忘忧草。

【性味】　甘,平。

【归经】　肝、脾、胃经。

【功效】　清热利尿,解毒消肿,止血除烦,通乳。适用于眩晕耳鸣、失眠、心

25

悸烦闷、小便赤涩、水肿、痔疮、便血、产后缺乳等症。

【禁忌】 新鲜金针菜禁食。

【赵氏发挥】 金针菜为百合科植物黄花菜、萱草的花蕾。金针菜中含有类黄酮类、蒽醌类、萜类、生物碱、甾体皂苷和酚酸类等多种成分,具有抗氧化、抑制肿瘤、抗抑郁、改善睡眠及镇静、抑菌、消炎和护肝等作用。

孟氏按语:金针菜性味甘平,有利膈、养心、清热利湿、醒酒除黄之功效,煎汤可治疗小便赤涩、身体烦热、忧愁太过、夜少安寐;加红糖煎汤可治内痔出血,与瘦肉炖煮可治产后乳汁不下。金针菜之花、茎、叶、根,都是很好的药材,尤以根为多用,可治疗小便不利、衄血、便血、带下、黄疸诸症。金针菜不宜鲜食,因为鲜金针菜中含有秋水仙碱素,炒食后能在体内被氧化,产生一种剧毒。

冬 瓜

【别名】 白瓜、水芝、蔬䔰、白冬瓜、地芝、濮瓜、蔬苪、东瓜、枕瓜。

【性味】 甘、淡,凉。

【归经】 肺、大肠、小肠、膀胱经。

【功效】 利水消痰,清热解毒。适用于水肿、胀满、脚气、淋病、痰吼、咳喘、暑热烦闷、消渴、泻痢、痈肿、痔漏等症,并解鱼毒、酒毒。

【禁忌】 虚寒肾冷、久病滑泄者忌食。

【赵氏发挥】 冬瓜为葫芦科植物冬瓜的果实。冬瓜含有蛋白质、粗纤维、胡萝卜素、维生素 B_1、维生素 B_2、烟酸、维生素 C、甘露醇及微量元素等成分。有研究表明,冬瓜的子和果皮中氨基酸的含量高于果肉。

孟氏按语:冬瓜还含有丙醇二酸,可防止发胖,增进体形健美。冬瓜中含钠量低,因而也是肾脏病、水肿及高血压病患者的理想蔬菜;冬瓜与鲤鱼煮汤食,可治慢性肾炎。中医认为,冬瓜肉性味甘平,具有清热生津,涤秽除烦,消痈行水,消暑湿作用,诸病不忌。孕妇常食,泽胎化毒,令儿无病。冬瓜肉煮汤可治中暑、高热、昏迷、水肿等。冬瓜的瓤、皮、籽、藤、叶均可入药,尤以冬瓜皮、籽常用。冬瓜皮性甘、微寒,具有清湿热,利小便,消水肿等多种功效,对心、肾疾病,尿道炎,肿浮,蛋白尿及肝硬化腹水等有辅助治疗作用。冬天发生冻疮时,冬瓜皮熬水洗患处,有一定效果。冬瓜籽性甘、寒,有清热排脓消肿功效。

⌒ 茄　子

【别名】　落苏、昆仑瓜、草鳖甲、酪酥、矮瓜、吊菜子。

【性味】　甘，凉。

【归经】　脾、胃、大肠经。

【功效】　清热活血，止痛消肿。适用于肠风下血、热毒疮痈、皮肤溃疡等症。

【禁忌】　不可多食，易引发痼疾。

【赵氏发挥】　茄子是茄科植物茄的果实，上海地区称其为"落苏"，这一称谓可追溯至唐代。茄子含胡芦巴碱、水苏碱、茄碱、飞燕草苷、对香豆酸、豆甾醇等成分，并含有 7 种人体必需的氨基酸：苏氨酸、缬氨酸、亮氨酸、异亮氨酸、苯丙氨酸、赖氨酸、蛋氨酸。

茄子最早的文字记载是在西汉时期，当时称其为"伽"，而正式将茄子作为农作物栽种的记载，是北魏贾思勰所著的《齐民要术》。至元代以后，因茄子宜种植、耐储存的特点，得到政府的推广，明代高濂《遵生八笺》中记载了多种茄子的做法：糟茄、淡茄、糟瓜茄、糖蒸茄、鹌鹑茄、香瓜茄、糖醋茄。清代曹雪芹《红楼梦》中也记载了一种十分复杂的茄子的做法。这些充分表明了元、明、清三代茄子的烹饪发展。

茄子的药用价值早在唐代已被发现，唐代崔禹锡所著的《食经》中称茄子能"充皮肤，益气力，脚气"，《本草纲目》记载"王隐君《养生主论》治疝方用干茄，讳名草鳖甲，盖以鳖甲能治寒热，茄亦能治寒热故尔"，至清代王士雄《随息居饮食谱》总结为："活血，止痛，消痈，杀虫，已疟，瘕疝诸病。"

孟氏按语：茄子可根据茄子皮色分为紫、白、青几种。茄子性味甘凉，具有清热活血消肿之功效，夏季常食茄子能清火。对易患痱子、疮疖、大便干结、痔疮出血者较为适宜。食疗应用于肠风下血、乳房皲裂、皮肤溃疡等症，但有慢性腹泻、消化不良者不宜多食。紫茄中含有较为丰富的维生素 P 和皂苷等物质。常食紫茄，可使血液中胆固醇水平不致增高，并能提高微血管的抵抗力，因此紫茄具有很好的保护心血管的功能。

⌒ 丝　瓜

【别名】　天丝瓜、天罗、蛮瓜、绵瓜、布瓜、鱼鳎、天吊瓜、纯阳瓜、倒阳菜、天络丝、虞刺、菜瓜、水瓜、缣瓜、絮瓜、砌瓜。

【性味】 甘,凉。

【归经】 肺、肝、胃、大肠经。

【功效】 清热化痰,凉血解毒。适用于热病身热烦渴、痰喘咳嗽、肠风痔漏、崩带、血淋、疔疮、乳汁不通、痈肿等症。

【禁忌】 不宜多食,损命门相火,令人倒阳不举。

【赵氏发挥】 丝瓜为葫芦科植物丝瓜或粤丝瓜的鲜嫩果实。现代药理学研究表明,丝瓜果实具有降血糖、降血脂、抑菌、消炎和肝脏保护等作用。

有学者认为丝瓜原产于印度,中国明代以前未有种植,首载于《本草纲目》:"丝瓜,唐宋以前无闻,今南北皆有之,以为常蔬。其瓜大寸许,长一二尺,甚则三四尺,深绿色,有皱点,瓜头如鳖首。嫩时去皮,可烹可曝,点茶充蔬。"

清代黄宫绣在《本草求真》一书中记载:"丝瓜性属寒物,味甘体滑。凡人风痰湿热,蛊毒血积,留滞经络,发为痈疽疮疡、崩漏肠风、水肿等症者,服之有效,以其通经达络,无处不至。但过服亦能滑肠作泄,故书有言,此属菜中不足,食之当视脏气以为可否也。朱震亨,治痘疮不快,枯者烧存性,入朱砂研末,蜜水调服。"

苦 瓜

【别名】 锦荔枝、癞葡萄、凉瓜、癞瓜。

【性味】 苦,寒。

【归经】 心、脾、肺经。

【功效】 清暑涤热,明目解毒。适用于暑热烦渴、消渴、赤眼疼痛、痢疾、疮痈肿毒等症。

【禁忌】 脾胃虚寒者慎食。

【赵氏发挥】 苦瓜为葫芦科植物苦瓜的果实。苦瓜含有多糖、蛋白、黄酮、皂苷、不饱和脂肪酸、生物碱、矿物质、氨基酸和维生素等成分,具有抗氧化、抑制肿瘤、抑菌、消炎、免疫保护等作用。

苦瓜于明代传入中国,始载于《救荒本草》,后又被《本草纲目》收录。《本草纲目》认为苦瓜能"除邪热,解劳乏,清心明目"。清代王孟英则认为苦瓜:"青则涤热,明目清心。熟则养血滋肝,润脾补肾。"

花 生

【别名】 落花生、落花参、长生果、落地松、地豆、落地生、南京豆、番果。

【性味】 甘,平。

【归经】 脾、肺经。

【功效】 健脾养胃,润肺化痰。适用于脾虚不运、反胃不舒、乳妇奶少、脚气、肺燥咳嗽、大便燥结等症。

【禁忌】 体寒湿滞及肠滑便泄者不宜食。

【赵氏发挥】 花生为豆科植物落花生的种子。花生含卵磷脂、氨基酸、γ-亚甲基谷氧酸、γ-氨基-α-亚甲基丁酸、嘌呤、生物碱、维生素 B 族、维生素 C、甾醇等成分。

孟氏按语:花生含有大量脂肪油,榨取后取得的花生油,是常用食用油,其中不饱和脂肪酸占 80% 以上,具有降低胆固醇、滋润肌肤的功能,还含有维生素E。花生含有大量蛋白质,具有人体所需的 8 种必需氨基酸,比例适当,是一种优质蛋白质食物。我国有些地区称花生为"长生果"是有一定道理的。口服花生能缓解血友病患者的出血症状,这是因其具有抗纤维蛋白质溶解、促进骨髓制造血小板、加强毛细血管收缩功能、调整凝血因子缺陷等作用;花生仁含有的无机盐中以钙为最多,每 100 g 中含有 124 mg 的钙,对儿童、孕妇尤为重要。花生仁外面一层花生衣,含有大量甘油酯和甾醇酯,是一种很好的止血药,对血小板减少性紫癜、过敏性紫癜、再生障碍性贫血、肝病出血、外伤出血都有较好效果,其止血作用比花生仁高 50 倍。花生衣还含有木犀草素,有降血压作用;含有 β-谷甾醇,具有降血脂作用。不但如此,花生衣对慢性支气管炎、慢性肝炎、慢性肾炎也有一定药疗作用。花生壳也有降血压及调整血中胆固醇的作用,将花生壳洗净泡水代茶饮,对于血压和血脂不正常者有一定效果。花生仁存放时易霉变而产生霉斑或发芽,霉变的花生仁产生黄曲霉素,有致肝癌作用。虽经搓洗和高温蒸煮,也不能完全除掉黄曲霉素,因此吃花生时千万要注意,不食霉变的花生米。

松子仁

【别名】 新罗松子、海松子。

【性味】 甘,温。

【归经】 肝、肺、大肠经。

【功效】 养血润燥,熄风。适用于肺燥干咳、虚秘、诸风头眩、骨节风、风痹等症,并有润泽皮肤、敷荣毛发的功能。

【禁忌】 便溏精滑者勿予;有湿痰者亦禁。

【赵氏发挥】 松子仁为松科植物中的华山松、红松、马尾松的种仁。松子仁含有脂肪酸、蛋白质、多糖、维生素和矿物质等成分。

孟氏按语:松子仁含脂肪74%,主要为亚油酸、亚麻酸等不饱和脂肪酸,还含有蛋白质、碳水化合物、钙、磷、铁、各种维生素,以及掌叶防己碱、挥发油等。具有润滑大肠,通利大便(缓泻作用),而不伤身体的功能,尤其适用于年老体弱、病后和产后体弱而致大便秘结者,但大便溏薄者不宜多服。松子仁性味甘温,具有润肺、润肠通便之功效,对肺燥咳嗽、老人虚秘、肝肾不足、头晕眼花有一定作用。

核桃仁

【别名】 胡桃仁、胡桃肉、核桃。

【性味】 甘,温。

【归经】 肾、肺、大肠经。

【功效】 温补肺肾,润肠。适用于腰膝酸软、阳痿遗精、虚寒喘嗽、大便秘结。

【禁忌】 无。

【赵氏发挥】 核桃仁为胡桃科植物胡桃的干燥成熟种子。核桃仁含脂肪酸、蛋白质、碳水化合物、维生素 E、维生素 B_2 等成分。

孟氏按语:核桃仁含大量脂肪油(60%～70%),并且主要是亚油酸、甘油酯,其次是亚麻酸及亚油酸甘油酯,能够减少肠道对胆固醇的吸收,适合于动脉硬化、高血压、冠心病患者食用,还有润滑大肠而通利大便的作用,对年老体虚、病后津亏之大便秘结,尤为有效,但大便溏薄者不宜食用;内服核桃仁有补肾、缓下和驱绦虫之功效,外用可治疗皮炎、湿疹和外耳道疖肿。其他还含有蛋白质、碳水化合物、维生素 B_2、胡萝卜素、维生素 E 及钙、磷、铁等矿物质。核桃仁性味甘温,具有补肾强腰、补气养血、固精缩尿、润燥化痰、定喘、温肺润肠、散肿消毒之功效。

莲 子

【别名】 莲肉、莲米、藕实、水芝丹、莲实、泽芝、莲蓬子。

【性味】 甘、涩,平。

【归经】 脾、肾、心经。

【功效】 补脾止泻,益肾涩精,养心安神。适用于脾虚久泻、遗精带下、心悸失眠。

【禁忌】 中满痞胀及大便燥结者忌食。

【赵氏发挥】 莲子为睡莲科植物莲的成熟种子。莲子含大量的淀粉和棉子糖,以及蛋白质、脂肪、碳水化合物、矿物质等成分。

孟氏按语:鲜莲子性味甘平,具有清心养胃之功效;干莲子性味甘温,具有安神补气、固下焦之功效,可应用于崩带遗精、二便失禁等症。但莲子性涩滞气,凡气郁痞胀、溺赤便秘、食不运化者及新产后孕妇皆忌之。

杨 梅

【别名】 树梅、珠红、杬子、圣生梅、白蒂梅。

【性味】 酸、甘,平。

【归经】 肺、胃经。

【功效】 生津解渴,和胃消食。适用于烦渴、吐泻、痢疾、腹痛,可涤肠胃、解酒等。

【禁忌】 血热火旺之人不宜多食。

【赵氏发挥】 杨梅为杨梅科植物杨梅的果实。杨梅含葡萄糖、果糖、柠檬酸、苹果酸、草酸、乳酸、蜡质、花青素等成分。

孟氏按语:杨梅又称朱梅、白蒂梅。杨梅因其"形如水杨子"而味似"梅"而得名,有紫、红、白三种。杨梅,果味甘甜似蜜,微酸,吃起来满口生津,味甘酸性温,具有活血消痰、生津止渴、和胃止吐、治下痢的功效。可用高粱酒浸,食酒浸杨梅可治疗痧气、腹痛、吐泻;或杨梅烧研,每服 6 g,每日 2 次,治下痢不止;或杨梅用食盐腌备用,用时取数颗泡开水服,治胃肠胀满。本品多食易损齿,引起发热。

苹 果

【别名】 柰、频婆、柰子、平波、超凡子、天然子。

【性味】 甘,凉。

【归经】 脾、肺经。

【功效】 益胃生津,润肺除烦,醒酒。适用于津少口渴、脾虚泄泻、食后腹胀、饮酒过度等症。

【禁忌】 多食令人肿胀,病人尤甚。

【赵氏发挥】 苹果为蔷薇科植物苹果的果实。苹果含蔗糖、还原糖、苹果酸、奎宁酸、柠檬酸、酒石酸等成分。

孟氏按语:苹果甜酸爽口,汁多,是受到人们喜爱的大众水果之一。具有生津止渴,解暑除烦,和脾止泻之功效。苹果中的果胶,能阻止肠道对胆固醇的重吸收,并能促进胆固醇从胆汁中排出;苹果中的维生素 C、果糖、镁等也有利于胆固醇的代谢。因此,苹果具有降低胆固醇的作用,经常食用可降低老年人高胆固醇血症、动脉硬化、冠心病以及脑血管疾病的发生。苹果含钾较多而含钠相对较少,对于严重水肿患者,采用中西药物利尿时,多食苹果有利于补钾,又不至于由于钠潴留引起水肿加重,尤当妊娠反应期间,多食苹果,一则有利于补充维生素等营养物质,二则可调节酸碱及电解质平衡,防止因频繁呕吐而导致中毒症状出现。

菠　萝

【别名】 凤梨、番梨、露兜子。

【性味】 甘、酸,平。

【归经】 肾、胃经。

【功效】 健脾生津,解渴除烦,祛湿消肿,解酒。适用于肾炎、高血压、支气管炎、消化不良等症。

【禁忌】 糖尿病、湿疹、发热者不宜食用。

【赵氏发挥】 菠萝为凤梨科植物凤梨的果实。菠萝含有膳食纤维、多糖、蛋白质、没食子酸、龙胆酸、丁香酸、阿魏酸等酚类物质。现代研究发现,菠萝提取物具有抗氧化、提高免疫活性、降血脂、抑制肿瘤等特性。

孟氏按语:菠萝含有一种重要物质菠萝朊酶,能在胃中分解蛋白质,帮助消化,在食肉及油腻食物后,吃菠萝很有益处。另外,菠萝还有利尿、祛湿作用,对肾脏病和高血压病有一定的疗效。常食可防止眩晕及手足弱软无力等症。鲜食菠萝或榨汁饮服,可用来治疗伤暑和夏日痧气,还可治疗气管炎并有通经效果。

有些人在食用菠萝后会产生"菠萝中毒"的过敏症,出现腹泻、呕吐、头痛、皮肤红痒或口舌发麻,甚至休克、呼吸困难。这是由于菠萝含有的菠萝蛋白酶在胃内被分解,过敏体质者对这些分解产物过敏而造成的。避免"菠萝中毒"的方法是:在食用菠萝时除削净果皮之外,还要切开放在盐水中浸泡一下,可以减少菠萝蛋白酶。

梨

【别名】　快果、果宗、玉乳、蜜父。

【性味】　甘、微酸,凉。

【归经】　肺、胃、心、肝经。

【功效】　清热化痰,生津止渴,润燥。适用于肺燥咳嗽、热病烦燥、津少口干、消渴、目赤、疮疡、烫火伤等症。

【禁忌】　脾虚便溏及寒嗽忌食。

【赵氏发挥】　梨为蔷薇科植物白梨、沙梨、秋子梨等栽培种的果实。梨含有苹果酸、柠檬酸、果糖、葡萄糖、蔗糖等成分。

孟氏按语:梨味甘美多汁,为"百果之宗",故有"果宗"之别称。梨能使血压下降、头昏目眩减轻、耳鸣心悸好转;梨含有的糖苷和单宁酸对肺结核有一定疗效。梨性寒,多食伤脾胃,故脾胃虚寒、呕吐清涎、大便溏泄、腹部冷痛及血虚产妇,更应慎食。梨加蜂蜜熬制成的"梨膏糖",对肺热、久咳者最适宜。梨同冰糖同炖,对嗓子有良好的养护作用。

龙　眼

【别名】　桂圆、蜜脾。

【性味】　甘,温。

【归经】　心、脾、胃经。

【功效】　补益心脾,养血安神。适用于思虑伤脾、头昏、失眠、心悸怔忡、虚羸、病后或产后体虚,及由于脾虚所致的下血失血等症。

【禁忌】　患有外感实邪、痰饮胀满者勿食。

【赵氏发挥】　龙眼为无患子科植物龙眼的假种皮。龙眼含葡萄糖、酒石酸、蔗糖、维生素 B_1、维生素 B_2、维生素 P、维生素 C 等成分。

龙眼原产我国南方,《后汉书》就记载了龙眼。龙眼的药用最早记录于《神农本草经》："主五脏邪气，安志、厌食，久服强魂魄、聪明。"历代医家也多有论述，《本草纲目》："食品以荔枝为贵，而资益则龙眼为良，盖荔枝性热，而龙眼性和平也。"《药品化义》："桂圆，大补阴血，凡上部失血之后，入归脾汤同莲肉、芡实以补脾阴，使脾旺统血归经。如神思劳倦，心经血少，以此助生地、麦冬补养心血。又筋骨过劳，肝脏空虚，以此佐熟地、当归滋补肝血。"

西 瓜

【别名】 寒瓜、天生白虎汤。

【性味】 甘，寒。

【归经】 心、胃、膀胱经。

【功效】 清热除烦，解暑生津，利尿。适用于暑热烦渴、热盛津伤、小便不利、喉痹、口疮等症。

【禁忌】 中寒湿盛者忌食。

【赵氏发挥】 西瓜为葫芦科植物西瓜的果实。西瓜含瓜氨酸、α-氨基-β-丙酸、丙氨酸、α-氨基丁酸、γ-氨基丁酸、谷氨酸、精氨酸、磷酸、苹果酸、乙二醇、甜菜碱、腺嘌呤、果糖、葡萄糖、蔗糖、盐类、维生素 C、β-胡萝卜素、γ-胡萝卜素、西红柿烃等。

西瓜原产于非洲，后由西亚传入我国。明代徐光启在《农政全书》一书中记载："西瓜，种出西域，故之名。"西瓜的药用首载于元代的《日用本草》："消暑热，解烦渴，宽中下气，利小水，治血痢。"清代张璐认为："西瓜，能引心包之热，从小肠、膀胱下泄。能解太阳、阳明中暍及热病大渴，故有天生白虎汤之称。而春夏伏气发瘟热病，觅得来年收藏者啖之，如汤沃雪。缘是世医常以治冬时伤寒坏病烦渴，从未见其得愈者，良由不达天时，不明郁发之故尔。"

莼 菜

【别名】 茆、屏风、凫葵、水葵、露葵、丝莼、缺盆草、锦带、马蹄菜、湖菜、水荷叶。

【性味】 甘，寒。

【归经】 胃经。

【功效】 清热解毒止呕。适用于高血压、泻痢、胃痛、呕吐、反胃、痈疽疔肿、热疖等症。

【禁忌】　脾胃虚寒、女性月经期不宜食用。

【赵氏发挥】　莼菜为莼菜科植物莼菜的茎叶。莼菜含有多糖、亮氨酸、苯丙氨酸、蛋氨酸、脯氨酸、苏氨酸、天门冬素、组胺和少量维生素 B_{12}。

孟氏按语：中医认为，莼菜性味甘寒，具有清热利水，消肿解毒之功效。夏天清火，可防痱疖；热病后进食莼菜汤，可清热解渴、增进食欲；莼菜与鲫鱼一起炖汤食用，可治纳差、欲呕；捣烂外敷可治疮疖。但莼菜性冷，损脾胃、损毛发，不宜多食。

香　菇

【别名】　香蕈、香信。

【性味】　甘，平。

【归经】　肝、胃经。

【功效】　益胃气，托痘疹。

【禁忌】　痧痘后、产后及病后忌食。

【赵氏发挥】　香菇为光茸菌科香菇的子实体。香菇富含蛋白质、脂肪、碳水化合物、香菇多糖、香菇太生、干扰素、干扰素诱导物、粗纤维、微量元素及维生素等成分，香菇还含 8 种人体必需氨基酸，其中谷氨酸和天门冬氨酸的含量最高。现代研究发现香菇具有抑制肿瘤、增强免疫、降血脂、溶解血栓、健胃保肝、预防佝偻病、改善贫血、辅助脂肪氧化等作用。

孟氏按语：香菇太生具有降血脂作用，香蕈麦角甾醇经日光照射可转变为维生素 D，具有治疗佝偻病的作用，而 β-葡萄糖苷酶，能增加机体的免疫功能，具有抗癌肿作用。另外，香蕈多糖亦具此功能，癌肿患者多食有益。另外，香菇能抑制血液中胆固醇增高。

三、畜禽类

牛　肉

【别名】　黄牛、水牛、牯、牤、牸。

【性味】　甘，水牛肉性凉，黄牛肉性温。

【归经】　脾、胃经。

【功效】　补脾胃，益气血，强筋骨。适用于脾胃虚弱、气血不足、虚劳羸瘦、腰膝酸软、消渴、吐泻、痞积、水肿等症。

【赵氏发挥】 牛肉为牛科动物黄牛或水牛的肉。

孟氏按语：牛肉是除猪肉外的家常食用肉类，尤其是在新疆、内蒙古、宁夏等地区食用更多，以食黄牛肉为主。牛肉味鲜美，营养丰富。主要含有蛋白质、脂肪、多种维生素及无机盐类，属于高热量食品，其蛋白质所含的人体必需氨基酸较多，具有较高的营养价值。中医认为，牛肉为滋补强壮食品，能够健脾胃，理虚弱，安中益气，补益腰脚，消水肿，除湿气，故凡久病体虚、中气下陷、气短、唇白、面色萎黄、大便泄泻、手足厥冷等，可用牛肉炖汁食用；如手术后患者可用牛肉加红枣 10 枚煮食，能补中益气，助肌生长，促进伤口愈合，体质虚弱者可同时进服其他补药。黄牛肉性温，有火热之证忌食。

猪 肉

【别名】 豕、豨、豚、彘。

【性味】 甘、咸，平。

【归经】 脾、胃、肾经。

【功效】 补肾滋阴，养血润燥，益气消肿。适用于肾虚羸瘦、血燥津枯、燥咳、消渴、便秘、虚肿等症。

【禁忌】 湿热痰滞内蕴者慎食。

【赵氏发挥】 猪肉为猪科动物猪的肉。历代医家对猪肉也多有论述，清代汪昂所著的《本草备要》记载："猪肉，其味隽永，食之润肠胃，生精液，丰肌体，泽皮肤，固其所也，惟多食则助热生痰，动风作湿，伤风寒及病初愈人为大忌耳。诸家(食忌)之说，稽之于古则无征，试之于人则不验，徒令食忌不足取信于后世。伤寒忌之者，以其补肌固表，油腻缠黏，风邪不能解散也。病初愈忌之者，以肠胃久枯，难受肥浓厚味也。又按猪肉生痰，惟风痰、湿痰、寒痰忌之，如老人燥痰干咳，更须肥浓以滋润之，不可执泥于猪肉生痰之说也。"清代王士雄对猪肉亦有论述："猪肉，补肾液，充胃汁，滋肝阴，润肌肤，利二便，止消渴，起尪羸。"近代亦有将猪皮熬胶，以替代阿胶，称为"新阿胶"。

羊 肉

【别名】 山羊肉、绵羊肉。

【性味】 甘，温。

【归经】　脾、肾经。

【功效】　温中健脾,补肾壮阳,益气养血。适用于脾胃虚寒、食少反胃、泻痢、肾阳不足、气血亏虚、虚劳羸瘦、腰膝酸软、阳痿、寒疝、产后虚羸少气、缺乳等症。

【禁忌】　凡外感时邪或内有宿热者忌食。

【赵氏发挥】　羊肉为牛科动物山羊或绵羊的肉。

孟氏按语:羊肉是仅次于猪肉、牛肉的家常食用肉类。羊肉含有较多的蛋白质、脂肪,还含有碳水化合物、多种维生素及钙、磷、铁等无机盐类,历来被视为补阳佳品,尤以冬季食之为宜。它的热量比牛肉高,冬天食羊肉可促进血液循环,以增温御寒。中医认为,羊肉性味甘温暖中,具有补虚益下,温中暖下,御风寒,生肌健力,利胎产之功效。老年人或身体虚弱的中青年,冬天手足不温,阳气不足,衰弱无力,怕寒畏冷,常食羊肉有补身之利。吃羊肉还可以作为治疗肺结核、胃病、贫血、产后气血两虚,或乳少,或恶露不止等一切虚寒病的辅助食疗药物。但热象偏重、心肺火盛、外感时邪,或体内有宿热者忌食。羊肉食疗应用于益肾气、强阳道、产后腹中冷痛、腹中寒疝、虚劳不足、肾阳不足之阳痿及反胃、消化不良、腹部隐痛、腰膝冷痛等脾胃虚寒证等。

兔　肉

【别名】　家兔肉。

【性味】　甘,凉。

【归经】　肝、大肠。

【功效】　健脾补中,凉血解毒。适用于胃热消渴、反胃吐食、肠热便秘、肠风便血、湿热痹、丹毒等症。

【禁忌】　久食令人色萎。

【赵氏发挥】　兔肉为兔科动物蒙古兔、东北兔、高原兔、华南兔、家兔等的肉。

孟氏按语:兔肉含有蛋白质、脂肪、麦芽糖、葡萄糖,以及硫、钾、磷、钠等无机盐类。和其他畜肉相比,兔肉有很多优点,所含蛋白质丰富而脂肪含量较少,每100 g兔肉含有21.5 g蛋白质,而脂肪只有0.4 g,在脂肪的不同成分中,则含卵磷脂多而胆固醇少,每100 g兔肉中仅含83 mg的胆固醇。由于这些特点,对患有高血压、冠心病、肝病以及包括糖尿病在内的代谢障碍的患者来说,食用兔肉,既能满足身体对营养的需要,又能防止疾病加重。近年来,在日本,食用兔肉很流行,据说是由于兔肉具有美容作用。兔肉性味甘冷,具有凉血祛湿功效,还可解热毒,利大肠,补益脾胃,清热止血。但多食伤元阳,令人萎黄,孕妇及阳虚者尤忌。

鸡 肉

【别名】 家鸡、烛夜。

【性味】 甘,温。

【归经】 脾、胃经。

【功效】 温中益气,补精填髓。适用于虚劳羸瘦、病后体虚、食少纳呆、反胃、腹泻下痢、消渴、水肿、小便频数、崩漏带下、产后乳少等症。

【禁忌】 凡实证、邪毒未清者不宜食。

【赵氏发挥】 鸡肉为雉科动物家鸡的肉。

孟氏按语:鸡肉含有蛋白质、脂肪、无机盐(钙、磷、铁等),以及维生素 B_1、维生素 B_2 和盐酸等。它的营养特点是:① 含蛋白质较多(约占 23.3%,相当于猪肉的 2.5 倍,羊肉的 2 倍,牛肉的 1.15 倍)。② 含脂肪少(相当于牛肉的 1/20,羊肉的 1/24,猪肉的 1/49),并且多为不饱和脂肪酸,故鸡肉是老年人、心血管疾病患者较好的蛋白质食品,尤以对体质虚弱、病后患者或产妇更为适宜。中医认为,鸡肉性味甘温,具有温中益气、补精添髓、补虚、暖胃、强筋骨、助阳气、续绝伤、活血调经、托痈疽、止崩带、节小便频数等功效。尤其是乌骨鸡可用于虚劳瘦弱、骨蒸潮热、脾虚泄泻、消渴、崩漏、赤白带、遗精。凡有畏寒症状的人可食用,特别虚劳过度、腹泻下痢、产后乳少、病后虚弱者,可食用鸡肉作为补助食物。诸风病皆忌。

鸭 肉

【别名】 家凫、绿头鸭、水鸭、大麻鸭。

【性味】 甘、咸,寒。

【归经】 脾、肺、肾、胃经。

【功效】 滋阴补虚,养胃利水。适用于营养不良、产后病后体虚、水肿、慢性肾炎水肿、糖尿病、肺结核、肝硬化腹水等症。

【禁忌】 体质虚寒者慎食。

【赵氏发挥】　鸭肉为鸭科动物家鸭的肉。

　　孟氏按语：鸭肉与鸡肉一样都是人们经常食用的禽类，虽然营养方面无大差别，但从中医保健方面来考虑，二者的作用则有很大不同，人们在食用时应注意选择。如果不加选择，在某些情况下反而给身体带来不利影响。中医认为，具有畏寒虚弱症状的人适宜吃鸡肉，如虚劳羸瘦、中虚胃呆、腹泻下痢、水肿、经血色淡、带下清稀、产后少乳、病后虚弱、神疲无力、阳痿等。吃鸡肉对这些症状有改善作用，但感冒发热及有火热证候时不宜食用。鸭肉性偏凉，有滋阴养胃、利水消肿之功效，一般认为体内有热、有火的人适合吃鸭肉，特别适宜于低热、虚弱、食少便干、水肿、盗汗、遗精以及月经少、咽干口渴者；体质虚寒或受凉而引起的少食、腹部冷痛、腹泻清稀、痛经，以不食为好。

蜗　牛

【别　名】　天螺蛳、里牛、瓜牛、蜗蠃、蜾蠃。

【性味】　咸，寒，有小毒。

【归经】　大肠、胃经。

【功效】　清热解毒，消肿利尿。适用于风热惊痫、消渴、喉痹、疔腮、瘰疬、痈肿、小便不利、痔疮、脱肛、蜈蚣咬伤等症。

【禁忌】　不宜久食。

【赵氏发挥】　蜗牛为蜗牛科动物蜗牛及其同科近缘种的全体。

　　孟氏按语：一般蜗牛无毒，均可食用。蜗牛营养价值很高，蛋白质含量超过鸡蛋的含量；还富含多种维生素及微量元素，是滋补壮身的佳品，具有清热解毒，利尿祛痰之功效，可用于治疗脱肛、痔疮以及肿毒等症。

四、乳蛋类

牛　奶

【别　名】　牛乳。

【性味】　甘，微寒。

【归经】　心、肺、胃经。

【功效】　补虚损，益肺胃，养血，生津润燥，解毒。适用于虚弱劳损、反胃噎膈、消渴、血虚便秘、气虚下痢、黄疸等症。

【禁忌】 脾胃虚寒、腹泻、有冷痰积饮者慎食。

【赵氏发挥】 牛奶为牛科动物黄牛或水牛的乳汁。牛奶的主要成分为水、蛋白质、脂肪、碳水化合物、维生素 B_1、维生素 B_2、烟酸、维生素 C 和矿物质。

《名医别录》认为牛奶:"补虚赢,止渴下气。"《本草经疏》谓:"牛乳乃牛之血液所化,其味甘,其气微寒无毒。甘寒能养血脉,滋润五脏,故主补虚赢,止渴。"清代王秉衡《重庆堂随笔》载:"牛乳滋润补液,宜于血少无痰之证,惟性温而腻,若有痰火者,反能助痰滞膈而增病也。"

附:酸奶

酸奶是以牛奶为原料,经发酵后的一种牛奶制品。孟氏按语,酸奶具有延寿和保健作用,这是由于:① 酸奶的营养成分多于普通牛奶,蛋白质更易消化,脂肪组成易于被人体吸收,钙、铁、磷的吸收率也更高。② 乳酸菌产物降低了肠道的 pH 值,可以抑制肠道中伤寒杆菌、痢疾杆菌、葡萄球菌的生长,减少肠道传染病的发病率。③ 乳酸能够增进食欲,促进胃液分泌,增强肠胃消化功能,增强肠胃道的蠕动,对老年性习惯性便秘、婴幼儿消化不良性腹泻均有缓解作用。④ 乳酸菌进入肠道后而导致肠道内菌群平衡,有利于防癌以及促进胃肠道功能恢复正常。

鸭 蛋

【别名】 鸭子、鸭卵。

【性味】 甘,凉。

【归经】 肺、大肠经。

【功效】 滋阴清肺,平肝止泻。适用于胸膈结热、肝火头痛眩晕、喉痛、齿痛、咳嗽、泻痢等症。

【禁忌】 脾阳不足、寒湿下痢、食后气滞痞闷者不宜食。

【赵氏发挥】 鸭蛋为鸭科动物家鸭的蛋。

孟氏按语:鸭蛋含有蛋白质、脂肪、碳水化合物、钙、磷、铁、镁、钾、钠、氯及多种维生素等。鸭蛋纯阴性寒,滞气,应用于妇人经前、产后赤白痢、阴虚肺燥之咳嗽、痰少咽干等。脾阳不足、寒湿下痢者,不宜食用。

《医林纂要》载其:"补心清肺,止热嗽,治喉痛。百沸汤冲食,清肺火,解阳明结热。"《随息居饮食谱》曰:"鸭卵,滞气甚于鸡子,诸病皆不可食。"

鸡　蛋

【别名】　鸡卵、鸡子。

【性味】　甘,平。

【归经】　肺、脾、胃经。

【功效】　滋阴润燥,养血安胎。治热病烦闷、燥咳声哑、目赤咽痛、胎动不安、产后口渴、下痢、烫伤等症。

【禁忌】　有痰饮、积滞及宿食内停者慎食。

【赵氏发挥】　鸡蛋为雉科动物家鸡的卵。

孟氏按语:鸡蛋是一种营养价值很高的食用蛋类,其特点有:① 鸡蛋的蛋白质含有婴儿成长所需的卵白蛋白和少量卵球蛋白,这是所有食物中最好的一种蛋白质,和蛋黄中含有的卵黄磷蛋白一样,都是完全蛋白质,即完全可以被人体消化、吸收和利用。② 蛋黄中含有大量胆碱、卵磷脂、维生素 A、维生素 B_1、维生素 B_2 和维生素 E 等。前两种可以在人体内形成大脑神经的传递物质——乙酰胆碱,它是与人脑的学习、记忆功能有关的物质;另外维生素 E 可降低大脑中抑制记忆功能的脂褐素的量。因此,在婴幼儿生长发育中蛋黄是不可缺少的益智物质。③ 鸡蛋所含矿物质中除钙外,铁的含量超过牛奶,如果和牛奶搭配食用,营养价值都可得到提高。④ 鸡蛋的脂肪占可食部分的 16%,且呈乳化状态,有利于身体的吸收和消化,脂肪中有一半是卵磷脂、胆固醇和卵黄素,都是对神经系统和身体发育有重要作用的物质。总之,鸡蛋不但蛋白质的利用率高,而且含有对神经系统发育、学习和记忆功能有益的胆碱、维生素 E、卵磷脂等物质,对不同年龄的人都适合,尤其是对婴幼儿来说,更是不可缺少的物质。

有人担心,食用鸡蛋会升高血中胆固醇含量而诱发动脉粥样硬化。近年来的研究证明,常吃鸡蛋不会诱发动脉粥样硬化。这是因为,鸡蛋中虽含较多胆固醇,但也富含卵磷脂,而卵磷脂进入血液后会使胆固醇和脂肪颗粒变小并使之保持悬浮状态,从而阻止胆固醇和脂肪在血管壁上沉积,防止动脉粥样硬化发生。况且,每日食用 1～2 个鸡蛋对血液胆固醇的含量影响不大。一般来说,每日食用 1～2 个鸡蛋对于血液胆固醇正常的老人,只能使 100 mL 血液的胆固醇增加 2 mg。鸡蛋具有滋阴润燥、养心安神、健胃、消食积、止泻痢的保健功效,并可治体虚遗精等。蛋清性味甘凉,清肺利咽,清热解毒,内服煮食,外用涂敷;蛋黄性味甘平,滋阴养血,润燥熄风,内服煮食,外用调药涂敷。

鹌鹑蛋

【别名】 鹑鸟蛋、鹌鹑卵。

【性味】 甘,平。

【归经】 心、肝、肺、肾、胃经。

【功效】 补脾养血,强筋壮骨,补心脾气血两虚。适用于气阴亏虚、口干舌燥、纳食不振、咯血、大便秘结等症。

【禁忌】 食积胃热者不宜多食。

【赵氏发挥】 鹌鹑蛋为雉形目雉科鹌鹑的蛋。

孟氏按语:鹌鹑蛋是一种营养价值很高的食品,与鸡蛋相比,蛋白质含量多30%,卵磷脂含量多 5.6 倍,维生素 B_1 含量多 20%,维生素 B_2 含量多 83%,铁质含量多 46.1%,并含维生素 P 等成分,其蛋白质中的赖氨酸、胱氨酸含量亦均比鸡蛋高。维生素 P 具有降压降脂之功能,可预防高血压及动脉粥样硬化等,对贫血、高血压、血管硬化、妇婴营养不良、神经衰弱、气管炎、结核病等均可起到滋补调治作用。中医认为,鹌鹑蛋具有滋补五脏,益中续气,实筋骨之功效,可应用于肺结核,病后、产后体弱,神经衰弱,小儿营养不良,慢性胃炎等症。

鸽 蛋

【别名】 家鸽卵、鸽卵。

【性味】 甘、咸,平。

【归经】 肺、脾、胃、肾经。

【功效】 补肾益气,解疮痘毒。适用于恶疮疥癣、痘疹难出、预防麻疹等症。

【禁忌】 无。

【赵氏发挥】 鸽蛋为鸠鸽科家鸽、原鸽的卵。与其他禽蛋相比,鸽蛋总蛋白、总脂肪和总矿物质含量均最低,水分含量最高,但氨基酸中的必需氨基酸占比较高,且富含脯氨酸;脂肪酸中,多不饱和脂肪酸含量占比最高,饱和脂肪酸含量占比最低,单不饱和脂肪与其他禽蛋无差异;矿物质中优质微量元素含量最佳,尤其是铁元素含量极高。鸽蛋以高蛋白、低脂肪、高铁元素和高脯氨酸(与胶原蛋白有关)等显示出独特的食疗优势。《随息居饮食谱》载其:"甘、平,清热解毒,补肾益身。"《本经逢原》记载:"久患虚赢者,食之有益。"

五、水产类

鲫 鱼

【别名】 鰶、鲋。

【性味】 甘,平。

【归经】 脾、胃、大肠经。

【功效】 健脾利湿。适用于脾胃虚弱、纳少无力、痢疾、便血、水肿、淋病、痈肿、溃疡等症。

【禁忌】 外感邪盛时勿食,煎食则动火。

【赵氏发挥】 鲫鱼为鲤科动物鲫鱼的肉。《名医别录》记载:"主诸疮,烧,以酱汁和敷之,或取猪脂煎用;又主肠痈。"《新修本草》有曰:"合莼作羹,主胃弱不下食;作鲙,主久赤白痢。"《本草经疏》认为:"鲫鱼入胃,治胃弱不下食;入大肠,治赤白久痢、肠痈。脾胃主肌肉,甘温能益脾生肌,故主诸疮久不瘥也。鲫鱼调胃实肠,与病无碍,诸鱼中惟此可常食。"

黄 鱼

【别名】 大黄鱼、黄花鱼、石首鱼。

【性味】 甘、咸,平。

【归经】 肝、肾经。

【功效】 和胃止血,益肾补虚,健脾开胃,安神。适用于失眠、头晕、贫血、食欲不振、营养不良等症。

【禁忌】 哮喘、过敏者不宜食用。

【赵氏发挥】 黄鱼为石首鱼科动物大黄鱼、小黄鱼的肉。李时珍认为大黄鱼味甘,性温,无毒。主明目,安心神,填精,开胃益气,通淋。其食疗方在民间应用很多。如以大黄鱼1条加米酒炖服治疗腰肌劳损;大黄鱼1条清炖,食鱼饮汤,可治疗产后乳汁不足等。

鲍 鱼

【别名】 九孔鲍、鳆鱼、石决明肉、镜面鱼、明目鱼。

【性味】 甘、咸,平。

【归经】 肝经。

【功效】 养血柔肝,滋阴清热,益精明目。适用于骨蒸劳热、咳嗽、视物昏暗等症。

【禁忌】 感冒发热、阴虚喉痛、痛风、尿酸偏高以及有顽癣痼疾者慎食。

【赵氏发挥】 鲍鱼为鲍科动物九孔鲍或盘大鲍的肉。

孟氏按语:鲍鱼所含蛋白质有 20 余种氨基酸,还含有鲍灵素Ⅰ、Ⅱ等,能够抑制癌细胞生长,以及抑制链球菌、葡萄球菌、流感病毒、单纯疱疹病毒、角膜炎病毒、口型病毒等多种微生物。鲍鱼肉与壳均可入药。中医认为,鲍鱼肉性味咸温,具有养血柔肝、行痹通络之功效。鲍鱼壳即中药石决明,性味咸平,具有平肝潜阳,清热明目之功效。

海 蜇

【别名】 海蜇皮、海蜇头、海蛇、石镜、水母、蜡、樗蒲鱼、水母鲜。

【性味】 咸,平。

【归经】 肝、肾经。

【功效】 清热化痰,散结消积,润肠。适用于肺热咳嗽痰多、热病痰多神昏、中风痰涎壅盛、原发性高血压、瘰疬、丹毒等症。

【禁忌】 脾胃寒弱禁食。

【赵氏发挥】 海蜇为海蜇科动物海蜇的全体。

孟氏按语:海蜇中间肉厚者称"海蜇头",边缘肉薄者称"海蜇皮"。海蜇含有丰富的蛋白质(12.3%)、碳水化合物(4%),还含有钙、磷、铁等无机盐,维生素 B_1、维生素 B_2、烟酸、碘、胆碱、胶质等。其中胆碱有扩张血管及乙酰胆碱样作用(包括降低血压和眼内压等);烟酸可激活胰岛素,对糖尿病有治疗作用;胶质可以防治动脉粥样硬化。海蜇性味咸平,具有软坚化痰,平肝解毒,止痛之功效,可用于治疗痰饮咳嗽、肝阳上亢、溃疡病,消痰食而不伤正,滋阴血而不留邪。

虾

【别名】 青虾。

【性味】 甘,温。

【归经】 肝、肾经。

【功效】 补肾壮阳,通乳托毒。适用于阳痿、乳汁不下、丹毒、痈疽、臁疮等症。

【禁忌】　多食动风,发疮疥。

【赵氏发挥】　虾为长臂虾科动物青虾等多种淡水虾的肉。

孟氏按语:虾有海虾、河虾之分,是味道鲜美的滋补食品。虾含有大量蛋白质(占 20.6%)、脂肪(占 0.7%)、胡萝卜素、B 族维生素、烟酸以及钙、磷、铁等无机盐。虾皮中含有的蛋白质相对较高(占 39.3%),钙、磷、铁等无机盐也不少。虾中还含有微量元素硒,经常服用,可预防癌症发生。虾性湿甘,具有下乳汁、托痘疮、强壮补精作用。虾作为药用,对于虚寒患者有效,但有疮瘘宿疾或阴虚火盛时,不宜食用。

海　带

【别名】　海马蔺、海草。

【性味】　咸,寒。

【归经】　肝、胃、肾经。

【功效】　软坚化痰,利水泄热。适用于瘿瘤结核、疝瘕、水肿、脚气等症。

【禁忌】　脾胃虚寒蕴湿者忌服。

【赵氏发挥】　海带为大叶藻科植物大叶藻的全草。

孟氏按语:海带含多种成分,其药用价值很高。① 海带含有丰富的碘,可促进胎儿的发育。② 海带中的叶绿素、微量的维生素 C,具有补血作用,患有心肌梗死、血管硬化、高血压和脂肪过多的患者,平时在含动物脂肪的膳食中加些海带,会使脂肪在体内蓄积趋向于皮下和肌肉组织,减少在心脏、血管内的积存,同时血液中胆固醇含量也会显著降低。海带中的海带氨酸有降压作用,海带淀粉有降脂作用,昆布素有清除血脂作用。多食海带可预防动脉粥样硬化,保护心脑血管的正常功能。③ 海带中的褐藻酸钠盐,有预防白血病和骨痛病的作用。④ 海带中丰富的甘露醇,具有利尿功能,对急性肾功能衰竭、脑水肿、急性青光眼有一定效果。中医认为,海带性味寒咸,具有软坚散结,镇咳平喘,降压降脂之功效,主治甲状腺肿、淋巴结肿大、慢性支气管炎和哮喘、水肿、高血压、冠心病等疾病。脾胃虚弱者慎用。西医学发现,海带提取物中含有一定的抗癌作用的物质。

鳝　鱼

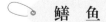

【别名】　鱓、黄鳝、鳝鱼、海蛇。

【性味】 甘,温。

【归经】 肝、脾、肾经。

【功效】 益气血,补肝肾,强筋骨,祛风湿。适用于虚劳、疳积、阳痿、腰痛、腰膝酸软、风寒温痹、产后淋沥、久痢脓血、痔瘘、臁疮等症。

【禁忌】 虚热及外感病患者慎服。

【赵氏发挥】 鳝鱼为合鳃目合鳃科黄鳝的肉。

孟氏按语:鳝鱼即黄鳝,俗称长鱼,含有蛋白质、脂肪、磷、铁等。内含一种类似胰岛素功能的物质——黄鳝素。中医认为,黄鳝性味甘温,具有补虚助力,祛风寒湿痹,通血脉,利筋骨之功效,应用于内痔出血、足痿无力、内痈乳结、口眼㖞斜等症。但多食宜动风发疹。黄鳝血、骨亦有一定的药效,血具祛风活血,壮阳之功效,服食可提高白细胞数量,涂面可治面神经瘫痪;骨具解毒散结之功效,将黄鳝骨煅灰外涂可治流火。

甲 鱼

【别名】 团鱼、鳖。

【性味】 甘,平。

【归经】 肝经。

【功效】 滋阴凉血。适用于骨蒸劳热、久疟、久痢、崩漏带下、瘰疬等症。

【禁忌】 脾胃阳虚及孕妇忌服。

【赵氏发挥】 甲鱼为鳖科动物中华鳖的肉。

孟氏按语:甲鱼又称水鱼、团鱼、鳖、元鱼等。生活于河湖、池沼之中。甲鱼含有蛋白质、脂肪等高热量物质以及动物胶、碘、维生素 D 等物质。现已证明甲鱼含有抑制肿瘤细胞生长,提高机体免疫功能的物质。按中医理论,甲鱼肉性味甘平,具有滋阴凉血之功效,适用于阴虚、痨热、久疟、久痢、脱肛、子宫下垂、崩漏带下等症;癌肿患者在早期手术切除后,放疗或化疗后出现口干内热的阴虚表现时,或晚期多发虚证,烦燥火旺、全身虚弱无力时,均可食用甲鱼,有一定的辅助治疗作用。但多食易伤胃,对于胃口不好、消化功能差的癌肿患者来说,不宜食用甲鱼。甲鱼的甲、卵、血亦有一定的食疗作用。甲鱼甲性味咸平,具有滋阴潜阳,散结消痞之功效,对于肝脾肿大、月经闭止等症患者极为适合,能抑制肝脾之结缔组织增生,提高血浆蛋白水平,用于治疗肝脾肿大及肝炎合并贫血,血清球、白蛋白比例倒置。甲鱼血性味咸平,具有活血愈风之功效,取一只甲鱼的血以热黄酒冲服,适用于肺结核伴有低热者,面神经麻痹可用甲鱼血外敷。甲鱼卵性味咸寒,具有滋阴补虚之功效。

海　参

【别名】　刺参、沙噀、辽参、海男子。

【性味】　咸,温。

【归经】　心、肾经。

【功效】　补肾益精,养血润燥,止血。适用于精血亏损、虚弱劳怯、阳痿梦遗、小便频数、肠燥便秘、肺虚咳嗽咯血、肠风便血、外伤出血等症。

【禁忌】　脾虚不运、外邪未尽者禁食。

【赵氏发挥】　海参为刺参科动物刺参或其他种海参的全体。海参含粗蛋白质、粗脂肪、甾醇、三萜醇、海参毒素、多糖、矿物质等成分。

据史书记载,海参在三国时期就已被食用,明清时期被列为海中珍品。清代名医吴仪洛认为:"海参辽海产者良,有刺者名刺参,无刺者名光参。"其功效"补肾益精,壮阳疗痿"。清代《随息居饮食谱》记载海参可以:"滋阴,补血,健阳,润燥,调经,养胎,利产。凡产后、病后衰老尪屪,宜同火腿或猪羊肉煨食之。"海参与木耳、猪大肠做成的膳食可以治疗阴虚内热造成的便秘症状。

螺　蛳

【别名】　蜗篱、师螺、蜗蠃。

【性味】　甘,寒。

【归经】　膀胱经。

【功效】　清热,利水,明目。适用于黄疸、水肿、淋浊、消渴、痢疾、目赤翳障、痔疮、肿毒等症。

【禁忌】　脾胃虚寒者不宜多食。

【赵氏发挥】　螺蛳为田螺科动物方形环棱螺及其同属动物的全体。

螺蛳最早收录于《名医别录》,认为可以明目。对螺蛳的功效记录最为详细的是清代黄元御所著的《玉楸药解》,认为螺蛳可以:"清金利水,泄湿除热。治水胀满,疗脚气,黄疸,淋沥,消渴,疥疾,瘰疬,眼病,脱肛,痔瘘,痢疾,一切疔肿。"明代《本草汇言》也记载:"螺蛳,解酒热,消黄疸,清火眼,利大小肠之药也。顾汝琳曰,此物体性大寒,善解一切热瘴,因风因燥因火者;服用见效甚速。惟湛煮熟,挑出壳,以油酱椒韭调和食之,不杂药料剂中。"

螃 蟹

【别名】 郭索、无肠公子、蟹、横行介士、毛蟹、稻蟹、方海、胜蓄芳蟹、河蟹、淡水蟹、毛夹子、大闸蟹、方蟹。

【性味】 咸,寒。

【归经】 肝、胃经。

【功效】 清热解毒,散瘀消肿,续绝伤。适用于湿热黄疸、产后瘀滞腹痛、筋骨损伤、痈肿疔毒、漆毒、疥癣、烫伤等症。

【禁忌】 外邪未清、脾胃虚寒及宿患风疾者慎食。

【赵氏发挥】 螃蟹为方蟹科动物中华绒螯蟹的肉和内脏。

螃蟹最早出自《神农本草经》,认为蟹能"主胸中邪气热结痛,歪僻面肿"。《本草纲目》认为蟹的作用:"治疟及黄疸,捣膏涂疥疮癣疮,捣汁滴耳聋。盐蟹汁,治喉风肿痛,满含细咽即消。"《随息居饮食谱》记载蟹:"补骨髓,滋肝阴,充胃液,养筋活血,治疽愈核。"

河 蚌

【别名】 河歪、河蛤蜊。

【归经】 甘、咸,寒。

【性味】 肝、肾经。

【功效】 清热解毒,滋阴明目。治烦热、消渴、血崩、带下、痔瘘、目赤、湿疹等症。

【禁忌】 脾胃虚寒者慎食。

【赵氏发挥】 河蚌为蚌科背角无齿蚌、三角帆蚌、射线裂脊蚌、褶纹冠蚌的肉。

唐代陈藏器在《本草拾遗》中记载河蚌:"主妇人劳损下血,明目,除湿,止消渴。"《日华子本草》扩展为:"明目,止消渴,除烦解热毒,补妇人虚劳、下血,并痔瘘、血崩、带下。"清代《本草再新》记载为:"治肝热,肾衰,托斑疹,解痘毒,清凉止渴。"《随息居饮食谱》谓:"清热滋阴,养肝凉血,熄风解酒,明目定狂。"

六、调味类

醋

【别名】　苦酒、淳酢、酰、米醋。

【性味】　酸、苦,温。

【归经】　肝、胃经。

【功效】　散瘀消积,止血,安蛔,解毒。适用于产后血晕、癥瘕积聚、吐血、衄血、便血、虫积腹痛、鱼肉菜毒、痈肿疮毒等症。

【禁忌】　脾胃湿甚、痿痹、筋脉拘挛及外感初起忌食。

【赵氏发挥】　醋为以米、麦、高粱或酒、酒糟等酿成的含有乙酸的液体。醋含有乙酸、3 -羟基丁酮、二羟基丙酮、酪醇、乙醛、甲醛、乙缩醛、琥珀酸、草酸及山梨糖等成分。

醋在中医文献中称为“苦酒”“酢”等,陶弘景解释为:“酢酒为用,无所不入,愈久愈良。以有苦味,俗呼苦酒。”《新修本草》中记载了不同种类的醋:“酢有数种,此言米酢,若蜜酢、麦酢、曲酢、桃酢、葡萄、大枣等诸杂果酢及糠糟等酢,会意者亦极酸烈,止可啖之,不可入药用也。”而对于入药用醋,《本草拾遗》中亦有规定:“药中用之,当取二三年醋良。”《随息居饮食谱》认为醋能“开胃,养肝,强筋,暖骨,醒酒,消食,下气辟邪,解鱼蟹鳞诸毒”。

盐

【别名】　盐巴、食盐。

【性味】　咸,寒。

【归经】　肾、小肠、胃、大肠经。

【功效】　清热解毒,凉血润燥,滋肾通便,坚齿。适用于中暑多汗烦渴、急性胃肠炎、咽喉疼痛、口腔发炎、齿龈出血、胃酸缺乏、大便干结、习惯性便秘等症。

【禁忌】　水肿、高血压、心脏功能不全、肾病患者不宜多食。

【赵氏发挥】　盐为海水或盐井、盐池、盐泉中的盐水经煎晒而成的结晶。

《本草纲目》认为除去杂质的白盐方能入药。《本草拾遗》认为盐:“除风邪,吐下恶物,杀虫,明目,去皮肤风毒,调和脏腑,消宿物,令人壮健。人卒,小便不通,炒盐纳脐中。”《随息居饮食谱》谓:“补肾,引火下行,润燥祛风,清热渗湿,明目,杀虫,专治脚气,点蒂钟坠,敷蛇虫伤。"《重庆堂随笔》认为:"盐味最咸,味过咸即渴者,干液之征也,既能干液,则咸味属火无疑。但味虽属火而性下行,虚火上炎者,饮淡盐汤即降,故为引火归元之妙品。吐衄不止者,盐卤浸足愈。"

姜

【别名】 生姜。

【性味】 辛,微温。

【归经】 肺、脾、胃经。

【功效】 解表散寒,温中止呕,化痰止咳。适用于风寒感冒、胃寒呕吐、寒痰咳嗽等症。

【禁忌】 阴虚内热者忌食。

【赵氏发挥】 姜为姜科植物姜的新鲜根茎。

孟氏按语:姜含有的挥发油,包括姜醇、姜烯、水芹烯、莰烯、柠檬醛等,具有刺激胃液分泌,兴奋肠道平滑肌,促进消化,健胃之功能;另外口嚼生姜可升高血压,生姜水浸剂对堇色发癣菌、阴道滴虫、葡萄球菌有抑制作用。姜可应用于治疗感冒、呕吐、劳嗽、胃病、体虚、腹部寒痛、便泄、四肢不温、类风湿关节炎、半夏中毒、冻疮等。雨淋受寒或感冒初起,饮生姜红糖水,服后发汗,休息,可治疗感冒头痛;生姜末加水煮沸,再加适量醋,趁热服下,可治胃寒疼痛,亦可用于食欲不佳、消化不良;生姜片加红糖,煎汤服用,或以生姜 120 g,大葱适量,与 500 g 食盐炒热,包好热敷小腹部,可治疗受寒腹痛、腹泻、行经腹痛。生姜多食久食,则耗液伤营,故内热阴虚、目疾喉患、血证疮疡、呕泻有火、胎产者均忌之。另外已经腐烂的生姜会产生一种毒性很强的黄樟素,能使肝细胞变性,应避免食用。

辣 椒

【别名】 辣子、辣角、牛角椒、红海椒、海椒、番椒、大椒、辣虎。

【性味】 辛,热。

【归经】 心、脾经。

【功效】 温中散寒,健胃消食。适用于胃寒疼痛、胃肠胀气、消化不良;外用治冻疮、风湿痛、腰肌痛等症。

【禁忌】 胃及十二指肠溃疡、急性胃炎、肺结核以及痔疮或眼部疾病患者忌食。

【赵氏发挥】　辣椒为茄科辣椒的果实。辣椒含辣椒碱、二氢辣椒碱、降二氢辣椒碱、高辣椒碱、高二氢辣椒碱、壬酰香荚兰胺、辛酰香荚兰胺、隐黄素、辣椒红素、微量辣椒玉红素、胡萝卜素、维生素 C、柠檬酸、酒石酸、苹果酸等成分。

辣椒自明万历年间传入我国,开始仅作为观赏植物和药材使用,一直到清代才开始食用。《本草纲目拾遗》中记载:"辣茄性热而散,亦能祛水湿。有小仆暑月食冷水,卧阴地,至秋疟发,百药罔效,延至初冬,偶食辣酱,颇适口,每食需此,又用以煎粥食,未几,疟自愈。良由胸膈积水,变为冷痰,得辛以散之,故如汤沃雪耳。"

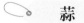

蒜

【别名】　大蒜、蒜头。

【性味】　辛,温。

【归经】　脾、胃、肺经。

【功效】　健胃,止痢,止咳,解毒,驱虫。能预防流行性感冒、流行性脑脊髓膜炎。适用于肺结核、百日咳、食欲不振、消化不良、细菌性痢疾、阿米巴痢疾、肠炎、蛲虫病、钩虫病;外用治阴道滴虫、急性阑尾炎等症。

【禁忌】　阴虚火旺者,以及目疾、口齿、喉、舌诸患和时行病后均忌食。

【赵氏发挥】　蒜为百合科植物蒜的鳞茎。大蒜的主要杀菌成分为大蒜辣素,新鲜大蒜中无大蒜辣素,而有一种无色无臭的含硫氨基酸,称为大蒜氨酸,此酸经大蒜中的大蒜酶分解产生大蒜辣素及两个二硫化丙烯基,所以大蒜最佳食用方法是食用前捣碎,并放置 5 分钟。

《本草纲目》认为大蒜:"葫蒜,其气熏烈,能通五脏,达诸窍,去寒湿,辟邪恶,消痈肿,化癥积肉食,此其功也。故王祯称之云,味久不变,可以资生,可以致远,化臭腐为神奇,调鼎俎,代酰酱,携之旅途,则炎风瘴雨不能加,食腊毒不能害,夏月食之解暑气,北方食肉面,尤不可无,乃《食经》之上品,日用之多助者也。盖不知其辛能散气,热能助火,伤肺、损目。昏神、伐性之害,荏苒受之而不悟也。久食伤肝损眼。""捣汁饮,治吐血心痛;煮汁饮,治角弓反张;同鲫鱼丸治膈气;同蛤粉丸治水肿;同黄丹丸治痢疟孕痢;同乳香丸治腹痛;捣膏敷脐,能达下焦,消水,利大小便;贴足心,能引热下行,治泄泻暴痢及干湿霍乱,止衄血;纳肛中,能通幽门,治关格不通。"

葱

【别名】 大葱、小葱、香葱。

【性味】 辛,温。

【归经】 肝经。

【功效】 祛风发汗,解毒消肿。适用于感冒风寒、头痛鼻塞、身热无汗、中风、面目水肿、疮痈肿痛、跌打创伤等症。

【禁忌】 表虚多汗者忌食。

【赵氏发挥】 葱为百合科植物葱的全草。葱的食用部位是叶及鳞茎,其根、花、子等亦有药用价值。

历代医家对于葱白的功效都有论述,陶弘景概述为:"葱亦有寒热,白冷青热,伤寒汤不得令有青也。"认为伤寒方中用的皆为葱白。孙思邈《备急千金要方》中记载葱叶:"青叶归目,除肝中邪气,安中补五脏,益目睛,杀百药毒。"民国名医张寿颐总结为:"鲜葱白,轻用二三枚,重至五枚,以柔细者为佳,吾谓之绵葱。其粗壮者则曰胡葱,气浊力薄,不如柔细之佳。去青用白,取其轻清;或连须用,欲其兼通百脉;若单用青葱茎,则以疏通肝络之郁窒,与葱白专主发散不同。"

胡 椒

【别名】 白胡椒、黑胡椒。

【性味】 辛,热。

【归经】 胃、大肠经。

【功效】 温中散寒,下气消痰,解毒。适用于寒痰食积、脘腹冷痛、反胃、呕吐清水、泄泻、冷痢,并解食物毒。

【禁忌】 阴虚有火者忌食。

【赵氏发挥】 胡椒为胡椒科植物胡椒的干燥近成熟或成熟果实。秋末至次春果实呈暗绿色时采收,晒干,为黑胡椒;果实变红时采收,用水浸渍数日,擦去果肉,晒干,为白胡椒。

《本草纲目》记载:"胡椒,大辛热,纯阳之物,肠胃寒湿者宜之。热病人食之,动火伤气,阴受其害。时珍自少嗜之,岁岁病目,而不疑及也,后渐知其弊,遂痛绝之,目病亦止,才食一二粒,即便昏涩,此乃昔人所未试者。盖辛走气,热助火,此物气味俱厚故也。病咽喉口齿者亦宜忌之。近医每以绿豆同用治病有效,盖豆寒椒热,阴阳配合得宜,且以豆制椒毒也。按张从正《儒门事亲》云,噎膈之病,或因酒得,或因气得,或因胃火,医氏不察,火里烧姜,汤中煮桂,丁香未已,豆蔻继之,荜茇未已,胡椒继之,虽曰和胃,胃本不寒,虽曰补胃,胃本不虚。况三阳既结,食必上潮,止宜汤丸小小润之可也。时珍窃思此说虽是,然亦有食入反出,无火之证,又有痰气郁结,得辛热暂开之证,不可执一也。”

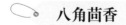

蜂　蜜

【别名】　蜂糖、蜜糖、石蜜、食蜜、蜜、白蜜、白沙蜜、沙蜜。

【性味】　甘,平。

【归经】　肺、脾、大肠经。

【功效】　补中,润燥,止痛,解毒。适用于脘腹虚痛、肺燥干咳、肠燥便秘;外治疮疡不敛、水火烫伤。

【禁忌】　痰湿内蕴、中满痞胀及肠滑泄泻者忌食。

【赵氏发挥】　蜂蜜为蜜蜂科昆虫中华蜜蜂或意大利蜂所酿的蜜。

《本草纲目》认为:“蜂蜜,其入药之功有五,清热也,补中也,解毒也,润燥也,止痛也。生则性凉,故能清热;熟则性温,故能补中;甘而和平,故能解毒;柔而濡泽,故能润燥;缓可以去急,故能止心腹肌肉疮疡之痛;和可以致中,故能调和百药而与甘草同功。张仲景治阳明结燥,大便不通,蜜煎导法,诚千古神方也。”《本草经疏》记载:“石蜜,其气清和,其味纯甘,施之精神气血,虚实寒热,阴阳内外诸病,罔不相宜。《经》曰,里不足者,以甘补之。”“同芦根汁、梨汁、人乳、牛羊乳、童便,治噎膈大便燥结,用此润之,有痰加竹沥。炼熟和诸丸药及膏子,主润五脏,益血脉,调脾胃,通三焦。涂火灼疮能缓痛。”

第二节　海派孟氏药膳常用药食同源类药材

八角茴香

【别名】　大茴香、八角。

【性味】　辛,温。

【归经】 肝、肾、脾、胃经。

【功效】 温阳散寒,理气止痛。适用于寒疝腹痛、肾虚腰痛、胃寒呕吐、脘腹冷痛等症。

【用量】 3～6 g。

【赵氏发挥】 本品为木兰科植物八角茴香的干燥成熟果实。主产于福建、广西、广东、贵州、云南等省区。以个大,色红,油多,香浓者为佳。

八角茴香含苯丙素类、黄酮类、酚酸类、倍半萜内酯类等化合物。现代研究表明其具有杀虫、抑菌、消炎止痛、缓解疲劳、抗焦虑、改善动脉粥样硬化和神经营养活性等作用。

《本草求真》认为:"大茴香,据书所载,功专入肝燥肾,凡一切沉寒痼冷而见霍乱、寒疝、阴肿、腰痛,及干、湿脚气,并肝经虚火,从左上冲头面者用之,服皆有效。盖茴香与肉桂、吴茱萸,皆属厥阴燥药,但萸则走肠胃,桂则能入肝肾,此则体轻能入经络也。必得盐引入肾,发出阴邪,故能治疝有效。余细嚼审八角茴味,其香虽有,其味甚甘,其性温而不烈,较之吴茱萸、艾叶等味,更属不同,若似八角大茴甘多之味,而谓能除沉寒痼冷,似于理属有碍。盐水炒用,得酒良。"

丁 香

【别名】 公丁香、丁子香、支解香、雄丁香。

【性味】 辛,温。

【归经】 脾、胃、肺、肾经。

【功效】 温中降逆,补肾助阳。适用于脾胃虚寒、呃逆呕吐、食少吐泻、心腹冷痛、肾虚阳痿等症。

【用量】 1～3 g。

【赵氏发挥】 本品为桃金娘科植物丁香的干燥花蕾。主产于坦桑尼亚、马来西亚、印度尼西亚等地,现我国广东、广西等南方地区也有栽培。以个大、粗壮,鲜紫棕色,香气强烈,油多者为佳。

丁香的活性成分主要集中在精油成分、黄酮类成分、萜类及甾醇类成分等,具有抗氧化、抑菌、消炎、驱虫杀螨、食品保鲜等多种功能。

《本草经疏》认为:"丁香,其主温脾胃,止霍乱壅胀者,盖脾胃为仓廪之官,饮食生冷,伤于脾胃,留而不去,则为壅塞胀满,上涌下泄,则为挥霍撩乱,辛温暖脾胃而行滞气,则霍乱止而壅胀消矣。齿疳者,亦阳明湿热上攻也,散阳明之邪,则疳自除。疗风毒诸肿者,辛温散结,而香气又能走窍除秽浊也。"《本草通玄》认为丁香宜入丸剂,入汤剂不宜多用:"丁香,温中健胃,须于丸剂中同润药用乃佳。独用多用,易于僭上,损肺伤目。"

山　楂

【别名】　楂饼、楂肉。

【性味】　酸、甘,微温。

【归经】　脾、胃、肝经。

【功效】　消食健胃,行气散瘀。适用于肉食积滞、胃脘胀满、泻痢腹痛、瘀血经闭、产后瘀阻、心腹刺痛、疝气疼痛、高脂血等症。炒炭长于消食化积、止泻。

【用量】　6～12 g。

【赵氏发挥】　本品为蔷薇科植物山里红或山楂的干燥成熟果实。主产于山东、河北、河南、辽宁等省。以个大,皮红,肉厚者为佳。另在中药山楂商品中有野山楂入药品种,上海地区将山里红或山楂的果实称为"北山楂",野山楂的果实称为"南山楂"。南山楂质地坚硬,果肉薄,味酸涩,所以药膳中只用北山楂。

山楂的主要成分为总黄酮、有机酸、三萜酸和原花青素等,具有促进消化酶分泌、调节胃肠动力、降脂减重、改善动脉粥样硬化、降血压、降血糖、抗心肌缺血和再灌注损伤、消炎抑菌、调节免疫、抗氧化、抗心律失常、保护胃黏膜、保护肝功能、抑制肿瘤、抑制神经细胞凋亡等作用。

《本草求真》:"山楂,所谓健脾者,因其脾有食积,用此酸咸之味,以为消磨,俾食行而痰消,气破而泄化,谓之为健,止属消导之健矣。至于儿枕作痛,力能以止;痘疮不起,力能以发;犹见通瘀运化之速。有大、小二种,小者入药,去皮核,捣作饼子,日干用。出北地,大者良。"近代中医大家张锡纯认为:"山楂,若以甘药佐之,化瘀血而不伤新血,开郁气而不伤正气,其性尤和平也。"

玉　竹

【别名】　肥玉竹、萎蕤。

【性味】　甘,微寒。

【归经】　肺、胃经。

【功效】　养阴润燥,生津止渴。适用于肺胃阴伤、燥热咳嗽、咽干口渴、内热消渴等症。

【用量】 6～12 g。

【赵氏发挥】 本品为百合科植物玉竹的干燥根茎。主产于河南、江苏、辽宁、湖南、浙江。以条长,肉肥,黄白色,光泽柔润者为佳。

玉竹含黄酮类、多糖类、皂苷类、挥发油、生物碱、微量元素和凝集素等化合物,具有降血糖、抑制肿瘤、抗氧化和免疫调节等作用。

《本草便读》载:"萎蕤,质润之品,培养肺、脾之阴,是其所长,而搜风散热诸治,似非质润味甘之物可取效也。如风热、风温之属虚者,亦可用之。考玉竹之性味、功用,与黄精相似,自能推想,以风温、风热之证,最易伤阴,而养阴之药,又易碍邪,唯玉竹甘平滋润,虽补而不碍邪,故古人立方有取乎此也。"《本草正义》谓:"玉竹,味甘多脂,柔润之品,《本草》虽不言其寒,然所治皆燥热之病,其寒何如?古人以治风热,盖柔润能熄风耳,阴寒之质,非能治外来之风邪。凡热邪燔灼,火盛生风之病最宜。今惟以治肺胃燥热,津液枯涸,口渴嗌干等证,而胃火炽盛,燥渴消谷,多食易饥者,尤有捷效。《千金》及朱肱以为治风温主药,正以风之病,内热蒸腾,由热生风,本非外感,而热势最盛,津液易伤,故以玉竹为之主药。甄权谓头不安者,加用此物,亦指肝火猖狂,风阳上扰之头痛,甘寒柔润,正为熄风清火之妙用,岂谓其能通治一切头痛耶?《本经》'诸不足'三字,是总结上文暴热诸句,隐庵之言甚是。乃昔人误以为泛指诸虚不足而言。故甄权则曰内补不足;萧炳则曰补中益气;《日华》则曰补五劳七伤虚损;濒湖则曰主脾胃虚乏,男子小便频数失精,一切虚损,且谓治虚劳寒热,及一切不足之证,用代参、耆,不寒不燥,大有奇功,几以此为劳瘵起死回生之神剂。不知柔润之性,纯阴用事,已足以戕生生之机,况虚劳之病,阴阳并亏,纵使虚火鸱张,亦无寒凉直析之法,又岂有阴寒腻滞之质,而能补中益气之理,诸家之说,皆误读《本草经》'诸不足'三字之咎。"

酸枣仁

【别名】 山枣仁、山酸枣。

【性味】 甘、酸,平。

【归经】 肝、胆、心经。

【功效】 养心补肝,宁心安神,敛汗生津。适用于虚烦不眠、惊悸多梦、体虚多汗、津伤口渴等症。

【用量】 9～15 g。

【赵氏发挥】 本品为鼠李科植物酸枣的干燥成熟种子。主产于河北、陕西、辽宁、河南等地。以粒大饱满,外皮紫红色,无核壳者为佳,使用时必须捣碎。

酸枣仁含皂苷、三萜类、黄酮类、生物碱类、脂肪酸类化合物等,对中枢神经系统和心血管系统有调节作用,可以治疗失眠、焦虑症、抑郁症、神经衰弱等病症。

《本草切要》认为:"酸枣,性虽收敛而气味平淡,当佐以他药,方见其功,如佐归、参,可以敛心;佐归、芍,可以敛肝;佐归、术,可以敛脾;佐归、麦,可以敛肺;佐归、柏,可以敛肾;佐归、苓,可以敛肠、胃、膀胱;佐归、芪,可以敛气而灌溉营卫;佐归、地,可以敛血而营养真阴。又古方治胆气不和,甚佳。如胆气空虚,心烦而不得眠,炒用可也。"《药品化义》主张:"枣仁,仁主补,皮益心血,其气炒香,化为微温,藉香以透心气,得温以助心神。凡志苦伤血,用智损神,致心虚不足,精神失守,惊悸怔忡,恍惚多忘,虚汗烦渴,所当必用。又取香温以温肝、胆,若胆虚血少,心烦不寐,用此使肝、胆血足,则五脏安和,睡卧得宁;如胆有实热,则多睡,宜生用以平服气。因其味甘炒香,香气入脾,能醒脾阴,用治思虑伤脾及久泻者,皆能奏效。"

甘 草

【别名】 国老、粉甘草。

【性味】 甘,平。

【归经】 心、肺、脾、胃经。

【功效】 补脾益气,清热解毒,祛痰止咳,缓急止痛,调和诸药。适用于脾胃虚弱、倦怠乏力、心悸气短、咳嗽痰多、脘腹、四肢挛急疼痛、痈肿疮毒、缓解药物毒性和烈性。本品生用长于清热解毒,祛痰止咳;炒用较为中和;蜜炙用长于补脾和胃,益气复脉。

【用量】 1.5～9 g。

【赵氏发挥】 本品为豆科植物甘草、胀果甘草或光果甘草的干燥根及根茎。主产于内蒙古、甘肃、陕西、山西、辽宁、吉林、黑龙江、河北、青海、新疆等地,其中以内蒙古鄂尔多斯市杭锦旗所产品质最优。带皮甘草以外皮细紧,有皱沟,红棕色,质坚实,粉性足,断面黄白色者为佳。外皮棕黑色,质坚硬,断面棕黄色,味苦者不可使用。药膳中甘草不能长期超量使用,易引起水肿。

甘草含三萜皂苷类、黄酮类、甘草多糖类等成分,具有消炎、抑制肿瘤、抑菌、抗病毒、抗氧化和免疫调节等作用,对心脑血管疾病、糖尿病和肝病等亦有良好的治疗作用。

《本草正》谓:"甘草,味至甘,得中和之性,有调补之功,故毒药得之解其毒,刚药得之和其性,表药得之助其外,下药得之缓其速。助参、芪成气虚之功,人所知也,助熟地黄疗阴虚之危,谁其晓焉。祛邪热,坚筋骨,健脾胃,长肌肉。随气药入气,随血药入血,无往不可,故称国老。惟中满者勿加,恐其作胀;速下者勿入,恐其缓功,不可不知也。"《药品化义》云:"甘草,生用凉而泻火,主散表邪,消痈肿,利咽痛,解百药毒,除胃积热,去尿管痛,此甘凉除热之力也。炙用温而补中,主脾虚滑泻,胃虚口渴,寒热咳嗽,气短困倦,劳役虚损,此甘温助脾之功也。但味厚而太甜,补药中不宜多用,恐恋膈不思食也。"

肉 桂

【别名】 玉桂、桂心、黄偈肉桂、蒙自肉桂。

【性味】 辛、甘,大热。

【归经】 肾、脾、心、肝经。

【功效】 补火助阳,引火归元,散寒止痛,温通经脉。适用于阳痿宫冷、腰膝冷痛、肾虚作喘、虚阳上浮、眩晕目赤、心腹冷痛、虚寒吐泻、寒疝腹痛、痛经经闭等症。

【用量】 1～4.5 g。

【赵氏发挥】 本品为樟科植物肉桂的干燥树皮。主产于广西、广东、云南等地。根据不同的采收部位和质量,市场上有"官桂""企边桂""板桂"等名称。以皮细肉厚,断面紫红色,油性大,香气浓,味甜微辛,嚼之无渣者为佳。肉桂树的嫩枝称为"桂枝",幼嫩果实称为"桂丁",亦作中药使用。

肉桂含有挥发性成分、多糖类成分、倍半萜及其糖苷类成分和黄酮类成分,其中还含有肉桂酸、桂皮酸、丁香酸和胆碱等其他成分,具有抑制肿瘤、抑菌、消炎、抗氧化、抗酪氨酸酶、降糖、降脂、降尿酸等多种作用。

《玉楸药解》曰:"肉桂,温暖条畅,大补血中温气。香甘入土,辛甘入木,辛香之气,善行滞结,是以最解肝脾之郁。凡经络埋瘀,脏腑癥结,关节闭塞,心腹疼痛等症,无非温气微弱,血分寒冱之故,以至上下脱泄,九窍不守,紫黑成块,腐败不鲜者,皆此症也。女子月期、产后,种种诸病,总不出此。悉用肉桂,余药不能。肉桂本系树皮,亦主走表,但重厚内行,所走者表中之里,究其力量所至,直达脏腑,与桂枝专走经络者不同。"《本草求真》云:"肉桂,气味甘辛,其色紫赤,有鼓舞血气之能,性体纯阳,有招导引诱之力。昔人云此体气轻扬,既能峻补命门,复能窜上达表,以通营卫,非若附子气味虽辛,复兼微苦,自上达下,止固真阳,而不兼入后天之用耳。故凡病患寒逆,既宜温中,及因气血不和,欲其鼓舞,则不必用附子,惟以峻补血气之内,加以肉桂,以为佐使,如十全大补、人参养荣之类用此,即是此意。"

决明子

【别名】 马蹄决明。

【性味】 甘、苦、咸,微寒。

【归经】 肝、大肠经。

【功效】 清热明目,润肠通便。适用于目赤涩痛、羞明多泪、头痛眩晕、目暗不明、大便秘结等症。炒后寒性减弱。

【用量】 9～15 g。

【赵氏发挥】 本品为豆科植物决明或小决明的干燥成熟种子。主产于安徽、广西、四川、浙江、广东等地。以颗粒均匀、饱满,黄褐色者为佳。

决明子含有蒽醌类、萘并吡喃酮类、苷类、脂肪酸类、多糖等成分,还有非皂化物质、氨基酸类及无机元素等化合物,具有降压、调脂、保肝明目、抑菌、抗氧化等作用,可用于治疗眼部疾病、便秘、高血脂、高血压及糖尿病等病症。

《本草经疏》载:"决明子,其味咸平,《别录》益以苦甘微寒而无毒。咸得水气,甘得土气,苦可泄热,平合胃气,寒能益阴泄热,足厥阴肝家正药也。亦入胆肾。肝开窍于目,瞳子神光属肾,故主青盲目淫,肤赤白膜,眼赤痛泪出。《别录》兼疗唇口青。《本经》久服益精光者,益阴泄热,大补肝肾之气所致也。"《本草求真》谓:"决明子,除风散热。凡人目泪不收,眼痛不止,多属风热内淫,以致血不上行,治当即为驱逐;按此若能泄热,咸能软坚,甘能补血,力薄气浮,又能升散风邪,故为治目收泪止痛要药。并可作枕以治头风,但此服之太过,搜风至甚,反招风害,故必合以蒺藜、甘菊、枸杞子、生地黄、女贞实、槐实、谷精草相为补助,则功更胜。谓之决明,即是此意。"

金银花

【别名】 二宝花、忍冬花、银花。

【性味】 甘,寒。

【归经】 肺、心、胃经。

【功效】 清热解毒,疏散风热。适用于痈肿疔疮、喉痹、丹毒、热毒血痢、风热感冒、温病发热等症。炒金银花治清痢、水泻;金银花炭多用于血痢、便血等症。

【用量】 3～15 g。

【赵氏发挥】 本品为忍冬科植物忍冬的干燥花蕾或带初开的花。我国大部分地区均产,以山东产量最大,河南产质量较佳。以花未开放,色黄白,肥大者为佳。中药饮片中还有山银花这一品种,疗效山银花与金银花相似,所以在药膳制作中二者可以相互替代。

金银花含有黄酮类、有机酸类、挥发油类、环烯醚萜类等,具有消炎、抗氧化、防紫外线损伤、降血脂、降血糖、抗病毒等作用。

《本草正》载:“金银花,善于化毒,故治痈疽、肿毒、疮癣、杨梅、风湿诸毒,诚为要药。毒未成者能散,毒已成者能溃,但其性缓,用须倍加,或用酒煮服,或捣汁搅酒顿饮,或研烂拌酒厚敷。若治瘰疬上部气分诸毒,用一两许时常煎服极效。”

茯 苓

【别名】 白茯苓、云茯苓、浙茯苓、镜面茯苓。

【性味】 甘,淡,平。

【归经】 心、肺、脾、肾经。

【功效】 利水渗湿,健脾宁心。适用于水肿尿少、痰饮眩悸、脾虚食少、便溏泄泻、心神不安、惊悸失眠等症。

【用量】 9～15 g。

【赵氏发挥】 本品为多孔菌科真菌茯苓的干燥菌核。主产于安徽、湖北、河南、云南,以云南所产品质较佳,安徽、湖北产量较大。以体重坚实,外皮呈褐色而略带光泽,皱纹深,断面白色细腻,黏牙力强者为佳。茯苓的不同部位有不同的药效,中间菌核白色部分称为“白茯苓”,主利水渗湿,健脾宁心;靠外皮淡棕红色部分称为“赤茯苓”,主清湿热,利小便;外皮称“茯苓皮”,主利水消肿;菌核中包裹有松根的部分称为“茯神”,主养心安神。

茯苓含有多糖、三萜类、挥发油等成分,具有降糖、降血脂、抑制肿瘤、抗心力衰竭、治疗妇科疾病、保肝、免疫、镇静等作用。

《本草正》云："茯苓,能利窍去湿,利窍则开心益智,导浊生津;去湿则逐水燥脾,补中健胃;祛惊痫,厚肠藏,治痰之本,助药之降。以其味有微甘,故曰补阳。但补少利多,故多服最能损目,久弱极不相宜。若以人乳拌晒,乳粉既多,补阴亦妙。"

枸杞子

【别名】 甘杞子、甘枸杞、杞子。

【性味】 甘,平。

【归经】 肝、肾经。

【功效】 滋补肝肾,益精明目。适用于虚劳精亏、腰膝酸痛、眩晕耳鸣、阳痿遗精、内热消渴、血虚萎黄、目昏不明等症。

【用量】 6~12 g。

【赵氏发挥】 本品为茄科植物宁夏枸杞的干燥成熟果实。分布于甘肃、宁夏、新疆、内蒙古、青海等地,以宁夏中宁地区生产为佳。以粒大、肉厚,种子少,色红,质柔软者为佳。

枸杞含有生物碱类、多糖类、黄酮类、苯丙素类及其他类化学成分。具有保护肝肾、抗氧化、延缓衰老、抑制肿瘤、保护神经活性、消炎、退热、降血糖等作用。

《要药分剂》有："枸杞子,按《本经》《别录》并未分别子、皮、苗、叶,甄权、《大明》以后遂分之。但《本经》《别录》虽总言枸杞之用,而就其所言细体会之,如《本经》言主五内邪气,热中消渴,周痹风湿;《别录》言下胸胁气,客热头痛,应指皮与苗叶言之,所谓寒能除热者是也。《本经》言久服坚筋骨,耐寒暑;《别录》言补内伤大劳嘘吸,强阴,利大小肠,应指子言之,所谓甘平能补者是也。《大明》等条分缕析,只是发挥以尽其用耳。"

桑 椹

【别名】 桑椹子、葚、桑实、乌椹、文武实、黑椹、桑枣、桑果。

【性味】 甘、酸,寒。

【归经】 心、肝、肾经。

【功效】 补血滋阴,生津润燥。适用于肝肾阴虚、眩晕耳鸣、心悸失眠、须发早白、津伤口渴、内热消渴、血虚便秘等症。

【用量】 9～15 g。

【赵氏发挥】 本品为桑科植物桑的干燥果穗。主产于江苏、浙江、湖南、四川、河北等地。以个大、肉厚,紫红色,糖性大者为佳。

桑椹含有酚类化合物、生物碱化合物、多糖化合物、氨基酸等成分。具有提高免疫、抗氧化、降糖降脂、延缓衰老及抗癌变等作用。

《本草经疏》有云:"桑椹,甘寒益血而除热,为凉血补血益阴之药,消渴由于内热,津液不足,生津故止渴。五脏皆属阴,益阴故利五脏。阴不足则关节之血气不通,血生津满,阴气长盛,则不饥而血气自通矣。热退阴生,则肝心无火,故魂安而神自清宁,神清则聪明内发,阴复则变白不老。甘寒除热,故解中酒毒。性寒而下行利水,故利水气而消肿。"

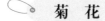

荷 叶

【别名】 蕸。

【性味】 苦,平。

【归经】 肝、脾、胃经。

【功效】 清热解暑,升发清阳,凉血止血。适用于暑热烦渴、暑湿泄泻、脾虚泄泻、血热吐衄、便血崩漏等症。

【用量】 3～9 g,鲜荷叶 15～30 g。

【赵氏发挥】 本品为睡莲科植物莲新鲜或干燥的叶。全国大部地区均产。以叶大、完整,色绿,无斑点者为佳,药膳使用以新鲜荷叶为上品。

荷叶含有黄酮类化合物、生物碱、挥发油、萜类、多糖、有机酸等成分,具有降脂减肥、抗氧化、抑菌、降低血糖、保护心血管、保护神经系统、保肝护肝与抑制肿瘤等作用。

《本草纲目》有云:"盖荷叶能升发阳气,散瘀血,留好血,僵蚕能解结滞之气也,此药易得而活人甚多,胜于人牙、龙脑也。又戴原礼《证治要诀》云,荷叶服之,令人瘦劣,单服可以消阳水浮肿之气。"《医林纂要》认为:"荷叶,功略同于藕及莲心,而多入肝分,平热去湿,以行清气,以青入肝也。然苦涩之味,实以泻心肝而清金固水,故能去瘀保精,除妄热,平气血也。"

菊 花

【别名】 杭白菊、甘菊花、白甘菊、池菊。

【性味】 甘、苦,微寒。

【归经】 肺、肝经。

【功效】 散风清热,平肝明目,清热解毒。适用于风热感冒、头痛眩晕、目赤肿痛、眼目昏花。白菊花平肝作用较好;黄菊花疏风散热,清热解毒作用较好。

【用量】 5~9 g。

【赵氏发挥】 本品为菊科植物菊的干燥头状花序。我国大部分地区有栽培。按产地和加工方法不同,分为亳菊、滁菊、贡菊、杭菊、怀菊。按颜色不同分为白菊花、黄菊花。以花朵完整,颜色鲜艳,气清香,无杂质者为佳。

菊花含有黄酮类、挥发油、苯丙素类、萜类、氨基酸等成分,具有改善心肌营养、去除活性氧自由基、加强毛细血管抵抗力、降低血液中脂肪和胆固醇含量、抑制肿瘤、延缓衰老及增强人体免疫力等作用。

《药品化义》认为:"甘菊,取白色者,其体轻,味微苦,性气和平,至清之品。《经》曰,治温以清。凡病热退,其气尚温,以此同桑皮理头痛,除余邪。佐黄蓍治眼昏,去翳障。助沙参疗肠红,止下血。领石斛、扁豆,明目聪耳,调达四肢。是以肺气虚,须用白甘菊。如黄色者,其味苦重,清香气散,主清肺火。凡头风眩晕,鼻塞热壅,肌肤湿痹,四肢游风,肩背疼痛,皆缘肺气热,以此清顺肺金,且清金则肝木有制。又治暴赤眼肿、目痛泪出。是以清肺热须用黄甘菊。"

黄 精

【别名】 老虎姜、太阳草、鸡头参、黄鸡菜。

【性味】 甘,平。

【归经】 脾、肺、肾经。

【功效】 补气养阴,健脾润肺,益肾。适用于脾胃虚弱、体倦乏力、口干食少、肺虚燥咳、精血不足、内热消渴等症。

【用量】 9~15 g。

【赵氏发挥】 本品为百合科植物滇黄精、黄精或多花黄精的干燥根茎。主产于贵州、湖南、浙江、广西、河北等地。以块大、色黄,断面透明,质润泽,习称"冰糖渣"者为佳。鲜黄精及未经炮制的黄精刺人咽喉,药膳中不得使用。

黄精含有黄精多糖、蒽醌、甾体皂苷及黄酮类等化合物,具有抗病毒、消炎、调节免疫力、调血脂、调血糖、抗抑郁、延缓衰老、保护心肌细胞、抑制肿瘤、改善记忆等作用。

《本草便读》谓:"黄精,为滋腻之品,久服令人不饥,若脾虚有湿者,不宜服之,恐其腻膈也。此药味甘如饴,性平质润,为补养脾阴之正品。"

陈 皮

【别名】 广皮、广陈皮、新会皮、橘皮。

【性味】 苦、辛,温。

【归经】 肺、脾经。

【功效】 理气健脾,燥湿化痰。适用于胸脘胀满、食少吐泻、咳嗽痰多。本品麸炒用长于和胃。

【用量】 3～9 g。

【赵氏发挥】 本品为芸香科植物橘及其栽培变种的干燥成熟果皮。主产于四川、浙江、福建。此外,江西、湖南等地亦产。以皮薄,片大,色红,油润,香气浓者为佳。有广东新会产陈皮,称"广陈皮""新会陈皮",药膳一般使用 5 年陈皮即可,非储存越久越好。

陈皮含有挥发油、黄酮、生物碱和微量元素等成分,具有抑菌、消炎、抗氧化、抑制肿瘤、促消化、祛痰、保肝、降血压和神经保护等多种作用。

《本草纲目》载:"橘皮,苦能泻能燥,辛能散,温能和。其治百病,总是取其理气燥湿之功,同补药则补,同泻药则泻,同升药则升,同降药则降。脾乃元气之母,肺乃摄气之钥,故橘皮为二经气分之药,但随所配而补泻升降也。洁古张氏云,陈皮、枳壳,利其气而痰自下,盖此义也。同杏仁治大肠气闷,同桃仁治大肠血闷,皆取其通滞也。按方勺《泊宅编》云,橘皮宽膈降气、消痰饮极有殊功。他药贵新,惟此贵陈。"

甜杏仁

【别名】 大杏仁、光杏仁。

【性味】 甘,微温。

【归经】 肺、大肠经。

【功效】 降气止咳平喘,润肠通便。适用于咳嗽气喘、胸满痰多、血虚津枯、肠燥便秘等症。

【用量】 4.5～9 g。

【赵氏发挥】 本品为蔷薇科植物山杏、西伯利亚杏、东北杏或杏味甘的干燥成熟种子。主产于河北、北京、山东等地。以颗粒均匀而大,饱满肥厚,不发油者为佳。巴旦木与甜杏仁非同种植物,效用亦不同,所以不可替代甜杏仁使用。

甜杏仁含有多元酚酸类、黄酮类、天然维生素 E 和不饱和脂肪酸类物质等成分,具有抗氧化、抑制肿瘤、抗真菌、肝脏保护、改善糖尿病和高血脂等作用。

《本草便读》认为:"甜杏仁,可供果食,主治与杏仁亦皆相仿。用于虚劳咳嗽方中,无苦劣之性耳。"

马齿苋

【别名】　马齿草、马苋、五行草、马齿菜、马齿龙芽、五方草、长命菜、九头狮子草、酸苋、安乐菜、长寿菜。

【性味】　酸,寒。

【归经】　肝、大肠经。

【功效】　清热解毒,凉血止血,止痢。适用于热毒血痢、痈肿疔疮、湿疹、丹毒、蛇虫咬伤、便血、痔血、崩漏下血等症。

【用量】　9～15 g,鲜品 30～60 g。

【赵氏发挥】　本品为马齿苋科植物马齿苋的干燥地上部分。全国各地均产。以棵小,质嫩,叶多,青绿色者为佳。

马齿苋含有生物碱、有机酸、黄酮类、木脂素、萜类、多糖等多种成分,具有抑菌、消炎、镇痛、抗氧化、延缓衰老、降血糖、降血脂、增强免疫等作用。

《本草正义》认为:"马齿苋,最善解痈肿热毒,亦可作敷药,《蜀本草》称其酸寒,寇宗奭谓其寒滑,陈藏器谓治诸肿,破痃癖,止消渴,皆寒凉解热之正治。苏恭亦谓饮汁治反胃,金疮流血,诸淋,破血癥瘕痕,则不独治痈肿,兼能消痞。苏颂谓治女人赤白带下,则此症多由湿热凝滞,寒滑以利导之,而湿热可泄,又兼能入血破瘀,故亦治赤带。濒湖谓散血消肿,利肠滑胎,解毒通淋,又无一非寒滑二字之成绩也。"

乌　梅

【别名】　酸梅、黄仔、合汉梅、干枝梅。

【性味】　酸、涩,平。

【归经】　肝、肺、大肠经。

【功效】　敛肺涩肠,生津安蛔。适用于肺虚久咳、久痢滑肠、虚热消渴、蛔厥呕吐腹痛等症。

【用量】 6～12 g。

【赵氏发挥】 本品为蔷薇科植物梅的干燥近成熟果实。主产于四川、浙江、福建、湖南、贵州等地。以个大、肉厚、核小,外皮乌黑色,不破裂露核,柔润,味极酸者为佳。

乌梅含有机酸类、黄酮类、萜类、多糖类等成分,具有治疗哮喘、治疗溃疡性结肠炎、调节免疫、抗氧化、抑制肿瘤、抑菌等作用。

《本草求真》记载:"乌梅,酸涩而温,似有类于木瓜,但此入肺则收,入肠则涩,入筋与骨则软,入虫则伏,入于死肌、恶肉、恶痣则除,刺入肉中则拔,故于久泻久痢,气逆烦满,反胃骨蒸,无不因其收涩之性,而使下脱上逆皆治。且于痈毒可敷,中风牙关紧闭可开,蛔虫上攻眩仆可治,口渴可止,宁不为酸涩收敛之一验乎。不似木瓜功专疏泄脾胃筋骨湿热,收敛脾肺耗散之元,而于他症则不及也。但肝喜散恶收,久服酸味亦伐生气,且于诸症初起切忌。"

火麻仁

【别名】 麻仁、大麻仁。

【性味】 甘,平。

【归经】 脾、胃、大肠经。

【功效】 润肠通便。适用于血虚津亏、肠燥便秘等症。

【用量】 9～15 g。

【赵氏发挥】 本品为桑科植物大麻的干燥成熟果实。主产于黑龙江、辽宁、吉林、四川、甘肃、云南、江苏、浙江等地。以色黄,无皮壳,饱满者佳。药膳使用应去皮壳,捣碎用。

火麻仁富含植物蛋白、膳食纤维以及多元不饱和脂肪酸等成分,具有抗氧化、延缓衰老、治疗高血压、抗血小板聚集、抑菌等作用,可预防神经退行性疾病等。

《本草思辨录》有云:"麻仁甘平滑利,柔中有刚,能入脾滋其阴津,化其燥气。但脾至于约,其中之坚结可知,麻仁能扩之不能破之,芍药乃脾家破血中之气药,合施之而脾其庶几不约矣乎。夫脾约由于胃强,治脾焉得不兼治胃,胃不独降,有资于肺,肺亦焉得不顾,故又佐以大黄、枳、朴攻胃,杏仁抑肺,病由胃生,而以脾约标名者,以此为太阳、阳明非正阳、阳明也。兼太阳故小便数,小便数故大便难,治法以起脾阴化燥气为主。燥气除而太阳不治自愈,故麻仁为要药。"

代代花

【别名】　枳壳花、玳玳花、酸橙花。

【性味】　甘、微苦,平。

【归经】　脾、胃经。

【功效】　理气宽胸,开胃。适用于胸脘胀闷、恶心、食欲不振等症。

【用量】　1～3 g。

【赵氏发挥】　本品为芸香科植物代代花的干燥花蕾。主产于江苏、浙江等地。花蕾完整,味香者佳。

代代花含有挥发油类、黄酮类、多糖类、生物碱类、香豆素类等成分,具有抗氧化、消炎抑菌、抗病毒、抑制肿瘤、降血脂等作用。

代代花入药时间较晚,最早见于民国。王一仁撰写的《饮片新参》一书首次对代代花的药效进行了论述:"理气宽胸,开胃止呕。"

白　芷

【别名】　香白芷、芳香、苻蓠、泽芬、白茞。

【性味】　辛,温。

【归经】　胃、大肠、肺经。

【功效】　解表散寒,祛风止痛,宣通鼻窍,燥湿止带,消肿排脓。适用于感冒头痛、眉棱骨痛、鼻塞鼻渊、牙痛、白带、疮疡肿痛等症。

【用量】　3～9 g。

【赵氏发挥】　本品为伞形科植物白芷或杭白芷的干燥根。主产于四川、河北、浙江、云南等地。以独支,皮细,外表土黄色,坚硬,光滑,香气浓者为佳。

白芷含有挥发油、香豆素、多糖、氨基酸与微量元素等成分,具有消炎、镇痛、解痉、抑菌、抗氧化、抑制肿瘤等作用。

《本草经百种录》有云:"凡驱风之药,未有不枯耗精液者,白芷极香,能驱风燥湿,其质又极滑润,能和利血脉,而不枯耗,用之则有利无害者也。盖古人用药,既知药性之所长,又度药性之所短,而后相人之气血,病之标本,参合研求,以定取舍,故能有显效而无隐害,此学者之所殚心也。"《本草求真》记载:"白芷,气温力厚,通窍行表,为足阳明经祛风散湿主药。故能治阳明一切头面诸疾,如头目昏痛,眉棱骨痛,暨牙龈骨痛,面黑瘢疵者是也。且其风热乘肺,上烁于脑,渗为渊涕;移于大肠,变为血崩血闭,肠风,痔瘘,痈疽;风与湿热,发于皮肤,变为疮疡燥痒;皆能温散解托,而使腠理之风悉去,留结之痈肿潜消,诚祛风上达,散湿火要剂也。"

白 果

【别名】 银杏。

【性味】 甘、苦、涩,平,有毒。

【归经】 肺、肾经。

【功效】 敛肺定喘,止带浊,缩小便。适用于痰多喘咳、带下白浊、遗尿、尿频等症。

【用量】 4.5～9 g。

【赵氏发挥】 本品为银杏科植物银杏的干燥成熟种子。主产于广西、四川、河南、山东、湖北、辽宁等地。以外壳白色,种仁饱满,里面色白者佳。白果生食有毒,应当煮熟后食用。

白果含有黄酮类、萜内酯类、酚酸类、有机酸类化合物等成分,具有改善血液循环、抑制肿瘤、保护神经、抗氧化、抗神经毒性、抑菌、抗病毒、杀虫等作用。

《本草纲目》谓:"银杏,宋初始著名,而修本草者不收,近时方药亦时用之。其气薄味厚,性涩而收,益肺气,定喘嗽,缩小便,又能杀虫消毒。然食多则收令太过,令人气壅胪胀昏顿。故《物类相感志》言银杏能醉人,而《三元延寿书》言昔有饥者,同白果代饭食饱,次日皆死也。熟食温肺益气,定喘嗽,缩小便,止白浊;生食降痰,消毒杀虫;涂鼻面手足,去疮泡,皱皴及疥癣疳、阴虱。"

白扁豆

【别名】 藊豆、南扁豆、沿篱豆、蛾眉豆。

【性味】 甘,微温。

【归经】 脾、胃经。

【功效】 健脾化湿,和中消暑。适用于脾胃虚弱、食欲不振、大便溏泻、白带过多、暑湿吐泻、胸闷腹胀等症。炒白扁豆健脾化湿,用于脾虚泄泻、白带过多。

【用量】 9～15 g。

【赵氏发挥】 本品为豆科植物扁豆的白色干燥成熟种子。全国各地均有栽培。以粒大,饱满,色白者为佳。药膳多使用炒白扁豆,增加健脾化湿的疗效。

白扁豆含有糖类、蛋白质类、甾体及苷类、维生素和矿物质等成分。具有抑菌、抗病毒、影响免疫功能、抑制肿瘤、抗氧化、对神经细胞缺氧性凋亡坏死的保护、提高造血功能、降血糖、降低胆固醇等作用。

《药品化义》有云:"扁豆,味甘平而不甜,气清香而不窜,性温和而色微黄,与脾性最合。主治霍乱呕吐,肠鸣泄泻,炎天暑气,酒毒伤胃,为和中益气佳品。又取其色白,气味清和,用清肺气。故云清以养肺,肺清则气顺。下行通利大肠,能化清降浊,善疗肠红久泻,清气下陷者,此腑虚补脏之法也。"《本草新编》谓:"白扁豆,味轻气薄,单用无功,必须同补气之药共用为佳。或谓白扁豆非固胎之药,前人安胎药中往往用之何故? 盖胎之不安者,由于气之不安,白扁豆最善和中,故用之以和胎气耳,胎因和而安,谓之能安胎也亦可。单用此味以安骤动之胎,吾从未见能安者矣!"

龙眼肉

【别名】　桂圆肉。

【性味】　甘,温。

【归经】　心、脾经。

【功效】　补益心脾,养血安神。适用于气血不足、心悸怔忡、健忘失眠、血虚萎黄等症。

【用量】　9～15 g。

【赵氏发挥】　本品为无患子科植物龙眼的假种皮。主产于广西、福建、广东、四川、台湾等地。以片大、肉厚,质细软,色棕黄,半透明,味浓甜者为佳。

龙眼含有糖类、脂类、皂苷类、多肽类、多酚类、挥发性成分、氨基酸及微量元素等成分,具有抗应激、抗氧化、抗焦虑、抑菌、延缓衰老、抑制肿瘤、增强免疫等作用。

《本草纲目》记载:"食品以荔枝为贵,而资益则龙眼为良,盖荔枝性热,而龙眼性和平也。严用和《济生方》治思虑劳伤心脾有归脾汤,取甘味归脾,能益人智之义。"《药品化义》记载:"桂圆,大补阴血,凡上部失血之后,入归脾汤同莲肉、芡实以补脾阴,使脾旺统血归经。如神思劳倦,心经血少,以此助生地黄、麦冬补养心血。又筋骨过劳,肝脏空虚,以此佐熟地黄、当归,滋补肝血。"

百合

【别名】 杜百合、野百合。

【性味】 甘,寒。

【归经】 心、肺经。

【功效】 养阴润肺,清心安神。适用于阴虚久咳、痰中带血、虚烦惊悸、失眠多梦、精神恍惚等症。本品蜜炙增强润肺作用。

【用量】 6~12 g。

【赵氏发挥】 本品为百合科植物卷丹、百合或细叶百合的干燥肉质鳞叶。全国皆有栽培。药用百合有家种与野生之分,家种的鳞片阔而薄,味不甚苦;野生的鳞片小而厚,味较苦。药膳多用家种品种。以瓣匀肉厚,色黄白,质坚,筋少者为佳。

百合含有甾体皂苷、生物碱、多糖及酚类等成分,具有抑菌、消炎、抑制肿瘤、镇静催眠及免疫调节等作用。

《本草述》论:"百合之功,在益气而兼之利气,在养正而更能去邪,故李氏谓其为渗利和中之美药也。如伤寒百合病,《要略》言其行住坐卧,皆不能定,如有神灵,此可想见其邪正相干,乱于胸中之故,而此味用之以为主治者,其义可思也。"

肉豆蔻

【别名】 玉果、玉豆蔻、肉果。

【性味】 辛,温。

【归经】 脾、胃、大肠经。

【功效】 温中行气,涩肠止泻。适用于脾胃虚寒、久泻不止、脘腹胀痛、食少呕吐等症。肉豆蔻霜用于温中止泻。

【用量】 3~9 g。

【赵氏发挥】 本品为肉豆蔻科植物肉豆蔻的干燥成熟种仁。主产于马来西亚及印度尼西亚等地。以个大,体重,坚实,香浓者为佳。

肉豆蔻含有木脂素、新木脂素、二苯基烷烃、苯丙素类、萜类等成分,具有抗氧化、控制肥胖、缓解糖尿病、抑制蛋白酪氨酸磷酸酶和抗癌活性。

《本草正义》载:"肉豆蔻,除寒燥湿,解结行气,专理脾胃,颇与草果相近,则辛温之功效本同,惟涩味较甚,并能固及大肠之滑脱,四神丸中有之。温脾即以温肾,是为中、下两焦之药,与草果之专主中焦者微别。《大明》谓温中下气,开胃,解酒毒。甄权谓治宿食痰饮,止小儿吐逆不下乳,腹痛。李珣谓主心腹虫痛。皆专就寒湿一边着想者。若湿热郁滞而为此诸症,则必不可一例论治。故李珣又谓主脾胃虚冷虚泄。濒湖谓暖脾胃,固大肠。要言不烦,最为精切。惟珣又谓治亦白痢,则湿热者多,虚寒者少,不当泛泛言之矣。香、砂、蔻仁之类,温煦芳香,足以振动阳气,故醒脾健运,最有近功,则所谓消食下气,已胀泄满者,皆其助消化之力,固不可与克削破气作一例观。"

佛　手

【别名】　佛手柑。

【性味】　辛、苦、酸,温。

【归经】　肝、脾、肺经。

【功效】　疏肝理气,和胃止痛,燥湿化痰。适用于肝胃气滞、胸胁胀痛、胃脘痞满、食少呕吐等症。

【用量】　3～9 g。

【赵氏发挥】　本品为芸香科植物佛手的干燥果实。主产于江西、福建、广东、广西、四川、云南等地。以皮黄肉白,香气浓郁者为佳。

佛手含有黄酮及其苷类、香豆素类、挥发油类、多糖类等成分,具有消炎、抑制肿瘤、调节血糖、降血脂等作用。

《本草纲目》载其:"煮酒饮,治痰气咳嗽。煎汤,治心下气痛。"《随息居饮食谱》认为其:"醒胃豁痰,辟恶,解酲,消食止痛。"

芡　实

【别名】　北芡实、南芡实、红芡实、剪芡实。

【性味】　甘、涩,平。

【归经】　脾、肾经。

【功效】　益肾固精,补脾止泻,祛湿止带。适用于遗精滑精、遗尿尿频、脾虚久泻、白浊带下等症。

【用量】　9～15 g。

【赵氏发挥】　本品为睡莲科植物芡实的干燥成熟种仁。主产于江苏、湖南、湖北、山东。以颗粒饱满均匀,粉性足,无碎末及皮壳者为佳。芡实分南、北,药用多为北芡实,药膳多用南芡实鲜品,俗称"鸡头米",以太湖地区所产为佳品。

芡实含有甾醇类、黄酮类、环肽类、脂类等成分,具有抗氧化、延缓衰老、缓解疲劳、改善心肌缺血、抗癌等作用。

《本草经百种录》记载:"鸡头实,甘淡,得土之正味,乃脾肾之药也。脾恶湿而肾恶燥,鸡头实淡渗甘香,则不伤于湿,质黏味涩,而又滑泽肥润,则不伤干燥,凡脾肾之药,往往相反,而此则相成,故尤足贵也。"

花　椒

【别名】　川椒、蜀椒。

【性味】　辛,温。

【归经】　脾、胃、肾经。

【功效】　温中止痛,杀虫止痒。适用于脘腹冷痛、呕吐泄泻、虫积腹痛、蛔虫症等症。

【用量】　3～6 g。

【赵氏发挥】　本品为芸香科植物青椒或花椒的干燥成熟果皮。主产于河北、山西、陕西、甘肃、河南、四川等地。以鲜红、光艳,皮细,均匀,无杂质者为佳。

花椒含有挥发油、生物碱、酰胺、香豆素、木质素等成分,具有消炎镇痛、抗氧化、杀虫、抑制肿瘤等作用。

《本草经疏》记载:"蜀椒,其主邪气咳逆,皮肤死肌,寒湿痹痛,心腹留饮宿食,肠澼下痢,黄疸水肿者,皆脾、肺二经受病。肺出气,主皮毛,脾运化,主肌肉,肺虚则外邪客之,为咳逆上气,脾虚则不能运化水谷,为留饮宿食,肠澼下痢,水肿黄疸。二经俱受风寒湿邪,则为痛痹,或成死肌,或致伤寒温疟,辛温能发汗、开腠理,则外邪从皮肤而出,辛温能暖肠胃,散结滞,则六腑之寒冷除,肠胃得温,则中焦治,而留饮宿食,肠澼下痢,水肿黄疸诸证悉愈矣。其主女子产乳余疾者,亦指风寒外侵,生冷内停而言。泄精瘕结,由下焦虚寒所致,此药能入右肾命门,补相火元阳,则精自固而结瘕消矣。杀虫鱼毒者,以其得阳气之正,能破一切幽暗阴毒之物也。外邪散则关节调,内病除则血脉通。"《本经逢原》有论:"秦椒,味辛气烈,其温中去痹,除风邪气,治吐逆疝瘕,下肿湿气,皆取辛烈以散郁热,乃从治之法也。疮毒腹痛,冷水下一握效,其能通三焦,引正气,下恶气可知也。"

阿　胶

【别名】　驴皮胶。

【性味】　甘,平。

【归经】　肺、肝、肾经。

【功效】　补血滋阴,润燥止血。适用于血虚萎黄、眩晕心悸、肌痿无力、心烦不眠、虚风内动、肺燥咳嗽、劳嗽咯血、吐血尿血、便血崩漏、妊娠胎漏等症。蛤粉炒多用于肺阴不足、虚痨咳嗽;蒲黄炒多用于虚劳失血症。

【用量】　3～9 g。

【赵氏发挥】　本品为马科动物驴的干燥皮或鲜皮经煎煮、浓缩制成的固体胶。主产于山东、浙江,以山东产者最为著名。传统上以山东东阿县所产驴皮胶称为"阿胶",浙江所产皆称"驴皮胶",因生产工艺与东阿阿胶不同,历史上将东阿阿胶称为"北阿胶",浙江驴皮胶称"南阿胶"。以色乌黑、光亮、透明,无腥臭气,经夏不软者为佳。

阿胶含有蛋白质及其降解产物、糖类物质、微量元素、挥发性物质和脂肪酸等成分,具有补血活血、优化免疫应答、改善阿尔茨海默病、抗氧化、缓解疲劳、治疗肺损伤、延缓衰老、治疗妇科疾病等作用。

《本草纲目》认为:"阿胶,大要只是补血与液,故能清肺益阴而治诸证。按陈自明云,补虚用牛皮胶,去风用驴皮胶。成无己云,阴不足者,补之以味,阿胶之甘,以补阴血。杨士瀛云,凡治喘嗽,不论肺虚、肺实,可下可温,须用阿胶以安肺润肺,其性和平,为肺经要药。小儿惊风后瞳人不正者,以阿胶倍人参煎服最良,阿胶育神,人参益气也。又痢疾多因伤暑伏热而成,阿胶乃大肠之要药,有热毒留滞者,则能疏导,无热毒留滞者,则能平安。数说足以发明阿胶之蕴矣。"

枣

【别名】　大红枣、红枣。

【性味】　甘,温。

【归经】　脾、胃、心经。

【功效】　补中益气,养血安神。适用于脾虚食少、乏力便溏、妇人脏躁等症。

【用量】　6～15 g。

【赵氏发挥】 本品为鼠李科植物枣的干燥成熟果实。主产于河北、河南、山东、四川、贵州等地。以色红,肉厚,饱满,核小,味甜者为佳。用时应破开。

大枣含有氨基酸类、糖类、核苷酸衍生物、维生素和矿物质等成分,具有增强免疫、抗氧化、抑制肿瘤、保护肝脏、抗过敏、抗疲劳等作用。

《长沙药解》记载:"大枣,补太阴之精,化阳明之气,生津润肺而除燥,养血滋肝而熄风,疗脾胃衰损,调经脉虚芤。其味浓而质厚,则长于补血,而短于补气。人参之补土,补气似生血也;大枣之补土,补血以化气也,是以偏补脾精而养肝血。凡内伤肝脾之病,土虚木燥,风动血耗者,非此不可。"

罗汉果

【别名】 拉汗果、假苦瓜。

【性味】 甘,凉。

【归经】 肺、大肠经。

【功效】 清热润肺,利咽无毒,滑肠通便。适用于肺火燥咳、咽痛失音、肠燥便秘等症。

【用量】 9～15 g。

【赵氏发挥】 本品为葫芦科植物罗汉果的干燥果实。主产于广西等地。以形圆、个大、坚实,摇之不响,色黄褐者为佳。用时破成碎块。

罗汉果含有三萜皂苷类、黄酮类、木脂素类、脂肪酸糖苷、多糖类、氨基酸等成分,具有止咳平喘祛痰、抑菌、抗氧化、控制糖尿病、抑制肿瘤、保肝等作用。

《岭南采药录》云其:"理痰火咳嗽,和猪精肉煎汤服之。"《广西中药志》谓其:"止咳清热,凉血润肠。治咳嗽,血燥胃热便秘等。"

郁李仁

【别名】 郁子、郁里仁、李仁肉。

【性味】 辛、苦、甘,平。

【归经】 脾、大肠、小肠经。

【功效】 润燥滑肠,下气利水。适用于津枯肠燥、食积气滞、腹胀便秘、水肿、脚气、小便不利等症。

【用量】 6～9 g。

【赵氏发挥】 本品为蔷薇科植物欧李、郁李或长柄扁桃的干燥成熟种子。

主产于辽宁、河北、内蒙古等地。以颗粒饱满,淡黄白色,整齐不碎,不出油,无核壳者为佳。

郁李仁含有黄酮类、脂肪酸类、氨基酸类、苷类及矿物元素等成分,具有润燥滑肠、抗氧化、延缓衰老、抑制肿瘤、抗惊厥、降血压、改善动脉粥样硬化和镇咳等作用。

《本草求真》记载:"郁仁李,世人多合胡麻同用,以为润燥通便之需,然胡麻功止润燥、暖中、活血,非若郁仁性润,其味辛甘与苦,而能入脾下气,行气破血之剂也。故凡水肿癃急便闭,关格不通,得此体润则滑,味辛则散,味苦则降,与胡麻实异,而又可以相须为用。"

青 果

【别名】 橄榄、黄榄、白榄。

【性味】 甘、酸,平。

【归经】 肺、胃经。

【功效】 清热解毒,利咽生津。适用于咽喉肿痛、咳嗽、烦渴、鱼蟹中毒等症。

【用量】 4.5~9 g。

【赵氏发挥】 本品为橄榄科植物橄榄的干燥果实。主产于福建、四川、广东、云南、广西等地。果实圆满,结实,味甜而略涩,嚼至渣少者佳。

青果含蛋白质、脂肪、维生素 C、碳水化合物、膳食纤维、胡萝卜素、多酚类、黄酮类、三萜类、香豆素等成分,具有抗氧化、抑菌、消炎、抗癌、保肝等功效。

《本草经疏》曰:"橄榄,《本经》味酸甘,今尝之先涩而后甘,肺胃家果也。能生津液,酒后嚼之不渴,故主消酒,甘能解毒,故疗鲦鲐毒。鲦鲐即河豚也。"

鱼腥草

【别名】 蕺菜。

【性味】 辛,微寒。

【归经】 肺经。

【功效】 清热解毒,消痈排脓,利尿通淋。适用于肺痈吐脓、痰热喘咳、热痢、热淋、痈肿疮毒等症。

【用量】 15~25 g。

【赵氏发挥】 本品为三白草科植物蕺菜带花、果的干燥地上部分。主产于江苏、浙江、江西、安徽、四川、云南、贵州、广东、广西。鲜品气味浓郁者佳。鱼腥草煎煮时间不宜过长。

鱼腥草含有挥发油、黄酮和生物碱等成分,具有消炎、抗病毒、抑制肿瘤、抗氧化、免疫调节和抑菌等作用。

《岭南采药录》曰:"叶,敷恶毒大疮,能消毒;煎服能去湿热,治痢疾。"《滇南本草》云:"治肺痈咳嗽带脓血,痰有腥臭,大肠热毒,疗痔疮。"

枳椇子

【别名】 鸡距子、鸡椇子。

【性味】 甘,平。

【归经】 心、脾经。

【功效】 除烦渴,解酒毒。适用于心烦口渴、小便不利、酒醉不醒等症。

【用量】 4～9 g。

【赵氏发挥】 本品为鼠李科植物枳椇的干燥成熟种子。主产于陕西、广东、湖北、浙江、江苏、安徽、福建等地。

枳椇子含有黄酮类、萜类、多种脂肪酸类等成分,具有解酒保肝、治疗各种肝病、治疗血脂异常、抗脂质过氧化等作用。

《本草拾遗》载其:"止渴除烦,润五脏,利大小便,去膈上热,功用如蜜。"《滇南本草》载其:"治一切左瘫右痪,风湿麻木,能解酒毒;或泡酒服之,亦能舒筋络。小儿服之,化虫,养脾。"

栀 子

【别名】 山枝、山栀、山栀子、江山栀。

【性味】 苦,寒。

【归经】 心、肺、三焦经。

【功效】 泻火除烦,清热利湿,凉血解毒。适用于热病心烦、湿热黄疸、淋证涩痛、血热吐衄、目赤肿痛、火毒疮疡等症。

【用量】 6～9 g。

【赵氏发挥】 本品为茜草科植物栀子的干燥成熟果实。主产于浙江、江西、湖南、福建等地。以个小、完整,仁饱满,内外色红者为佳。

栀子含有环烯醚萜、色素、黄酮、三萜、有机酸和挥发油等成分,具有较强的镇痛、解热、消炎、保肝、利胆、抗血栓以及降血脂作用。

《丹溪心法》有云:"山栀子仁,大能降火,从小便泄去。其性能屈曲下降,人所不知。亦治痞块中火邪。大凡心隔之痛,须分新久。若明知身受寒气,口吃寒物而得病者,于初得之时,当与温散或温利之药。若曰病得之稍久则成郁,久郁则蒸热,热久必生火,《原病式》中备言之矣,若欲行温散温利,宁无助火添病耶!古方中多以山栀子为热药之向导,则邪易伏、病易退、正易复而病安。"

砂　仁

【别名】　阳春砂仁、缩砂仁、西砂仁、白砂仁、奎砂仁、砂米。

【性味】　辛,温。

【归经】　脾、胃、肾经。

【功效】　化湿开胃,温脾止泻,理气安胎。适用于湿浊中阻、脘痞不饥、脾胃虚寒、呕吐泄泻、妊娠恶阻、胎动不安等症。

【用量】　3～6 g。

【赵氏发挥】　本品为姜科植物阳春砂、绿壳砂或海南砂的干燥成熟果实。阳春砂仁主产于广东、广西等地。进口砂仁主产于越南、泰国、缅甸、印度尼西亚等国。以个大、坚实,仁饱满,气味浓厚者为佳。阳春砂的质量优于进口砂仁。

砂仁含有挥发油、黄酮类、多糖等成分,具有抗氧化、降血压、抑菌等作用。

《本草新编》记载:"砂仁,止可为佐使,以行滞气,所用不可过多,用之补虚丸中绝佳,能辅诸补药,行气血于不滞也。补药味重,非佐之消食之药,未免过于滋益,反恐难于开胃,入之砂仁,以苏其脾胃之气,则补药尤能消化,而生精生气,更易之也。砂仁止入脾,而不入肾,引补肾药入于脾中则可,谓诸补药必借砂仁,引其由脾以入肾,则不可也。"

胖大海

【别名】　安南子、大海。

【性味】　甘,寒。

【归经】　肺、大肠经。

【功效】　清热润肺,利咽开音,润肠通便。适用于肺热声哑、干咳无痰、咽喉干痛、热结便闭、头痛目赤等症。

【用量】 3~5g或2~3只。

【赵氏发挥】 本品为梧桐科植物胖大海的干燥成熟种子。主产于越南、泰国、印度尼西亚、马来西亚等国,今我国南部地区亦有少量栽培。以个大,棕色,表面皱纹细,不碎裂者为佳。

种仁具有一定毒性,极少数患者对胖大海过敏。药膳制作时应保持种皮完整。胖大海含丰富水溶性多糖、脂肪酸类、挥发油及微量元素等成分,具有抗病毒、缓泻、镇痛、抑菌、消炎、增强免疫等作用。

张寿颐认为:"此药亦曰大发,以其一得沸水,即裂皮发胀,几盈一瓯故也。近人用之,皆以治伤风咳嗽,鼻塞声重等症。性温,故能散寒风,然其味极淡,微含甘意,温散之药,决不如此。善于开宣肺气,并能通泄皮毛,风邪外闭,不问为寒为热,并皆主之。抑能开音治瘖,爽嗽豁痰。赵谓治火闭之痘,盖热毒壅于肌腠,而痘出不快者,此物开发最捷,宜有速效,怒轩之说,当有征也。轻用二三枚,如肺闭已甚,咳不出声,或金室音嘶者,可用至五六枚。此盖植物之果,与苗叶情性不同,故发汗而极有应验,绝无温升扰动之弊,尤其可据。"

桑 叶

【别名】 冬桑叶、霜桑叶。

【性味】 甘、苦,寒。

【归经】 肺、肝经。

【功效】 疏散风热,清肺润燥,清肝明目。适用于风热感冒、肺热燥咳、头晕头痛、目赤昏花等症。本品蜜炙有润肺作用;蒸制有祛风止痒,解毒消肿作用。

【用量】 3~9g。

【赵氏发挥】 本品为桑科植物桑的干燥叶。全国各地均产。以叶片完整,大而厚,色黄绿,质脆,无杂质者为佳。以经霜者为好,称"霜桑叶"或"冬桑叶"。

桑叶含有酚类、生物碱类、多糖类、氨基酸类等成分,具有抗氧化、降血糖、降血脂、消炎和抑制肿瘤等作用。

《本草经疏》曰:"桑叶,甘所以益血,寒所以凉血,甘寒相会,故下气而益阴,是以能主阴虚寒热及因内热出汗。其性兼燥,故又能除脚气水肿,利大小肠,除风。经霜则兼渭肃,故又能明目而止渴。发者血之余也,益血故又能长发,凉血故又止吐血。"

化橘红

【别名】 化州橘红、芸皮、芸红。

【性味】 辛、苦,温。

【归经】 肺、脾经。

【功效】 散寒燥湿,利气消痰。适用于风寒咳嗽、喉痒痰多、食积伤酒、呕恶痞闷等症。

【用量】 3～6 g。

【赵氏发挥】 本品为芸香科植物化州柚或柚的未成熟或近成熟的干燥外层果皮。主产于广东、广西等地。以皮厚,多毛,气味浓厚者为佳。

化橘红含有黄酮类化合物、多糖、挥发性物质等成分,有抗氧化、降低氧化损伤的功效,可治疗阿尔茨海默病等。

《本草从新》有:"化州陈皮,消痰至灵,然消伐太峻,不宜轻用。"

桔 梗

【别名】 玉桔梗、白桔梗、苦桔梗。

【性味】 苦、辛,平。

【归经】 肺经。

【功效】 宣肺利咽,祛痰排脓。适用于咳嗽痰多、胸闷不畅、咽痛音哑、肺痈吐脓、疮疡脓成不溃等症。本品蜜炙有润肺作用。

【用量】 3～9 g。

【赵氏发挥】 本品为桔梗科植物桔梗的干燥根。主产于安徽、河南、湖北、辽宁、吉林、河北、内蒙古等地。以条粗均匀,坚实,洁白,味苦者佳。

桔梗含有桔梗皂苷、黄酮、酚酸类等成分,具有消炎、抑制肿瘤、控制肥胖等作用。

《重庆堂随笔》记载:"桔梗,开肺气之结,宣心气之郁,上焦药也。肺气开则府气通,故亦治腹痛下利,昔人谓其升中有降者是矣。然毕竟升药,病属上焦实证而下焦无病者,固可用也;若下焦阴虚而浮火易动者,即当慎之。其病虽见于上焦,而来源于下焦者,尤为禁剂。"

益 智

【别名】 益智仁、益智子、摘艼子。

【性味】 辛,温。

【归经】 脾、肾经。

【功效】 温脾止泻,摄唾涎,暖肾固精缩尿。适用于脾寒泄泻、腹中冷痛、口多唾涎、肾虚遗尿、小便频数、遗精白浊等症。

【用量】 3~10 g。

【赵氏发挥】 本品为姜科植物益智的干燥成熟果实。主产于广东等地。气味浓郁者佳。

益智含有倍半萜类、二苯庚烷类、黄酮类等成分,具有调节排尿、改善认知能力、抑菌、抑制肿瘤、抗氧化、改善糖尿病症状等作用。

《本草求真》记载:"益智,气味辛热,功专燥脾温胃,及敛脾肾气逆,藏纳归源,故又号为补心补命之剂。是以胃冷而见涎唾,则用此以收摄,脾虚而见不食,则用此温理,胃气不温,而见小便不缩,则用此入缩泉丸以投。与夫心肾不足,而见梦遗崩带,则用此以为秘精固气。若因热成气虚,而见崩浊、梦遗等症者,则非所宜。此虽类于缩砂密,同为温胃,但缩砂密多有快滞之功,此则止有逐冷之力,不可不分别而审用耳。"

莱菔子

【别名】 萝卜子。

【性味】 辛、甘,平。

【归经】 肺、脾、胃经。

【功效】 消食除胀,降气化痰。适用于饮食停滞、脘腹胀痛、大便秘结、积滞泻痢、痰壅喘咳等症。

【用量】 3~9 g。

【赵氏发挥】 本品为十字花科植物萝卜的干燥成熟种子。主产于河北、河南、浙江、黑龙江等地。以粒大、饱满,油性大者为佳。

莱菔子含生物碱、硫代葡萄糖苷、异硫氰酸盐、黄酮、挥发油、脂肪油、蛋白质、多糖等成分,具有平喘、镇咳、祛痰、抗氧化、降血压、降血脂、抑菌、增强胃肠道动力、改善泌尿系统等作用。

《医学衷中参西录》论:"莱菔子,无论或生或炒,皆能顺气开郁,消胀除满,此乃化气之品,非破气之品。盖凡理气之药,单服久服,未有不伤气者,而莱菔子炒熟为末,每饭后移时服钱许,借以消食顺气,转不伤气,因其能多进饮食,气分自得其养也。若用以除满开郁,而以参、芪、术诸药佐之,虽多服久服,亦何至伤气分乎。"

莲　子

【别名】　莲肉、莲子肉、莲实。

【性味】　甘、涩,平。

【归经】　脾、肾、心经。

【功效】　补脾止泻止带,益肾涩精,养心安神。适用于脾虚久泻、带下、遗精、心悸失眠等症。

【用量】　6～15 g。

【赵氏发挥】　本品为睡莲科植物莲的干燥成熟种子。主产于湖南、湖北、福建、江苏、浙江、江西等地,以湖南产品最佳,福建产量最大。以个大、饱满、整齐者为佳。

莲子含有生物碱、黄酮类、糖苷、萜类、类固醇、脂肪酸、蛋白质、矿物质和维生素等成分,具有调脂减肥、抑菌、消炎、抗氧化、止血等作用。

《医林纂要》有云:"莲子,去心连皮生嚼,最益人,能除烦、止渴、涩精、和血、止梦遗、调寒热。煮食仅治脾泄、久痢,厚肠胃,而交心肾之功减矣。更去皮,则无涩味,其功止于补脾而已。"《王氏医案》记有:"莲子,最补胃气而镇虚逆,若反胃由于胃虚,而气冲不纳者,但日以干莲子细嚼而咽之,胜于他药多矣。凡胃气薄弱者常服玉芝丸,能令人肥健。至痢症噤口,热邪伤其胃中清和之气,故以黄连苦泄其邪,即仗莲子甘镇其胃。今肆中石莲皆伪,味苦反能伤胃,切不可用。惟鲜莲子煎之,清香不浑,镇胃之功独胜,如无鲜莲,干莲亦可。"

高良姜

【别名】　良姜。

【性味】　辛,热

【归经】　脾、胃经。

【功效】　温胃散寒,消食止痛。适用于脘腹冷痛、胃寒呕吐、嗳气吞酸等症。

【用量】　3～6 g。

【赵氏发挥】　本品为姜科植物高良姜的干燥根茎。主产于广东、广西、台湾等省。以粗壮、坚实、红棕色,味香辣者为佳。

高良姜含挥发油、黄酮类及二芳基庚烷类等成分,具有抗氧化、愈合溃疡、抑制肿瘤恶性增殖和消炎止痛等作用。

《本草新编》有:"良姜,止心中之痛,然亦必与苍术同用为妙,否则有愈有不愈,以良姜不能去湿故耳。"《本经逢原》载:"良姜,寒疝小腹掣痛,须同茴香用之;产后下焦虚寒,瘀血不行,小腹结痛者加用之。"

淡竹叶

【别名】　竹叶门冬青、迷身草、山鸡米、竹叶麦冬、金竹叶、长竹叶、淡竹米、林下竹。

【性味】　甘、淡,寒。

【归经】　心、胃、小肠经。

【功效】　清热泻火,除烦止渴,利尿通淋。适用于热病烦渴、小便短赤涩痛、口舌生疮等症。

【用量】　6～9 g。

【赵氏发挥】　本品为禾本科植物淡竹叶的干燥茎叶。主产于浙江、江苏、湖南、湖北、广东等地。以色青绿、叶大、梗少、无根及花穗者为佳。

淡竹叶含有黄酮类化合物、三萜类化合物、挥发性成分、酚酸类以及多糖、氨基酸和微量元素等成分,具有抑菌、抗氧化、保肝、收缩血管、抗病毒、降血脂、保护心肌等作用。

《本草再新》论其:"清心火,利小便,除烦止渴,小儿痘毒,外症恶毒。"《草木便方》记有:"消痰,止渴。治烦热,咳喘,吐血,呕哕,小儿惊痫。"

紫苏叶

【别名】　苏叶、紫苏。

【性味】　辛,温。

【归经】　肺、脾经。

【功效】　解表散寒,行气和胃。适用于风寒感冒、咳嗽呕恶、妊娠呕吐、鱼蟹中毒等症。

【用量】 3～9 g。

【赵氏发挥】 本品为唇形科植物紫苏的新鲜或干燥叶。主产于江苏、湖北、广东、广西、河南等地。以叶大、色紫、不碎、香气浓、无枝梗者为佳。

紫苏叶含有挥发油、黄酮类、酚酸类等成分，具有消炎、抗过敏、抑菌、抗氧化、抑制肿瘤、抗抑郁、镇惊、调脂降糖等作用。

《药品化义》有："紫苏叶，为发生之物。辛温能散，气薄能通，味薄发泄，专解肌发表，疗伤风伤寒，及疟疾初起，外感霍乱，湿热脚气，凡属表症，放邪气出路之要药也。"《本草乘雅半偈》有："致新推陈之宣剂，轻剂也。故主气下者，可使之宣发，气上者，可使之宣摄。叶则偏于宣散，茎则偏于宣通，子则兼而有之，而性稍缓。"

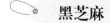

葛 根

【别名】 干葛、野葛。

【性味】 甘、辛，凉。

【归经】 脾、胃、肺经。

【功效】 解肌退热，生津止渴透疹，升阳止泻，通经活络，解酒毒。适用于外感发热头痛、项背强痛、口渴、消渴、麻疹不透、热痢、泄泻、眩晕头痛、中风偏瘫、胸痹心痛、酒毒伤中等症。本品蜜麸炒用于脾虚泄泻。

【用量】 9～15 g。

【赵氏发挥】 本品为豆科植物野葛、甘葛藤的干燥根。前者称"葛根"，后者称"粉葛"。主产于河南、湖南、浙江、四川等地。药膳多使用粉葛入膳，以块肥大、质坚实、色白、粉性足、纤维性少者为佳。

葛根含有黄酮、三萜、香豆素、有机酸等成分，具有保肝、抑制肿瘤、保护神经、保护心脏、改善胰岛素抵抗、消炎、抗氧化等作用。

《药品化义》论："葛根，根主上升，甘主散表，若多用二三钱，能理肌肉之邪，开发腠理而出汗，属足阳明胃经药，治伤寒发热，鼻干口燥，疟疾热重。盖麻黄、紫苏专能攻表，而葛根独能解肌耳。因其性味甘凉，能鼓舞胃气，若少用五六分，治胃虚热渴，酒毒呕吐，胃中郁火，牙疼口臭。或佐健脾药，有醒脾之力。"

黑芝麻

【别名】 胡麻、芝麻。

【性味】 甘,平。

【归经】 肝、肾、大肠经。

【功效】 补肝肾,益精血,润肠燥。适用于精血亏虚、头晕眼花、耳鸣耳聋、须发早白、病后脱发、肠燥便秘等症。

【用量】 9～15 g。

【赵氏发挥】 本品为脂麻科植物脂麻的干燥成熟种子。主产于山东、河南、湖北、四川、安徽、江西、河北等地。芝麻有黑、白二色,药膳入膳专用黑芝麻,以颗粒整齐,香气浓郁者佳。

黑芝麻含有木脂素类、脂类、维生素、黑芝麻色素、微量元素等成分,具有强抗氧化、调节脂质代谢、降低胆固醇、保护肝脏、降低血压、抗癌等功能。

《本草求真》载:"胡麻,本属润品,故书载能填精益髓。又属味甘,故书载能补血,暖脾,耐饥。凡因血枯而见二便艰涩,须发不乌,风湿内乘发为疮疥,并小儿痘疹变黑归肾,见有燥象者,宜以甘缓滑利之味以投。"

槐米(花)

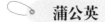

【别名】 白槐。

【性味】 苦,微寒。

【归经】 肝、大肠经。

【功效】 凉血止血,清肝泻火。适用于便血、痔血、血痢、崩漏、吐血、衄血、肝热目赤、头痛眩晕等症。

【用量】 5～9 g。

【赵氏发挥】 本品为豆科植物槐的干燥花或花蕾。前者称"槐花",后者称"槐米"。主产于河北、山东、河南、江苏、广东、广西、辽宁等地。槐花以色黄白,整齐,无枝梗杂质者为佳;槐米以花蕾足壮,花萼色绿而厚,无枝梗者为佳。

槐花含有黄酮类、皂苷类、脂肪酸类、多糖类、挥发性成分等,具有止血、降血糖、抗氧化、保护肠胃、增强免疫力、抗病毒、降血压及抑制肿瘤等作用。

《本草纲目》载其:"炒香频嚼,治失音及喉痹。又疗吐血,衄血,崩中漏下。"《本草求原》论有:"为凉血要药。治胃脘卒痛,杀蛔虫。"

蒲公英

【别名】 黄花地丁。

【性味】　苦、甘，寒。

【归经】　肝、胃经。

【功效】　清热解毒，消肿散结，利尿通淋。适用于疗疮肿毒、乳痈、瘰疬、目赤、咽痛、肺痈、肠痈、湿热黄疸、热淋涩痛等症。

【用量】　9～15 g。

【赵氏发挥】　本品为菊科植物蒲公英、碱地蒲公英或同属数种植物的干燥全草。全国大部地区有产。以叶多，色灰绿，根完整，无杂质者为佳。

蒲公英含有酚酸类、黄酮类、多糖类、萜类及甾醇类化合物等成分，有抗癌、抗氧化、降血糖、溶解血栓、免疫调节等作用。

《本草正义》谓："蒲公英，其性清凉，治一切疗疮、痈疡、红肿热毒诸证，可服可敷，颇有应验，而治乳痈乳疗，红肿坚块，尤为捷效。鲜者捣汁温服，干者煎服，一味亦可治之，而煎药方中必不可缺此。"

白茅根

【别名】　茅根。

【性味】　甘，寒。

【归经】　肺、胃、膀胱经。

【功效】　凉血止血，清热利尿。适用于血热吐血、衄血、尿血、热病烦渴、湿热黄疸、水肿尿少、热淋涩痛等症。本品鲜用长于清热生津。

【用量】　9～30 g，鲜品 30～60 g。

【赵氏发挥】　本品为禾本科植物白茅的新鲜或干燥根茎。全国大部分地区均产。以粗肥，色白，无须根，味甜者为佳。鲜用疗效更佳。

白茅根含有糖类、三萜类、有机酸类、黄酮类、甾醇类等成分，具有抗氧化、消炎、抑制肿瘤、免疫调节、止血、调节脂质代谢等作用。

《本草求原》记载："白茅根，和上下之阳，清脾胃伏热，生肺津以凉血，为热血妄行上下诸失血之要药。"《医学衷中参西录》论有："白茅根必用鲜者，其效方著。春前秋后剖用之味甘，至生苗盛茂时，味即不甘，用之亦有效验，远胜干者。"

芦　根

【别名】　苇根、苇茎。

【性味】　甘，寒。

【归经】 肺、胃经。

【功效】 清热泻火,生津止渴,除烦止呕,利尿。适用于热病烦渴、胃热呕哕、肺热咳嗽、肺痈吐脓、胃热呕哕、热淋涩痛等症。鲜品清热生津效力尤佳。

【用量】 15～30 g,鲜品用量加倍。

【赵氏发挥】 本品为禾本科植物芦苇的新鲜或干燥根茎。全国大部分地区均产。以条粗壮,黄白色,有光泽,无须根,质嫩者为佳。鲜用疗效更佳。

芦根含有蛋白质、氨基酸、脂肪类、有机酸、糖类、维生素、甾酮等成分,具有抗氧化、抑制肿瘤、改善脂代谢、保护肝肾等作用。

《医学衷中参西录》有:"《千金》苇茎汤,释者谓苇用茎而不用根者,以肺原在上,取本乎天者亲上也。而愚则以为不然。苇之根居于水底,其性凉而善升,患大头瘟者,愚常用之为引经要药,是其上升之力可至脑部,而况于肺乎?且其性凉能清肺热,中空能理肺气,而又味甘多液,更善滋养肺阴,则用根实胜于茎明矣。今药房所鬻者名为芦根,实即苇根也。其性颇近茅根,凡当用茅根而无鲜者,皆可以鲜芦根代之也。"

薄 荷

【别名】 苏薄荷。

【性味】 辛,凉。

【归经】 肺、肝经。

【功效】 宣散风热,清利头目,利咽透疹,疏肝行气。适用于风热感冒、风温初起、头痛目赤、喉痹、口疮、风疹、麻疹、胸胁胀闷等症。

【用量】 3～6 g。

【赵氏发挥】 本品为唇形科植物薄荷的干燥地上部分。主产于江苏、浙江、江西等地。以身干、无根,叶多,色绿,气味浓者为佳。

薄荷含有挥发性混合物、多酚类、萜类、黄酮类、酚酸等成分,具有消炎、抑菌、抗病毒、镇痛、抗氧化作用。

《医学衷中参西录》有:"薄荷味辛,气清郁香窜,性平。其力能内透筋骨,外达肌表,宣通脏腑,贯串经络,服之能透发凉汗,为温病宜汗解者之要药。若少用之,亦善调和内伤,治肝气胆火郁结作痛,或肝风内动,忽然痫痉,头疼、目疼、鼻渊、鼻塞、齿疼、咽喉肿疼,肢体拘挛作疼,一切风火郁热之疾,皆能治之。痢疾初起挟有外感者,亦宜用之,散外感之邪即以清肠中之热,则其痢易愈。又善消毒菌,逐除恶气,一切霍乱痧证,亦为要药。为其味辛而凉,又善表瘾疹,愈皮肤瘙痒,为儿科常用之品。温病发法用薄荷,犹伤寒发汗用麻黄也。"

薏苡仁

【别名】 米仁、苡仁、苡米仁、薏米仁。

【性味】 甘、淡,凉。

【归经】 脾、胃、肺经。

【功效】 利水渗湿,健脾止泻,除痹排脓,解毒散结。适用于水肿、脚气、小便不利、脾虚泄泻、湿痹拘挛、肺痈、肠痈、赘疣、癌肿等症。炒用增强健脾作用。

【用量】 9～30 g。

【赵氏发挥】 本品为禾本科植物薏苡的干燥成熟种仁。主产于福建、河北、辽宁等地。以粒大、饱满,色白,完整者为佳。

薏苡仁含有脂肪酸及酯类、多糖、黄酮类、三萜类、生物碱、甾醇、内酰胺、淀粉等成分,具有抑制肿瘤、消炎、镇痛、抑菌、提高免疫力、降血糖和调血脂等作用。

《本草新编》有:"薏仁最善利水,不至损耗真阴之气,凡湿盛在下身者,最宜用之,视病之轻重,准用药之多寡,则阴阳不伤,而湿病易去。故凡遇水湿之症,用薏仁一二两为君,而佐之健脾去湿之味,未有不速于奏效者也,倘薄其气味之平和而轻用之,无益也。"

覆盆子

【别名】 覆盆、乌藨子。

【性味】 甘、酸,温。

【归经】 肝、肾、膀胱经。

【功效】 益肾固精缩尿,养肝明目。适用于肾虚遗尿、小便频数、阳痿早泄、遗精滑精、目暗昏花等症。

【用量】 6～12 g。

【赵氏发挥】 本品为蔷薇科植物华东覆盆子的干燥果实。主产于浙江、福建、湖北等地。以个大、饱满、粒整、结实,色灰绿,无叶梗者为佳。

覆盆子含有萜类、黄酮类、生物碱和酚酸类等成分,具有抑制肿瘤、抗氧化、降血糖、降血脂、延缓衰老和消炎等作用。

《本草正义》有："覆盆，为滋养真阴之药，味带微酸，能收摄耗散之阴气而生精液，故寇宗奭谓益肾缩小便，服之当覆其溺器，语虽附会，尚为有理。《本经》主安五脏，脏看阴也。凡子皆坚实，多能补中，况有酸收之力，自能补五脏之阴而益精气。凡子皆重，多能益肾，而此又专入肾阴，能坚肾气，强志倍力有子，皆补益肾阴之效也。"

藿 香

【别名】 土藿香、青茎薄荷、排香草、大叶薄荷、绿荷荷、川藿香、苏藿香。

【性味】 辛，微温。

【归经】 肺、脾、胃经。

【功效】 祛暑解表，化湿和胃。适用于暑湿感冒、胸闷、腹痛吐泻。

【用量】 6～12 g。

【赵氏发挥】 本品为唇形科植物藿香未开花的新鲜或干燥的地上部分。主产于四川、江苏、浙江、湖北、云南、辽宁等地。以茎枝青绿，叶多，香浓者为佳。另有"广藿香"，疗效相似，药膳中多用此。

藿香含有萜类、黄酮类、酚酸类等成分，其具有调节消化系统、抗病原微生物、消炎和抗氧化等作用。

《本草正义》有："藿香，清分微温，善理中州湿浊痰涎，为醒脾快胃，振动消阳妙品。《别录》治风水毒肿者，祛除湿浊，自能清理水道也。去恶气者，湿漫中宫之浊气也。霍乱心腹痛者，湿浊阻滞，伤及脾土清阳之气，则猝然撩乱，而吐泻绞痛，芳香能助中州清气，胜湿辟秽，故为暑湿时令要药。"

第三节 海派孟氏药膳常用
非药食同源类药材

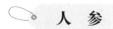

人 参

【别名】 生晒人参、山参、生晒山参。

【性味】 甘、微苦，微温。

【归经】 脾、肺、心、肾经。

【功效】 大补元气,复脉固脱,补脾益肺,生津养血,安神益智。适用于体虚欲脱、肢冷脉微、脾虚食少、肺虚喘咳、津伤口渴、内热消渴、气血亏虚、久病虚羸、惊悸失眠、阳痿宫冷。

【用量】 3～10 g。

【赵氏发挥】 本品为五加科植物人参的干燥根及根茎。主产于辽宁、吉林等地。以身长、支大、芦长者为佳。

人参含有人参皂苷、多糖、挥发油、蛋白质、氨基酸、有机酸、黄酮类、维生素及微量元素等成分,具有兴奋神经中枢、抑制肿瘤、保护心脑血管、提高免疫力、延缓衰老、降血脂及抗疲劳等作用。

《本草纲目》载其:"治男妇一切虚证,发热自汗,眩晕头痛,反胃吐食,疟疾,滑泻久痢,小便频数,淋沥,劳倦内伤,中风,中暑,痿痹,吐血,嗽血,下血,血淋,血崩,胎前产后诸病。"

预知子

【别名】 八月札。

【性味】 苦,寒。

【归经】 肝、胆、胃、膀胱经。

【功效】 疏肝理气,活血止痛,散结利尿。适用于脘胁胀痛、经闭痛经、痰核痞块、小便不利等症。

【用量】 6～12 g。

【赵氏发挥】 本品为木通科植物木通、三叶木通或白木通的干燥近成熟果实。主产于江苏、浙江、安徽、陕西等地。以肥壮,皮皱者为佳。

预知子含有萜类、皂苷、糖类、香豆素类、环烯醚萜类、油脂类等成分,具有抑制肿瘤、抗抑郁、抗氧化等作用。

《食经》谓其:"食之去痰水,止赤白下利。"《医林纂要》有:"坚补肾水,能治劳热,辟蛇、虫毒。"

山茱萸

【别名】 枣皮、黄肉。

【性味】 酸、涩,微温。

【归经】 肝、肾经。

【功效】 补益肝肾,收涩固脱。适用于眩晕耳鸣、腰膝酸痛、阳痿遗精、遗尿尿频、崩漏带下、大汗虚脱、内热消渴等症。

【用量】 9～15 g。

【赵氏发挥】 本品为山茱萸科植物山茱萸的干燥成熟果肉。主产于浙江、河南、安徽、陕西、山西、四川等地。以无核,皮肉肥厚,色红油润者佳。

山茱萸含有挥发性成分、苷类、鞣质类、有机酸类、黄酮类及衍生化合物、氨基酸、维生素、矿物质等成分,具有调节免疫、抑制肿瘤、降血糖、抗氧化、保肝等作用。

《药品化义》有:"山茱萸,滋阴益血,主治目昏耳鸣,口苦舌干,面青色脱,汗出振寒,为补肝助胆良品。"《医学衷中参西录》载:"山茱萸,大能收敛元气,振作精神,固涩滑脱。收涩之中兼具条畅之性,故又通利九窍,流通血脉,治肝虚自汗,肝虚胁疼腰疼,肝虚内风萌动,且敛正气而不敛邪气,与其他酸敛之药不同,是以《本经》谓其逐寒湿痹也。其核与肉之性相反,用时务须将核去净。"

三 七

【别名】 人参三七、山漆、田漆、参三七。

【性味】 甘、微苦,温。

【归经】 肝、胃经。

【功效】 散瘀止血,消肿定痛。适用于咯血、吐血、衄血、便血、崩漏、外伤出血、胸腹刺痛、跌扑肿痛等症。

【用量】 5～10 g。

【赵氏发挥】 本品为五加科植物三七的干燥根和根茎。主产于云南、广西等地。以个大坚实,体重皮细,断面棕黑色,无裂痕者为佳。

三七含三萜皂苷、黄酮、氨基酸、多糖、挥发油等成分,具有活血、止血、散瘀等作用。

《本草新编》有:"三七根,止血之神药也。无论上、中、下之血,凡有外越者,一味独用亦效,加入于补血补气药中则更神。盖此药得补而无沸腾之患,补药得此而有安静之休也。"《医学衷中参西录》云:"三七,诸家多言性温,然单服其末数钱,未有觉温者。善化瘀血,又善止血妄行,为吐衄要药,病愈后不至瘀血留于经络,证变虚劳。"

川贝母

【别名】 川贝、京川贝。

【性味】 苦、甘,微寒。

【归经】 肺、心经。

【功效】 清热润肺,化痰止咳,散结消痈。适用于肺热燥咳、干咳少痰、阴虚劳嗽、痰中带血、瘰疬、乳痈、肺痈等症。

【用量】 3～6 g。

【赵氏发挥】 本品为百合科植物川贝母、暗紫贝母、甘肃贝母、梭砂贝母、太白贝母或瓦布贝母的干燥鳞茎。主产于四川等地。以质坚实,颗粒均匀整齐,顶端不开裂,色洁白,粉性足者为佳。

川贝母含有生物碱、有机酸、核苷、甾醇、多糖、挥发油等成分,具有镇咳、祛痰、平喘、镇静镇痛、消炎、抗氧化、抑制肿瘤等作用。

《本草汇言》谓:"贝母,开郁下气、化痰之药也。润肺消痰,止咳定喘,则虚劳火结之证,贝母专司首剂。"

薜荔果

【别名】 木莲、木馒头、鬼球、鬼馒头。

【性味】 甘、涩,平。

【归经】 肾、胃、大肠经。

【功效】 补肾固精,通乳,活血消肿,解毒。适用于遗精、乳汁缺少、痈肿初起等症。

【用量】 10～15 g。

【赵氏发挥】 本品为桑科植物薜荔干燥近成熟的花序托。主产于江苏、四川、浙江、广东、广西等地。以个大,干燥者为佳。

薜荔果含黄酮类、萜类、糖类等成分,具有抑菌、抗氧化、降血糖、抑制肿瘤等作用。

《本草图经》谓其:"能壮阳道。"《生草药性备要》谓其:"通经行血。煲食下乳,消肿毒;洗痔、疔、痔,理跌打。"

升 麻

【别名】 绿升麻、周升麻、周麻、鸡骨升麻、鬼脸升麻。

【性味】 辛、微甘,微寒。

【归经】 肺、脾、胃、大肠经。

【功效】 发表透疹,清热解毒,升举阳气。适用于风热头痛、齿痛、口疮、咽喉肿痛、麻疹不透、阳毒发斑、脱肛、子宫脱垂等症。生用长于透疹,清热解毒;蜜炙用长于升提中气。

【用量】 3～9 g。

【赵氏发挥】 本品为毛茛科植物大三叶升麻、兴安升麻或升麻的干燥根茎。主产于陕西、四川、辽宁、黑龙江、河北、山西等地。以肥大,外皮黑褐色,无细根,断面微绿色者佳。

升麻含有三萜皂苷类化合物、酚酸类物质、色原酮和挥发油类等成分,具有消炎、抗病毒、调节胃肠动力、抑制肿瘤、抗抑郁、抗骨质疏松、抗氧化等作用。

《药品化义》有:"升麻,善提清气,少用佐参、芪升补中气。柴胡引肝气从左而上,升麻引胃气从右而上,入补中益气汤有鼓舞脾元之妙,使清阳之气上升而浊阴之气下降。其味苦辛,多用亦有发表解肌之助,又善引参、芪益气聪明,合柴胡治火郁五心烦热。若劳碌伤神及肺有伏火者,恐升动阳气,助火生痰,忌之。"

天 冬

【别名】 天门冬、明天冬、天冬草、倪铃、丝冬。

【性味】 甘、苦,寒。

【归经】 肺、肾经。

【功效】 养阴润燥,清肺生津。适用于肺燥干咳、顿咳痰黏、腰膝酸痛、骨蒸潮热、内热消渴、热病津伤、咽干口渴、肠燥便秘等症。

【用量】 6～12 g。

【赵氏发挥】 本品为百合科植物天冬的干燥块根。主产于贵州、四川、广西等地,以贵州产量最大,品质亦佳。以肥满、致密,黄白色,半透明者为佳。

天冬中含皂苷类、多糖类、氨基酸类、木脂素类等成分,具有镇咳平喘、抑菌、消炎、增强免疫、改善胃肠道功能、降血糖、延缓衰老、抑制肿瘤等作用。

《本草正义》有:"天门冬肥厚多脂,《本经》虽曰苦平,其实甚甘,气薄味厚,纯以柔润养液为功,《本经》主暴风,盖指液枯内动之风而言,滋润益阴,则风阳自息,此即治风先治血之义。痹亦血不养筋之病,正与风燥相因而至,故治风者亦能治痹,非以祛外来之风痹。"

太子参

【别名】 孩儿参、童参、四叶参、米参。

【性味】 甘、微苦,平。

【归经】 脾、肺经。

【功效】 益气健脾,生津润肺。适用于脾虚体倦、食欲不振、病后虚弱、气阴不足、自汗口渴、肺燥干咳等症。

【用量】 9~30 g。

【赵氏发挥】 本品为石竹科植物孩儿参的干燥块根。主产于江苏、山东等地。以肥润,黄白色,无须根者为佳。

太子参含有挥发油、多糖、环肽、生物碱、皂苷、酚类等成分,具有降血糖、消炎、抗癌、保护细胞、抑制酪氨酸酶、免疫调节等作用。

《饮片新参》有云:"补脾肺元气,止汗生津,定虚悸。"《江苏省植物药材志》论其:"治胃弱消化不良,神经衰弱。"

五加皮

【别名】 南五加皮、刺五加、刺五甲。

【性味】 辛、苦,温。

【归经】 肝、肾经。

【功效】 祛风除湿,补益肝肾,强筋壮骨,利水消肿。适用于风湿痹病、筋骨痿软、小儿行迟、体虚乏力、水肿、脚气等症。

【用量】 5~10 g。

【赵氏发挥】 本品为五加科植物细柱五加的干燥根皮。主产于湖北、河南、安徽、陕西等地。以粗长、皮厚、气香,无木心者为佳。

五加皮含有挥发油、萜类和有机酸等成分,具有消炎、抗疲劳、延缓衰老和降血糖等作用。

《本草思辨录》有:"五加皮,宜下焦风湿之缓证。若风湿搏于肌表,则非其所司。古方多浸酒酿酒,及酒调末服之,以行药势。心疝少腹有形为寒,肺热生痿蘗为热,《本经》并主之。五加皮辛苦而温,惟善化湿耳。化其阴淫之湿,即驱其阳淫之风。风去则热已,湿去则寒除。"

五味子

【别名】 北五味子、南五味子。

【性味】 酸、甘,温。

【归经】 肺、心、肾经。

【功效】 收敛固涩,益气生津,补肾宁心。适用于久嗽虚喘、梦遗滑精、遗尿尿频、久泻不止、自汗盗汗、津伤口渴、短气脉虚、内热消渴、心悸失眠等症。

【用量】 1.5~6 g。

【赵氏发挥】 本品为木兰科植物五味子、华中五味子的干燥成熟果实,前者习称"北五味子",后者习称"南五味子"。药膳中多使用北五味子。主产于辽宁、吉林、黑龙江、河北等地。以紫红色,粒大、肉厚,有油性及光泽者为佳。

五味子含有木脂素类、挥发油类、多糖、有机酸、萜类、黄酮类等成分,具有保护心血管、调压降脂、保肝护酶、消炎抗癌、改善记忆力、改善睡眠和提高免疫力等作用。

《药品化义》有:"五味子,五味咸备,而酸独胜,能收敛肺气,主治虚劳久嗽。盖肺性欲收,若久嗽则肺焦叶举,津液不生,虚劳则肺因气乏,烦渴不止,以此敛之、润之,遂其脏性,使咳嗽宁,精神自旺。但嗽未久不可骤用,恐肺火郁遏,邪气闭束,必至血散火清,用之收功耳。"

丹 参

【别名】 赤丹参、紫丹参。

【性味】 苦,微寒。

【归经】 心、肝经。

【功效】 祛瘀止痛,活血通经,清心除烦。适用于月经不调、经闭痛经、癥瘕积聚、胸腹刺痛、热痹疼痛、疮疡肿痛、心烦不眠、肝脾肿大、心绞痛等症。

【用量】 9~15 g。

【赵氏发挥】 本品为唇形科植物丹参的干燥根及根茎。主产于安徽、山西、河北、四川、江苏、山东等地。以条粗,内紫黑色,有菊花状白点者为佳。

丹参含有二萜类、酚酸类、多糖类、黄酮类、甾体类等成分,具有改善微循环、降压、扩血管、降血脂、防治动脉粥样硬化、保护消化系统及中枢神经系统、抑制肿瘤、抑菌消炎等作用。

《本草汇言》云:"丹参,善治血分,去滞生新,调经顺脉之药也。主男妇吐衄、淋溺、崩血之证,或冲任不和而胎动欠安,或产后失调而血室乖戾,或瘀血壅滞而百节攻疼,或经闭不通而小腹作痛,或肝脾郁结而寒热无时,或癥瘕积聚而胀闷痞塞,或疝气攻冲而止作无常,或脚膝痹痿而痛重难履,或心腹留气而肠鸣幽幽,或血脉外障而两目痛赤,故《明理论》以丹参一物,而有四物之功。补血生血,功过归、地,调血敛血,力堪芍药,逐瘀生新,性倍芎䓖,妇人诸病,不论胎前产后,皆可常用。"

巴戟天

【别名】　巴戟肉、鸡肠风、鸡眼藤、兔仔肠、三角藤。

【性味】　甘、辛,微温。

【归经】　肾、肝经。

【功效】　补肾阳,强筋骨,祛风湿。适用于阳痿遗精、宫冷不孕、月经不调、少腹冷痛、风湿痹痛、筋骨痿软等症。

【用量】　5~15 g。

【赵氏发挥】　本品为茜草科植物巴戟天的干燥根。主产于广东、广西等地。以条大、肥壮、连珠状、肉厚、色紫者为佳。

巴戟天含有糖类、环烯醚萜类、氨基酸类、蒽醌类、挥发性成分等。具有抗抑郁、抗痴呆、延缓衰老、促进血管生成、消炎等作用。

《本草求真》有:"巴戟天,据书称为补肾要剂,能治五痨七伤,强阴益精,以其体润故耳。然气味辛温,又能祛风除湿,故凡腰膝疼痛,风气,脚气,水肿等症,服之更为有益。观守真地黄饮子,用此以治风邪,义实基此,未可专作补阴论也。"

玄　参

【别名】　元参、乌元参、黑元参。

【性味】　甘、苦、咸,微寒。

【归经】　肺、胃、肾经。

【功效】　清热凉血,滋阴降火,解毒散结。适用于热入营血、温毒发斑、热病伤阴、舌绛烦渴、津伤便秘、骨蒸劳嗽、目赤、咽痛、白喉、瘰疬、疮痈肿毒等症。

【用量】 10~15 g。

【赵氏发挥】 本品为玄参科植物玄参的干燥根。主产于浙江、四川、湖北等地,以浙江产质量好。以支条肥大,皮细、质坚,芦头修净,肉色乌黑者为佳。

玄参含有环烯醚萜苷、苯丙素、黄酮、多糖、三萜、倍半萜、苯甲醇苷及苯乙醇苷等成分,具有保护心血管系统、抑制肿瘤、抗氧化、消炎、降血糖和保肝等作用。

《医学衷中参西录》云:"玄参,味甘微苦,性凉多液,原为清补肾经之药。又能入肺以清肺家烁热,解毒消火,最宜于肺病结核,肺热咳嗽。《本经》谓其治产乳余疾,因其性凉而不寒,又善滋阴,且兼有补性,故产后血虚生热及产后寒温诸症,热入阳明者,用之最宜。"

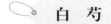

白 术

【别名】 台术、於术、生晒术、冬术、冬白术、晒白术、烘术。

【性味】 苦、甘,温。

【归经】 脾、胃经。

【功效】 健脾益气,燥湿利水,止汗安胎。适用于脾虚食少、腹胀泄泻、痰饮眩悸、水肿、自汗、胎动不安等症。本品生用长于燥湿,消痰利水;蜜麸炒用长于健脾燥湿;制用减弱其燥性;炒炭用善于止泻。

【用量】 6~12 g。

【赵氏发挥】 本品为菊科植物白术的干燥根茎。主产于浙江、安徽等地。以浙江所产品质最佳。以个大,表面灰黄色,断面黄白色,有云头,质坚实,无空心者为佳。

白术含有挥发油、多糖、内酯等成分,具有改善肠胃、调节免疫、消炎抑菌、调节激素分泌、抗氧化、抑制肿瘤、延缓衰老等作用。

《医学衷中参西录》有:"白术,性温而燥,气不香窜,味苦微甘微辛,善健脾胃,消痰水,止泄泻,治脾虚作胀,脾湿作渴,脾弱四肢运动无力,甚或作疼。与凉润药同用,又善补肺;与升散药同用,又善调肝;与镇安药同用,又善养心;与滋阴药同用,又善补肾。为其具土德之全,为后天资生之要药,故能于金、木、水、火四脏,皆能有所补益也。"

白 芍

【别名】 东芍、白芍药、芍药、杭芍。

【性味】　苦、酸,微寒。

【归经】　肝、脾经。

【功效】　平肝止痛,养血调经,敛阴止汗。适用于头痛眩晕、胁痛、腹痛、四肢挛痛、血虚萎黄、月经不调、自汗、盗汗等症。本品生用长于平肝;蜜麸炒以减寒性;酒炒兼有通畅气血作用;炒炭多用于血证。

【用量】　10～20 g。

【赵氏发挥】　本品为毛茛科植物芍药的干燥根。主产于浙江、安徽、四川等地。浙江产者品质最佳,称"杭白芍";安徽产量最大,称"亳白芍"。以根粗长、匀直,质坚实,粉性足,表面洁净者为佳。

白芍含有单萜及其苷类、三萜及其苷类、黄酮类、鞣质类等成分,具有镇痛、消炎、抗抑郁、保肝、调节免疫等作用。

张山雷:"《本经》芍药,虽未分别赤、白,二者各有所主。然寻绎其主治诸病,一为补血养肝脾真阴,而收摄脾气之散乱,肝气之恣横,则白芍也;一为逐血导瘀,破积泄降,则赤芍也。"

豆　蔻

【别名】　圆豆蔻、白豆蔻、紫蔻、扣米。

【性味】　辛,温。

【归经】　肺、脾、胃经。

【功效】　化湿消痞,行气温中,开胃消食。适用于湿浊中阻、不思饮食、湿温初起、胸闷不饥、寒湿呕逆、胸腹胀痛、食积不消等症。

【用量】　3～10 g。

【赵氏发挥】　本品为姜科植物白豆蔻或爪哇白豆蔻的干燥成熟果实。原产于印度尼西亚,主产于越南、泰国等国,我国广西、海南、云南有栽培。以果皮完整,色黄白,气清香为佳。

豆蔻含有挥发油等成分,主要有1,8-桉叶素、β-蒎烯、α-蒎烯、丁香烯、龙脑乙酸酯、α-松油醇、芳樟醇等,具有抑菌、平喘、保护肠胃等作用。

《本草求真》有:"白豆蔻,本与缩砂密一类,气味既同,功亦莫别,然此另有一种清爽妙气,上入肺经气分,而为肺家散气要药;其辛温香窜,流行三焦,温暖脾胃,而使寒湿臌胀、虚疟、吐逆、反胃、腹痛,并翳膜、目眦红筋等症悉除,不似缩砂密辛温香窜兼苦,功专和胃、醒脾、调中,而于肺、肾他部则止兼而及之也。"

冬虫夏草

【别名】 冬虫草、虫草、夏草冬虫。

【性味】 甘,平。

【归经】 肺、肾经。

【功效】 补肺益肾,止血,化痰。适用于久咳虚喘、劳嗽咯血、阳痿遗精、腰膝酸痛。

【用量】 5～10 g。

【赵氏发挥】 本品为麦角菌科真菌冬虫夏草菌寄生在蝙蝠蛾科昆虫幼虫上的子座及幼虫尸体的干燥复合体。主产于四川、青海、贵州、云南、西藏等地。以虫体色泽黄亮,丰满肥大,断面黄白色,菌座短小者为佳。

冬虫夏草含有虫草素、腺苷、虫草多糖、虫草酸、麦角甾醇、脂肪酸、氨基酸等成分,具有调节免疫、抑制肿瘤、抗氧化、抗纤维化、降血糖、抑制细胞凋亡等作用。

《本草正义》有:"冬虫夏草,始见于吴氏《本草从新》,称其甘平,保肺、益肾、补精髓,止血化痰,已劳嗽。近人恒喜用之,皆治阴虚劳怯,咳嗽失血之证,皆用吴氏说也,然却未见其果有功效。《四川通志》明谓之温暖,其说甚是,又称其补精益髓,则盛言其功效耳,不尽可凭也。"

红 花

【别名】 草红花、杜红花。

【性味】 辛,温。

【归经】 心、肝经。

【功效】 活血通经,散瘀止痛。适用于经闭、痛经、恶露不行、癥瘕痞块、跌扑损伤、疮疡肿痛等症。

【用量】 3～10 g。

【赵氏发挥】 本品为菊科植物红花的干燥花。主产于河南、浙江、四川等地。以花片长,色鲜红,质柔软者为佳。因有特异的味道,药膳中较少使用。

红花含有黄酮、生物碱、聚炔、亚精胺、甾醇、木脂素、多糖等类成分,具有降压、抗心律失常、抗缺氧、补充微量元素、调节生殖和免疫功能、抑制肿瘤等作用。

《药品化义》有:"红花,善通利经脉,为血中气药,能泻而又能补,各有妙义。

若多用三四钱,则过于辛温,使血走散。同苏木逐瘀血,合肉桂通经闭,佐归、芍治遍身或胸腹血气刺痛,此其行导而活血也。若少用七八分,以疏肝气,以助血海,大补血虚,此其调畅而和血也;若止用二三分,入心以配心血,解散心经邪火,令血调和,此其滋养而生血也;分量多寡之义,岂浅鲜哉。"

西洋参

【别名】　花旗参、洋参、原皮参。

【性味】　甘、微苦,凉。

【归经】　心、肺、肾经。

【功效】　补气养阴,清热生津。适用于气虚阴亏、内热、咳喘痰血、虚热烦倦、消渴、口燥咽干等症。

【用量】　2～4 g。

【赵氏发挥】　本品为五加科植物西洋参的干燥根。主产于美国、加拿大及法国,我国辽宁、吉林亦产。以条匀、质硬、体轻,表面横纹紧密,气清香,味浓者为佳。

西洋参含有皂苷类、脂肪酸类、聚炔类、糖类、氨基酸类、甾醇类、黄酮类、无机元素类及挥发油类等成分,具有抑制肿瘤、保护心血管系统、调节免疫、促进代谢、抗氧化等作用。

《医学衷中参西录》云:"西洋参,性凉而补,凡欲用人参而不受人参之温补者,皆可以此代之。惟白虎加人参汤中之人参,仍宜用党参,而不可代以西洋参,以其不若党参具有升发之力,能助石膏逐邪外出也。"《增订伪药条辨》曰:"西参滋阴降火,东参提气助火,效用相反,凡是阴虚火旺,劳嗽之人,每用真西参,则气平火敛,咳嗽渐平,若用伪光参,则反现面赤舌红,干咳痰血,口燥气促诸危象焉。"

当　归

【别名】　西当归、全当归。

【性味】　甘、辛,温。

【归经】　肝、心、脾经。

【功效】　补血活血,调经止痛,润肠通便。适用于血虚萎黄、眩晕心悸、月经不调、经闭痛经、虚寒腹痛、肠燥便秘、风湿痹痛、跌扑损伤、痈疽疮疡等症。清炒用长于和血;酒洗、酒炒长于活血祛瘀;炒炭用于血症。

【用量】 5～15 g。

【赵氏发挥】 本品为伞形科植物当归的干燥根。主产于甘肃、云南等地。以主根大、身长,支根少,断面黄白色,气味浓厚者为佳。

当归含有挥发油、多糖类、有机酸、氨基酸和黄酮类等成分,具有消炎、促进造血功能、抑制肿瘤、保肝护肾、增强免疫功能、调节心脑血管、调节子宫平滑肌和平喘等作用。

《本草正》有:"当归,其味甘而重,故专能补血,其气轻而辛,故又能行血,补中有动,行中有补,诚血中之气药,亦血中之圣药也。大约佐之以补则补,故能养营养血,补气生精,安五脏,强形体,益神志,凡有形虚损之病,无所不宜。佐之以攻则通,故能祛痛通便,利筋骨,治拘挛、瘫痪、燥、涩等证。"

北沙参

【别名】 北条参、细条参、海南参、银条参、莱阳参。

【性味】 甘、微苦,微寒。

【归经】 肺、胃经。

【功效】 养阴清肺,益胃生津。适用于肺热燥咳、劳嗽痰血、胃阴不足、热病津伤、咽干口渴等症。

【用量】 10～15 g。

【赵氏发挥】 本品为伞形科植物珊瑚菜的干燥根。主产于山东、河北、辽宁、江苏等地。以根条细长,均匀色白,质坚实者佳。

北沙参含有多糖类、香豆素类、磷脂类、氨基酸和微量元素等成分,具有免疫调节、抑制肿瘤、消炎、抗氧化、保肝等作用。

《饮片新参》谓其:"养肺胃阴,治劳咳痰血。"《中药志》载其:"养肺阴,清肺热,祛痰止咳。治虚劳发热,阴伤燥咳,口渴咽干。"

麦 冬

【别名】 寸冬、麦门冬、苋麦冬。

【性味】 甘、微苦,微寒。

【归经】 心、肺、胃经。

【功效】 养阴生津,润肺清心。适用于肺燥干咳、虚劳咳嗽、津伤口渴、心烦失眠、内热消渴、肠燥便秘、咽白喉等症。本品炒用减弱其寒性。

【用量】　9～15 g。

【赵氏发挥】　本品为百合科植物麦冬的干燥块根。主产于浙江、四川等地。浙江产者为"杭麦冬",品质最佳,但今以少见;四川产者为"川麦冬",现今的主流产品。以表面淡黄白色,肥大,质柔,气香,味甜,嚼之发黏者为佳。

麦冬含有甾体皂苷、高异黄酮、糖类、挥发油和微量元素等成分,具有保护心血管、降血糖、降血脂、消炎、抗氧化、抑制肿瘤、延缓衰老和调节免疫等作用。

《本草正义》载:"麦冬,其味大甘,膏脂浓郁,故专补胃阴,滋津液,本是甘药补益之上品。凡胃火偏盛,阴液渐枯,及热病伤阴,病后虚羸,津液未复,或炎暑燥津,短气倦怠,秋燥逼人,肺胃液耗等证,麦冬寒润,补阴解渴,皆为必用之药。但偏于阴寒,则惟热炽液枯者,最为恰当,而脾胃虚寒,清阳不振者,亦非阴柔之品所能助其发育生长。"

杜　仲

【别名】　川杜仲、厚杜仲、绵杜仲。

【性味】　甘,温。

【归经】　肝、肾经。

【功效】　补肝肾,强筋骨,安胎。适用于肝肾不足、腰膝酸痛、筋骨无力、头晕目眩、妊娠漏血、胎动不安等症。

【用量】　10～15 g。

【赵氏发挥】　本品为杜仲科植物杜仲的干燥树皮。主产于四川、陕西、湖北、河南、贵州、云南等地。以皮厚而大,糙皮刮净,外面黄棕色,内面黑褐色而光,折断时白丝多者为佳。

杜仲含有环烯醚萜类、木脂素类、黄酮类、苯丙素类、多糖类等成分,具有降血糖、降血压、降血脂、抗氧化、改善骨质疏松、免疫调节、消炎抑菌等作用。

《本草纲目》云:"杜仲,古方只知滋肾,惟王好古言是肝经气分药,润肝燥,补肝虚,发昔人所未发也。盖肝主筋,肾主骨,肾充则骨强,肝充则筋健,屈伸利用,皆属于筋。杜仲色紫而润,味甘微辛,其气温平,甘温能补,微辛能润,故能入肝而补肾,子能令母实也。"

何首乌

【别名】　首乌、赤首乌。

【性味】 苦、甘、涩,微温。

【归经】 肝、心、肾经。

【功效】 鲜何首乌润肠通便作用较强;生何首乌解毒消痈,润肠通便。适用于瘰疬疮痈、风疹瘙痒、肠燥便秘、高血脂等症。制何首乌补肝肾,益精血,乌须发,强筋骨。适用于血虚萎黄、眩晕耳鸣、须发早白、腰膝酸软、肢体麻木、崩漏带下、久疟体虚症、高血脂等症。

【用量】 15～25 g。

【赵氏发挥】 本品为蓼科植物何首乌的新鲜或干燥块根。主产于河南、湖北、贵州、四川、江苏、广西等地。以质重,坚实,显粉性者为佳。药膳仅用制何首乌,基本不用生何首乌。

何首乌含有二苯乙烯苷类、蒽醌类、黄酮类、磷脂类、苯丙素类等成分,具有抗氧化、抑制肿瘤、抗动脉粥样硬化以及保护神经等作用。

《本草正义》有:"首乌,专入肝、肾,补养真阴,且味固甚厚,稍兼苦涩,性则温和,皆与下焦封藏之理符合,故能填益精气,具有阴阳平秘作用,非如地黄之偏于阴凝可比。"

附 子

【别名】 淡附片、淡附子、黑附块、制附子。

【性味】 辛、甘,大热。

【归经】 心、肾、脾经。

【功效】 回阳救逆,补火助阳,逐风寒湿邪。适用于亡阳虚脱、肢冷脉微、阳痿、宫冷、心腹冷痛、虚寒吐泻、阴寒水肿、阳虚外感、寒湿痹痛。

【用量】 3～15 g。

【赵氏发挥】 本品为毛茛科植物乌头子根的加工品。主产于四川、陕西等地。以个大、坚实,表面油润光泽,切面半透明状者为佳。上海地区多用熟附片。

附子含有生物碱、黄酮、多糖、甾醇、有机酸等成分,具有强心、镇痛、消炎、调节免疫、抑制肿瘤、延缓衰老、降低胆固醇等作用。

《本草正义》曰:"附子,本是辛温大热,其性善走,故为通行十二经纯阳之要药,外则达皮毛而除表寒,里则达下元而温痼冷,彻内彻外,凡三焦经络,诸脏诸腑,果有真寒,无不可治。"

灵 芝

【别名】 灵芝草。

【性味】 甘,平。

【归经】 心、肺、肝、肾经。

【功效】 补气安神,止咳平喘。适用于眩晕不眠、心悸气短、虚劳咳喘等症。

【用量】 6～10 g。

【赵氏发挥】 本品为多孔菌科真菌赤芝或紫芝的干燥子实体。主产于安徽、江西、福建、山东等地。个体完整为佳。

灵芝含有多糖类、三萜类、甾醇类、氨基酸等成分,具有防治心血管疾病、保肝护肝、抑制肿瘤、免疫调节、延缓衰老、抑菌等作用。

《中国药用植物图鉴》谓其:"治神经衰弱,失眠,消化不良等慢性疾患。"

鸡血藤

【别名】 血风、血藤、大血藤、血风藤、三叶鸡血藤、九层风。

【性味】 苦、甘,温。

【归经】 肝、肾经。

【功效】 活血补血,调经止痛,舒筋活络。适用于月经不调、痛经、经闭、风湿痹痛、麻木瘫痪、血虚萎黄等症。

【用量】 6～12 g。

【赵氏发挥】 本品为豆科植物密花豆的干燥藤茎。主产于广西等地。以条匀、质坚,切面有赤褐色环纹层叠,并有渗出物者为佳。

鸡血藤含有黄酮类、酚酸类、苯丙素类、蒽醌类、萜类及甾醇类等成分,具有造血补血、抗血小板聚集、调节脂质代谢、保护心脑血管、消炎镇痛、抑制肿瘤、抗氧化、抗病毒、调节酪氨酸酶活性以及抗抑郁等作用。

《饮片新参》谓其:"去瘀血,生新血,流利经脉。治暑痧,风血痹症。"《现代实用中药》记载:"为强壮性之补血药,适用于贫血性之神经麻痹症,如肢体及腰膝酸痛,麻木不仁等。又用于妇女月经不调,月经闭止等,有活血镇痛之效。"

金樱子

【别名】 糖罐子、刺头、倒挂金钩、黄茶瓶。

【性味】 酸、甘、涩,平。

【归经】 肾、膀胱、大肠经。

【功效】 固精缩尿,涩肠止泻。适用于遗精滑精、遗尿尿频、崩漏带下、久泻久痢等症。

【用量】 6～18 g。

【赵氏发挥】 本品为蔷薇科植物金樱子的干燥成熟果实。主产于广东、湖南、浙江、江西等地。以个大,色红黄,去净毛刺者为佳。药膳只使用果皮部分。

金樱子含有黄酮、三萜、鞣质、苯丙素、甾体、多糖类等成分,具有收涩止泻、免疫调节、抗氧化、抑制肿瘤、降血脂、消炎抑菌、保肝护肾、保护神经等作用。

《本草新编》有:"金樱子,世人竞采以涩精,谁知精滑非止涩之药可止也。遗精梦遗之症,皆尿窍闭而精窍开,不兼用利水之药以开尿窍,而仅用涩精之味以固精门,故愈涩而愈遗也。所以用金樱子,必须兼用芡实、山药、莲子、薏仁之类,不单止遗精而精滑反涩,用涩于利之中,用补于遗之内,此用药之秘,而实知药之深也。"

首乌藤

【别名】 夜交藤。

【性味】 甘,平。

【归经】 心、肝经。

【功效】 养血安神,祛风通络。适用于失眠多梦、血虚身痛、风湿痹痛等症;外治皮肤瘙痒。

【用量】 9～12 g。

【赵氏发挥】 本品为蓼科植物何首乌的干燥藤茎。主产于河南、湖北、湖南、江苏、浙江等地。以粗壮均匀,外表紫褐色者为佳。

夜交藤含有糖类、酚酸类、儿茶素类、芪类、蒽醌类及萘醌类、黄酮类、萜类、木质素类、脂肪酸类等成分,具有调节神经系统、抗氧化、调节免疫、消炎抑菌等作用。

《本草正义》曰:"夜交藤,《濒湖》止称茎叶治风疮疥癣,作浴汤甚效,今以治夜少安寐,盖取其能引阳入阴耳,然不寐之源,亦非一端,苟不知从病源上着想,而惟以此为普通用品,则亦无效。但止堪供佐使之助,因是调和阴阳者,故亦有利无害。"

狗　脊

【别名】　扶筋、金毛狗脊。

【性味】　苦、甘,温。

【归经】　肝、肾经。

【功效】　补肝肾,强腰膝,祛风湿。适用于腰膝酸软、下肢无力、风湿痹痛等症。制用可减少苦燥之性。

【用量】　3～15 g。

【赵氏发挥】　本品为蚌壳蕨科植物金毛狗脊的干燥根茎。主产于四川、福建、浙江等地。以片厚薄均匀,坚实无毛,不空心者为佳。

狗脊含有挥发油类、蕨素类、芳香族类、酚酸类、黄酮类、皂苷类、糖苷类及氨基酸类成分,具有防治骨质疏松、抑制血小板聚集、止血与镇痛、抑菌、消炎、保肝、抗风湿、抗氧化及抗癌等作用。

《本草正义》谓:"狗脊本有二种,一种似狗之脊骨,古之所用也;一种有金毛而极似狗形,今谓之为金毛狗脊,《濒湖》《纲目》已备载之,赵氏《拾遗》据《职方典》谓出于粤西之南宁府,即蕨根也。今之所用,皆即此种,能温养肝肾,通调百脉,强腰膝,坚脊骨,利关节,而驱痹着,起痿废,又能固摄冲带,坚强督任,疗治女子经带淋露,功效甚宏,诚虚弱衰老恒用之品。且温而不燥,走而不泄,尤为有利无弊,颇有温和中正气象,而人多忽之,不以为重,殊可惜也。"

铁皮石斛

【别名】　铁皮枫斗、耳环石斛、枫斗、铁皮、白毛枫斗、西枫斗、结子斗、霍山石斛。

【性味】　甘,微寒。

【归经】　胃、肾经。

【功效】　益胃生津,滋阴清热。适用于热病津伤、口干烦渴、胃阴不足、食少干呕、病后虚热不退、阴火虚旺、骨蒸劳热、目暗不明、筋骨痿软等症。

【用量】　4～6 g。

【赵氏发挥】　本品为兰科植物铁皮石斛的干燥茎或新鲜茎。主产于浙江、安徽等地。干品以条粗肥,旋纹少,有头吊,富粉质者为佳。鲜品以青绿色或黄绿色,肥满多汁,嚼之发黏者为佳。

铁皮石斛含有多糖、生物碱、氨基酸、微量元素、联苄类、菲类以及黄酮类等成分,具有延缓衰老、抑制肿瘤、抗氧化、降血压、降血糖等作用。

《本草思辨录》有:"石斛,为肾药,为肺药,为肠胃药。《本经》强阴二字,足赅全量。所谓阴者,非寒亦非温,用于温而温者寒,用于寒而寒者温。《别录》逐皮肤邪热痱气,是温者寒也;疗脚膝疼冷痹弱,是寒者温也,要不出《本经》除痹、补虚二端。大凡证之恰合乎斛者,必两收除痹、补虚之益,若专以之除痹,专以之补虚,则当弃短取长,而制剂之有道可矣。"

玫瑰花

【别名】 徘徊花、笔头花、湖花、刺玫花。

【性味】 甘、微苦,温。

【归经】 肝、脾经。

【功效】 行气解郁,和血止痛。适用于肝胃气痛、食少呕恶、月经不调、跌扑伤痛等症。

【用量】 3~6 g。

【赵氏发挥】 本品为蔷薇科植物玫瑰的干燥花蕾。主产于江苏、浙江、福建、山东等地。以朵大、瓣厚,色紫、鲜艳,香气浓者为佳。

玫瑰花含有黄酮、酚酸、氨基酸、微量元素、挥发油、多糖等成分,具有抑菌、抗氧化、抑制肿瘤、镇静安神等作用。

《食物本草》谓其:"主利肺脾,益肝胆,辟邪恶之气,食之芳香甘美,令人神爽。"《随息居饮食谱》载其:"调中活血,舒郁结,辟秽,和肝。酿酒可消乳癖。"

荜 茇

【别名】 荜拨。

【性味】 辛,热。

【归经】 胃、大肠经。

【功效】 温中散寒,下气止痛。适用于脘腹冷痛、呕吐、泄泻、寒凝气滞、胸痹心痛、偏头痛等症;外用治牙痛。

【用量】 3~10 g。

【赵氏发挥】 本品为胡椒科植物荜茇的干燥近成熟或成熟果穗。主产于云南、广东等地。以肥大,质坚实,味浓者为佳。

荜茇含有生物碱、酰胺类、萜类、木脂素类等成分。具有降血脂、抑制肿瘤、抗氧化、抗抑郁、杀灭微生物、消炎、调节免疫、保护肝脏等作用。

《本草便读》云:"荜拨,大辛大热,味类胡椒,入胃与大肠,阳明药也。温中散寒,破滞气,开郁结,下气除痰,又能散上焦之浮热,凡一切牙痛、头风、吞酸等症,属于阳明湿火者,皆可用此以治之。"

珍珠粉

【别名】 真珠粉。

【性味】 甘、咸,寒。

【归经】 心、肝经。

【功效】 安神定惊,明目消翳,解毒生肌。适用于惊悸失眠、惊风癫痫、目生云翳、疮疡不敛等症。

【用量】 0.3~0.6 g。

【赵氏发挥】 本品为珍珠贝科动物马氏珍珠贝、蚌科动物三角帆蚌或褶纹冠蚌等双壳类动物受刺激形成的珍珠。养殖珍珠主产于黑龙江、安徽、江苏等地。以粒大、形圆,珠光闪耀,平滑细腻,断面有层纹者为佳。药膳多粉碎为极细粉使用。

珍珠含有糖类、氨基酸、微量元素等成分,具有抗疲劳、提高机体抵抗力、消炎、延缓衰老、延年益寿等作用。

《海药本草》谓其:"主明目,除面黯,止泄。合知母疗烦热消渴,以左缠根治小儿黑麸豆疮入眼。"《本草衍义》谓其:"小儿惊热药中多用。"

钩 藤

【别名】 双钩、钩钩、嫩钩藤。

【性味】 甘,凉。

【归经】 肝、心包经。

【功效】 清热平肝,熄风定惊。适用于肝风内动、惊痫抽搐、高热惊厥、感冒夹惊、小儿惊啼、妊娠子痫、头痛眩晕等症。

【用量】 10~15 g。

【赵氏发挥】 本品为茜草科植物钩藤、大叶钩藤、毛钩藤、华钩藤或无柄果钩藤的干燥带钩茎枝。主产于广西、江西、湖南、浙江、广东等地。以双钩形如锚状,茎细,钩结实,光滑,色红褐或紫褐者为佳。

钩藤含有生物碱、黄酮、萜类、皂苷等成分,具有降血压、抗心律失常、缓解脑缺血、镇静、溶解血栓、抑制肿瘤等作用。

《本草新编》云:"钩藤,去风甚速,有风症者必宜用之。但风火之生,多因于肾水不足,以致木燥火炎,于补阴药中,少用钩藤,则风火易散,倘全不补阴,纯用钩藤以祛风散火,则风不能息,而火且愈炽矣。"

党 参

【别名】 文元党参、台党参、西潞党参、潞党参。

【性味】 甘,平。

【归经】 脾、肺经。

【功效】 健脾益肺,养血生津。适用于脾肺气虚、食少倦怠、咳嗽虚喘、气血不足、面色萎黄、气短心悸、津伤口渴、内热消渴等症。麸炒增强健脾作用。

【用量】 15～25 g。

【赵氏发挥】 本品为桔梗科植物党参、素花党参或川党参的干燥根。主产于山西、陕西、甘肃等地。以根条肥大,粗实,皮紧,横纹多,味甜者为佳。

党参含有黄酮类、生物碱类、糖类、皂苷类、甾体类、氨基酸类等成分,具有增强免疫系统功能、改善消化功能、消炎、调节内分泌系统、促进造血功能、调节心脑血管系统和延缓衰老等作用。

《本草正义》有:"党参力能补脾养胃,润肺生津,健运中气,本与人参不甚相远。其尤可贵者,则健脾运而不燥,滋胃阴而不湿,润肺而不犯寒凉,养血而不偏滋腻,鼓舞清阳,振动中气,而无刚燥之弊。且较诸辽参之力量厚重,而少偏于阴柔,高丽参之气味雄壮,而微嫌于刚烈者,尤为得中和之正,宜乎五脏交受其养,而无往不宜也。特力量较为薄弱,不能持久,凡病后元虚,每服二三钱,止足振动其一日之神气,则信乎和平中正之规模,亦有不耐悠久者。"

鹿 茸

【别名】 鹿茸片、斑龙珠。

【性味】 甘、咸,温。

【归经】 肾、肝经。

【功效】 壮肾阳,益精血,强筋骨,调冲任,托疮毒。适用于阳痿滑精、宫冷不孕、赢瘦、神疲、畏寒、眩晕、耳鸣耳聋、腰脊冷痛、筋骨痿软、崩漏带下、阴疽不敛等症。

【用量】 3～6 g。

【赵氏发挥】 本品为鹿科动物梅花鹿或马鹿的雄鹿未骨化密生茸毛的幼角,前者习称"花鹿茸",后者习称"马鹿茸"。主产于吉林、辽宁、黑龙江、河北、北京等地。花鹿茸均以粗大、挺圆,顶端丰满,质嫩,毛细,皮色红棕,油润光亮者为佳。马鹿茸均以茸体饱满,体轻,下部无棱线,断面蜂窝状,组织致密,米黄色者为佳。

鹿茸含有鹿茸多肽、甾体化合物、无机元素、鹿茸多糖、鹿茸多胺、生长因子、脂类物质、核酸、碱基成分、维生素等成分,具有保护骨骼、保护神经系统、抗心肌损伤、抑制肿瘤、降糖降脂、消炎、增强免疫、抗氧化、缓解疲劳、改善性功能等作用。

曹炳章认为:"鹿茸,补精填髓之功效虽甚伟,服食不善,往往发生吐血、衄血、尿血、目赤、头晕、中风昏厥等症。考其原因,其人平时多阳旺液燥,贫血亏精,气血乏运,苟服食参、茸,能用份少、服日多,则助气养血,有益无损,虽有余热,亦不为害;若阳虚阴燥之人,再骤服大剂,以致有助燥烁阴之弊。盖茸为骨血之精,通督脉而上冲于脑,其上升之性,故如上述之病生焉。余每遇当用鹿茸之症,自一厘渐增至数分、数钱,每获妥效,此即大虚缓补之义也。"

黄 芪

【别名】 大有芪、北口芪、西黄芪、黄耆、绵黄芪。

【性味】 甘,温。

【归经】 肺、脾经。

【功效】 补气升阳,固表止汗,利水消肿,生津养血,行滞通痹,托毒排脓,敛疮生肌。适用于气虚乏力、食少便溏、中气下陷、久泻脱肛、便血崩漏、表虚自汗、气虚水肿、内热消渴、血虚萎黄、半身不遂、痹痛麻木、痈疽难溃、久溃不敛等症。麸炒用长于补气;蜜炙用长于益气补中。

【用量】 15～25 g。

【赵氏发挥】 本品为豆科植物蒙古黄芪或膜荚黄芪的干燥根。主产于内蒙古、山西、黑龙江等地。以根条粗长,皱纹少,质坚而绵,粉性足,味甜者,豆腥气浓郁为佳。

黄芪含有多糖类、皂苷类和黄酮类等成分,具有提高免疫力、延缓衰老、改善记忆力、消炎、调节免疫、抗氧化等作用。

《本草求真》记载:"黄耆,入肺补气,入表实卫,为补气诸药之最,是以有耆之称。与人参比较,则参气味甘平,阳兼有阴;耆则秉性纯阳,而阴气绝少,盖一宜于中虚,而泄泻、痞满、倦怠可除;一更宜于表虚,而自汗亡阳,溃疡不起可治。且一宜于水亏,而气不得宣发;一更宜于火衰,而气不得上达为异耳。"

肉苁蓉

【别名】　肉松蓉、苁蓉、大芸。

【性味】　甘、咸,温。

【归经】　肾、大肠经。

【功效】　补肾阳,益精血,润肠通便。适用于肾阳不足、精血亏虚、阳痿不孕、腰膝酸软、筋骨无力、肠燥便秘。

【用量】　10～15 g。

【赵氏发挥】　本品为列当科植物肉苁蓉或管花肉苁蓉干燥带鳞叶的肉质茎。主产于内蒙古、甘肃、新疆、青海等地,以内蒙古阿拉善盟地区所产质量为佳。药膳使用肉苁蓉,较少使用管花肉苁蓉。

肉苁蓉含有苯乙醇苷类、环烯醚萜、苷类、挥发性成分、糖类等成分,具有延缓衰老、抗氧化、抗痴呆、缓解疲劳、润肠通便等作用。

《玉楸药解》有:"肉苁蓉,暖腰膝,健骨肉,滋肾肝精血,润肠胃结燥。凡粪粒坚小,形如羊屎,此土湿木郁,下窍闭塞之故。谷滓在胃,不得顺下,零星传送,断落不联,历阳明大肠之燥,炼成颗粒,秘涩难通,总缘风木枯槁,疏泄不行也。一服地黄、龟胶,反益土湿,中气愈败矣。肉苁蓉滋木清风,养血润燥,善滑大肠,而下结粪,其性从容不迫,未至滋湿败脾,非诸润药可比。方书称其补精益髓,悦色延年,理男子绝阳不兴,女子绝阴不产,非溢美之词。"

地　黄

【别名】　大熟地、熟地。

【性味】　甘,寒。

【归经】　心、肝、肾经。

【功效】　鲜地黄清热生津,凉血止血。适用于热病伤阴、舌绛烦渴、发斑发疹、吐血衄血、咽喉肿痛。地黄清热凉血,养阴生津。用于热病舌绛烦渴、阴虚内热、骨蒸劳热、内热消渴、吐血衄血、发斑发疹。炒炭多用于出血病症。熟地黄滋阴补血,益精填髓。用于肝肾阴虚、腰膝酸软、骨蒸潮热、盗汗遗精、内热消渴、血虚萎黄、心悸怔忡、月经不调、崩漏下血、眩晕耳鸣、须发早白。炒用滋腻之性略减;炒炭多用于止血;砂仁拌兼有开胃,防滞腻作用。

【用量】　9~15 g,鲜地黄 12~30 g。

【赵氏发挥】　本品为玄参科植物地黄的新鲜或干燥块根。主产于河南、浙江等地。体重,质软韧,不易折断为佳。

地黄含有环烯醚萜类、紫罗兰酮类、苯乙醇苷类、三萜类、黄酮类及糖类等成分,具有改善血液系统、心脑血管系统和中枢神经系统,增强免疫系统,降血糖、抑制肿瘤、延缓衰老、抑菌等作用。

《本草纲目》记载:"按王硕《易简方》云,男子多阴虚,宜用熟地黄,女子多血热,宜用生地黄。又云,生地黄能生精血,天门冬引入所生之处,熟地黄能补精血,用麦冬引入所补之处。虞抟《医学正传》云,生地黄生血,而胃气弱者服之恐妨食。熟地黄补血,而痰饮多者服之恐泥膈。或云,生地黄酒炒则不妨胃,熟地黄姜汁炒则不泥膈,此皆得用地黄之精微者也。"

第四章

海派孟氏药膳制作技艺

海派孟氏药膳发展至今已有100多年历史,百年来孟氏药膳不断吸收中医药新的发展理念,融汇海派餐饮的制作技艺,逐渐形成了孟氏药膳"以食为主,以药为辅,四气五味,证辨阴阳"的核心思想,在制作上贯彻了"食用当季,药以道地,中西贯通,海纳百川"的技术理念。

海派孟氏药膳认为,海派药膳制作研发团队的构成为最稳定的三角形,即中医师、中药师、厨师,三者鼎足而立,各自分工,相互配合,缺一不可。中医师的职责是依据健康人群或不健康人群的体质或表现症状,按中医理论组成药膳处方;中药师则根据中医师的药膳处方,制定药膳剂型、中药材的选购和加工原则;厨师负责食材选购和药膳制作。赵永汉常说"一名合格的药师除了掌握专业知识外,还应当熟知厨房的工作,至少要会做家常菜"。

第一节 海派孟氏药膳中药的选购和加工

赵永汉带教中经常以"量效关系"分析解说孟氏药膳的组方原则,经他改良的孟氏药膳方中,非传统食用性中药材的使用量往往较小。因非传统食用性中药材的性味偏胜,具有浓烈的不良味道。在治疗用药膳方中,非传统食用性中药材的使用更为频繁,这些中药材若用量稍大就会影响药膳的口感,患者会拒绝食用,所以需要我们掌握每一味中药的最小治疗量。在中药材的选购上,一定要选择质量上乘的道地药材,中药材的加工要精益求精,不厌其烦,最大程度地发挥药材的疗效。这样制作出的药膳就能达到"最少用量,最大疗效,味美形佳"的效果。

（一）道地药材的选购

道地药材是指经过中医临床长期应用优选出来的，产在特定地域，与其他地区所产同种中药材相比，品质和疗效更好，且质量稳定，具有较高知名度的中药材。

"道地药材"一词正式确立于明代，在明代医学著作《普济方》《医学纲目》《证治准绳》等医学书籍中多次出现。明代朱橚编撰的方书类中医文献《普济方》云："至诚修拣道地真药，依法制炼。"安徽吴正伦所著的《脉症治方》中记载："凡药，须择新鲜，真正道地者。"袁班的《证治心传》谓："药必躬自捡察，购买道地上品。"至明末，杂剧《牡丹亭》中也出现了"道地药材"一词，可见"道地药材"已深入人心。清代是道地药材发展的繁荣时期，随着道地药材贸易的欣欣向荣，更出现了专卖特定地区药材的药材帮会组织，如著名的祁州药市（属现河北安国）"十三帮"。清同治四年（1865）祁州药市药王庙内所立的河南彰德府武安县合帮新立碑记载："明灵昭惠显佑王之庙，建自成文皇帝肇肇。每岁春秋二季，商贾云集称盛会焉，而药行尤巨，凡客商载药来售者各分以省，省自为帮，各省共得十三帮。""十三帮"包括：京通卫帮、关东帮、山东帮、山西帮、陕西帮、古北口帮、西北口帮、宁波帮、彰武帮、怀帮、川帮、广帮、江西帮、亳州帮，这是较早的有关药帮的确切记载，而各药帮也销售自己的特色道地药材，如关东帮主销人参、黄芪、虎骨、木通、胆草、木贼、细辛、防风、五味子、鹿茸等关外药材；山西帮主销黄芪、党参、甘草、石菖蒲、连翘、秦艽、款冬花、远志、羚羊角、枸杞子、紫草、西贝母、肉苁蓉、小茴香等药材；陕西帮主销当归、枸杞子、羌活、大黄、羚羊角、麝香、鹿茸等药材；怀帮主销怀山药、怀牛膝、怀菊花、怀地黄四大怀药及麝香、朱砂等药材；川帮主销川麦冬、川黄连、川贝母、川枳壳、川枳实、川佛手、川陈皮、川大黄、川丹参、川芎、附子、冬虫夏草、麝香、天麻、栀子、杜仲、厚朴、黄柏、三七、吴茱萸、朱砂、雄黄等药材；广帮主销广藿香、石斛、田七、蛤蚧及进口南药。因此祁州药市也发展为全国的药材集散地。时至今日，道地药材亦是中药材质量标准的重要参考因素。

（二）中药材的加工

中药材加工是指在中医药理论的指导下，依据药材自身的性质和医疗保健的需要将中药材加工成适合药膳制作要求的制药技术，这种制药技术在中医药学特定术语中称为"炮制"，传统上又叫"炮炙""修事""修治"。

中药炮制的技术起源于远古时期,第一本中药专著《神农本草经》中就已记录了中药炮制:"药有酸、咸、甘、苦、辛五味,又有寒、热、温、凉四气,及有毒、无毒,阴干采造,时月生熟,土地所出,真伪陈新,并各有法。"至南北朝刘宋时期,雷敩总结前人的炮制技术,编撰了第一部中药炮制专著《雷公炮炙论》,原书载有药物300种,炮制法散于各品目之下。明代缪希雍继《雷公炮炙论》后收载439中药物的炮制方法,撰写了第二部炮制专著《炮炙大法》,书中将明代以前的炮制方法归纳成17种方法:"按雷公炮炙法有十七,曰炮、曰爁、曰煿、曰炙、曰煨、曰炒、曰煅、曰炼、曰制、曰度、曰飞、曰伏、曰镑、曰攃、曰瞮、曰曝、曰露是也,用者宜如法,各尽其宜。"至此中药炮制理论及其技术大致完备。清代张仲叡编著了我国第三部炮制专著《修事指南》,书中收入药物232种,在炮制理论上有所发挥,并指出炮制的重要性:"炮制不明,药性不确,则汤方无准而病证无验也。"

药膳制作中的中药加工方法取之于传统炮制技术,药膳中药炮制在传统技术上更讲究成品的美观和口感。

1. 药膳中药炮制目的

(1) 洁净药材,便于烹饪:中药材来源于自然界的植物、动物和矿物等,多带有泥沙、杂质等。需通过严格的摘选、分离、清洗等方法除去药材的杂质和异物,保证药膳达到卫生安全的要求。如远志筒,因远志筒中心孔洞易于积聚泥沙和霉变,所以需要纵切后进行清洗及辨别是否霉变,以保证远志筒的洁净与使用安全。

(2) 矫正药材的不良气味,增强药膳的美味:大多数药材都具有特殊的气味,某些动物类药材、树脂类药材等具有特殊的不良气味,患者服用后易产生恶心、呕吐、心烦等不适。需通过漂洗、酒制、炒制等炮制来矫正气味,制作出美味的药膳。如乳香具有较强的不良气味,不经炮制入膳,会使人心烦、呕吐,但经葱白制后,降低了不良气味,改善了药膳的口感,保证了药膳的疗效。

(3) 选取药材有效部位,发挥疗效:很多中药材虽然是同一种植物,但其不同部位具有不同作用,如莲子肉补脾止泻,莲子心清心安神,莲房化瘀止血等。需选取合适的部分剔除不需要或影响疗效的部位,更好地发挥药膳的功效。

(4) 增强药材疗效,提高药膳的效果:中药材有效成分的溶出率直接影响药材的疗效,通过炮制可以增加溶出率,提高临床疗效,是增强药物疗效的主要途径和重要技术。如传统炮制强调"逢子必炒,逢子必捣",认为植物的种子具有坚硬的外壳,经过炒制捣碎后,能提高种子类药材的疗效。明代罗周彦《医宗粹言》："决明子、莱菔子……韭子、青葙子，凡药用子俱要炒过，入药方得味出。"

（5）降低或消除药材的毒性和副作用，保证药膳的食用安全：中药的毒性，是中医药治疗疾病有效成分的重要组成部分之一。历代本草书籍中，常在每一味药物的性味之下，标明其"有毒""无毒"。"有毒、无毒"是药物性能的重要标志之一，也是确保用药安全必须注意的问题。中医学对中药材毒性的了解起于上古，《周礼》中记载了："医师掌医之政令，聚毒药以供医事。"《素问·五常政大论》中："病有久新，方有大小，有毒无毒，固宜常制矣。大毒治病，十去其六；常毒治病，十去其七；小毒治病，十去其八；无毒治病，十去其九。"然而为防止药材毒性对药膳安全的影响，必须对有毒药材进行加工炮制，消除或减轻毒性。如生附子中毒会导致口腔灼热、发麻、流涎、恶心、呕吐、疲倦、呼吸困难等，严重的可能引起突然死亡。但经炮制后的附子可以制成药膳附子羊肉汤用于祛寒湿，治寒疾。

（6）改变或缓和药材的性味：中药材的性味即"四气五味"，是药材作用于机体所产生的一系列反应，以及通过感官辨识而作出的归纳。四气为寒、热、温、凉；五味为辛、甘、酸、苦咸。每一种药材和食材都具有气和味。气和味又针对脏腑器官具有各自的药理作用，从而使药膳具有治疗养生的功能。炮制可以改变药材的性味，或增强药材某一种气或味，使药材的疗效发生改变或增强。如生地黄性寒，善于清热、凉血、生津；炮制成熟地黄后则性温，长于补血滋阴。

（7）改变或增强药材的作用趋向：药材的升、降、浮、沉指的是药材的作用趋向。升指上升，降指下降，浮是发散上行，沉是泻利下行。升浮药，有升阳、发表、散寒等作用。凡气温、热，味辛、甘，质轻浮的药物，大多有升浮作用，如麻肉桂、黄芪、荷叶、升麻之类。凡气寒、凉，味苦、酸，质重实的药物，大多有沉降作用，如大黄、黄柏、枳实、寒水石之类。通过炮制可以改变或增强这种作用趋向，从而更好地治疗疾病。如大黄苦寒，其性沉而不浮，主治下焦疾病，但经酒制后，借酒能升能散的引导作用，使大黄上行以清上焦之热。

（8）改变或增强药材的归经作用：中药常用"归经"来表示药材对某脏腑的作用趋势。归经以脏腑和经络为基础，某某药归某某经即表示该药对这些脏腑经络具有选择性作用。如杏仁入肺经、大肠经，所以杏仁同时具有止咳平喘和润肠通便的作用。然而通过炮制可以调整药材的归经趋势，使药材的作用更加专一，如香附、莪术等经醋制有助于药效入肝经，从而更好地治疗肝经的疾病。

（9）改变药材的形状，适应药膳烹饪的需要：将中药材制成各种适用于药膳烹调的形状，便于烹调，并利于药材有效成分的充分溶出，保证药材使用量的准确,保证药膳的美观和口感,保证药膳的质量。如三七切薄片、白茯苓捣粗粒、麦冬切蝴蝶片等。

2. 药膳中药炮制技法 药膳中药炮制技法散在于历代本草古籍中,明代以后开始整理药材炮制的各种技法,并进行归类和总结。缪希雍的《炮炙大法》中总结了"雷公炮炙十七法",陈嘉谟的《本草蒙筌》则总结为水制、火制、水火共制三类,"火制四:有煅、有炮、有炙、有炒之不同;水制三:或渍,或泡,或洗之弗等;水火共制者:若蒸、若煮而有二焉,余外制虽多端,总不离此三者"。近代以来,整合历代的炮制方法,分为四大类:净制、切制、炮炙以及其他类。

(1) 净制:净制即净选加工,是药材在切制、炮炙前选取规定的药用部位,药材大小形状分档,除去非药用部位、杂质、霉变虫蛀品、灰屑等,使药材达到药膳加工的净度标准的方法。具体的技法有挑选、风选、水选、剪、切、刮、削、剔除、酶法、剥离、挤压、焯、刷、擦、火燎、烫、撞、碾串等。

(2) 切制:切法分为鲜切和干切两种,但切制的重要环节在软化处理,即"浸泡"。传统中药炮制谚语有"七分泡,三分切",就是阐述软化处理工艺在切制中的重要性。中药材软化处理包括喷淋、抢水洗、浸泡、润、漂、蒸、煮等。

(3) 炮炙:经过净制和切制的中药材除另有规定外,大部分药材还需进一步进行加工成中药饮片,供临床使用。其加工方法包括炒、炙、制炭、煅、蒸、煮、炖、煨等。

1) 炒制:炒制分单炒(清炒)和加固体辅料炒。需炒制品应为干燥品,且大小分档;炒时火力应均匀,不断翻动。应掌握加热温度、炒制时间及程度要求。加工方法分别有清炒、麸炒、蛤粉炒、滑石炒、沙炒。

2) 炙法:炙法是待炮炙品与液体辅料共同拌润,并炒至一定程度的方法。加工方法分别有酒炙、蜜炙、醋炙、盐炙、姜炙、油炙。

3) 制炭:制炭是将待炮制品加工至炭化的加工方法。制炭时应注意"制炭存性"的要求,并防止灰化,更要避免复燃。加工方法分别有炒炭、煅炭。

4) 煅制:煅制是将待炮制品用猛火煅烧,使炮制品酥脆的加工方法。煅制时应注意要将炮制品煅透,宜酥脆易碎。加工方法分别有明煅、煅淬。

5) 蒸制:蒸制是取待炮炙品,大小分档,按各品种炮制项下的规定,加清水或液体辅料拌匀、润透,置适宜的蒸制容器内,用蒸汽加热至规定程度,取出,稍晾,拌回蒸液,再晾至六成干,切片或段,干燥。

6) 煮制:煮制是取待炮炙品大小分档,按各品种炮制项下的规定,加清水或规定的辅料共煮透,至切开内无白心时,取出,晾至六成干,切片,干燥。

7)炖制:炖制是取待炮炙品按各品种炮制项下的规定,加入液体辅料,置适宜的容器内,密闭,隔水或用蒸汽加热炖透,或炖至辅料完全被吸尽时,放凉,取出,晾至六成干,切片,干燥。

8)煨制:煨制是取待炮炙品用面皮或湿纸包裹,或用吸油纸均匀地隔层放,进行加热处理;或将其与麸皮同置炒制容器内,用文火炒至规定程度取出,放凉。

(4)其他类:《中国药典》将除上述加工方法外的炮制方法归类为其他类,包括燀、制霜、水飞、发芽、发酵等。

1)燀法:燀法是取待炮制品投入沸水中,翻动片刻,捞出。有的种子类药材,燀至种皮由皱缩至舒展、易搓去时,捞出,放人冷水中,除去种皮,晒干。

2)制霜:制霜又称去油成霜,取待炮制品碾碎如泥,经微热,压榨除去大部分油脂,含油量符合要求后,取残渣研制成符合规定的松散粉末(另有规定的除外)。

3)水飞:水飞是取待炮制品,置容器内,加适量水共研成糊状,再加水,搅拌,倾出混悬液。残渣再按上法反复操作数次,合并混悬液,静置,分取沉淀,干燥,研散。

4)发芽:发芽是取待炮制品,置容器内,加适量水浸泡后,取出,在适宜的湿度和温度下使其发芽至规定程度,晒干或低温干燥。注意避免带入油腻,以防烂芽。一般芽长不超过 1 cm。

5)发酵:发酵是取待炮制品加规定的辅料拌匀后,制成一定形状,置适宜的湿度和温度下,使微生物生长至其中酶含量达到规定程度,晒干或低温干燥。注意发酵过程中,发现有黄曲霉菌者禁用。

第二节　海派孟氏药膳食材的选购和初加工

传统药膳制作中对食材的部分十分重视,药膳的口感、营养、功效主要体现在食材的选择上。随着社会的发展,食材的化学性污染、生物性污染、物理性污染时刻威胁着人类的健康。海派孟氏药膳在食材的选择上更体现出海派文化特质,以时令、天然、安全为主要原则。

(一) 食材的选购

1. 蔬菜类选购原则　蔬菜的选择以新鲜为主要原则。一般认为,蔬菜的颜色与其营养价值成正比,即颜色越深,营养价值越高。叶菜类应当选择叶片鲜嫩肥壮,无虫害、无黄叶,颗茎整齐为佳。根类蔬菜要看须根,须根少则嫩,须根多则老。

2. 畜肉类选购原则　选购时要看是否有检验标识,尽量到大型超市或肉类专卖店购买。猪肉选购以皮薄质紧、富有弹性,肥膘雪白有光泽,瘦肉淡红不发黏为佳。牛肉选购以肉的断面红润、无黏液,肉质紧密有弹性,无酸臭杂味为佳。

3. 水产类选购原则　鲜鱼为眼凸澄清有光泽,鱼鳃紧闭鲜红色,鳞片整齐无脱落,气味鲜腥无腐臭,肉质坚实有弹性。淡水虾体呈绿色,体表光泽壳清澈,头体紧密拉须牢,肉质细密伸曲强。

4. 水果类选购原则　首观果品成熟度,色泽形态无怪异,个头端正要均匀,表面清洁无损害。

5. 粮食类选购原则　大米颗粒要均匀,饱满光滑体坚实,色呈青白有光泽,少有碎米和杂质。小米色多分五彩,米粒大小要均匀,外表光泽无杂质,气味清香无异味。豆类选购看外形,颗粒饱满质坚硬,色泽鲜亮有光泽,气味清香无异味。

6. 调味品选购原则　不霉不臭不酸败,不板不结无杂质,看清厂标与配料,各项指标心内记。

(二) 食材的初加工

食材的初加工是指将药膳所用的食材进行净选、清洗、切制等一系列初步处理加工的过程,是药膳制作必不可少的步骤,也是保证药膳食用安全、美味的重要环节之一。

药膳所使用的食材品种繁多,且多来源于大自然,所以不同程度地受到环境的影响,或带有泥沙,或有外源污染,或本身腥臊味浓,或有不可食用部分,或带有一定毒性,如此等等,都需要依据食材的特点进行相对的加工处理,以保证食材的洁净性、可食性、安全性。

1. 新鲜蔬菜类初加工　新鲜蔬菜是药膳菜肴中十分重要的食材,它具有丰富的维生素、膳食纤维和各种微量元素,这些都是人体不可或缺的营养成分,是人们日常饮食中不可缺少的食品。由于蔬菜的种类繁多,食用部位各异,所以必须要分门别类地进行初加工。其一般原则是：清除非食用部位，洗净泥土杂质和虫卵，尽可能先洗后切。

（1）叶菜类：以茎叶作为食用部分的蔬菜，常见品种有菠菜、油菜、空心菜、青江菜、芹菜、生菜、甘蓝等。

1）摘剔：将叶菜类蔬菜的黄叶、老叶、老根、老茎、杂物等不能食用的部分摘剔干净。

2）清洗：将摘剔干净的蔬菜用流水洗去泥沙等杂质，再放入清水中浸泡一会儿或放入 2% 食盐水中浸泡 5 分钟，最后反复清洗至干净。推荐使用盐水清洗，盐水清洗可除叶片上的虫卵，对夏秋季上市的蔬菜有较好效果。

3）切制：将部分体积较大的叶菜切成需要的丝、块、段等形状，便于后续加工。

（2）根茎类：以肥嫩、变态的根茎为食用部分的蔬菜，常见品种有茭白、莴苣、山药、土豆、姜、蒜等。

1）摘剔：将根茎类蔬菜的外皮、毛壳等剔除干净，如冬笋、茭白等要削去老根和硬皮。

2）清洗：将摘剔干净的根茎类蔬菜用清水清洗，清洗后用凉水浸泡备用。

3）切制：将洗净的根茎类蔬菜切制成需要的形状。部分品种在切制后需要再次洗涤和浸泡，以清除食材表面的淀粉或防止食材变色。

（3）瓜果类：以植物的果实作为食用部位的蔬菜，常见品种有黄瓜、丝瓜、苦瓜、茄子、番茄等。

1）摘剔：去除瓜果的果蒂。部分瓜果需先初步冲洗，再去除果皮、瓜瓤，如冬瓜、老黄瓜、丝瓜等。

2）清洗：用清水清洗瓜果至洁净。

3）切制：将洗净的瓜果类蔬菜切制成需要的形状。部分品种在切制后需要浸泡在凉水中，防止食材变色，如茄子等。

（4）豆类：以豆荚或种子为食用部位的蔬菜，常见品种有毛豆、刀豆、豇豆、扁豆、豌豆等。

1）摘剔：食用豆荚的应掐去蒂和顶尖，撕去豆荚两边的"筋"；食用种子的应剥除外壳，取出种子。

2）清洗：用清水清洗至洁净。

3）切制：对于形态较长的豆荚，可切制或用手拗断成适合的长度，方便

119

制作。

(5) 花菜类：以花蕊为食用部分的蔬菜，常见品种有黄花菜、花椰菜等。

1) 摘剔：去除茎叶和发黑、污染的花蕊部分。

2) 清洗：用清水洗净，部分需放入沸水中焯烫，如黄花菜、花椰菜等。

3) 切制：切制成需要的形态，或用手掰成小朵使用。

2. 水产品类初加工　水产品类食材性质各异，初加工方法较为复杂，需要细致认真地加工处理，才能得到适用于药膳制作的食材。水产品类食材初加工的一般原则为：需除尽食材上的杂质和污秽，按品种和用途采用不同的加工方法，合理使用食材。

(1) 鱼类：鱼类的品种很多，形态各异，加工方法也不尽相同，主要步骤有刮鳞、去鳃及内脏、煺沙、剥皮等。

1) 刮鳞：将鱼身表面的鳞片刮除干净，主要为骨鳞、片鳞的鱼类，如黄鱼、鲤鱼、草鱼等。

2) 去鳃及内脏：根据鱼身大小进行处理，一般情况下有两种方法，一种将鱼腹剖开，取出内脏，再去除鱼鳃和腹内黑衣，洗净，用于形体较大的鱼类。另一种从鱼的口腔中将内脏取出，洗净，用于形体较小的鱼类。

3) 煺沙：将鱼皮表面带有沙粒的鱼类放入热水中略烫，再用刮刀刮净沙粒，洗净。

4) 剥皮：先刮净鱼腹部的鳞片，由背部靠鱼头处割一刀口，紧捏鱼皮，用力撕下鱼皮，再除去内脏与鱼鳃，洗净。

(2) 虾类：虾类以生长环境区分，分为淡水虾和海水虾。其初加工方法是，先将虾洗净，剪去虾枪、虾眼、虾须、虾腿，部分品种还需挑出头部的沙袋和脊背中的虾肠、虾筋，如斑节虾等。

(3) 贝类：贝类的品种甚多，我国大多数食用贝类生长在海水中，其初加工方法是，先将贝类外壳洗净，将贝壳分开，用小刀割断闭壳肌，剔出贝壳肌，去除其边缘内脏和硬筋，再次洗净即可。部分品种需要在水中略煮，待贝壳开壳后去除贝壳肉，如鲍鱼、蛤蜊等。

3. 禽畜类初加工　禽畜类肉质是人们主要的动物蛋白来源，是十分重要的食材，也是药膳中常用的食材，常用品种有鸡、鸭、牛、羊、猪等。禽畜类食材初加工原则：选材新鲜，洗涤干净，物尽其用。现代城市只能购买到已经宰杀并分割处理的禽畜类肉，所以只要进行清洗、切制初加工即可。

第三节 海派孟氏药膳菜肴制作工艺

菜肴是每日膳食不可或缺的种类,一日三餐指的就是菜肴。本类药膳以生熟蔬菜、肉、蛋、水产、乳等为基本原料,配合一定的中药材,经过一定的烹调方法,制成色、香、味、形俱佳的菜肴。孟氏药膳菜肴的烹调方法十分丰富,具体可以分为火烹法、石烹法、水烹法、油烹法四种:① 火烹法,以烧、烤为主要烹调技法,具体分为烧、烤、焯水、走红、过油、制汤。② 石烹法,以烙、煎为主要烹调技法,具体分为煎、烙、炒、贴、上浆挂糊、勾芡。③ 水烹法,以炖、煮为主要烹调技法,具体分为炖、煮、氽、蒸、拌、炝、酱、卤、烩、燠、煨、扒、焖、砂锅、火锅、焗。④ 油烹法,以炸、熘为主要烹调技法,具体分为炸、熘、烹、爆、拔丝。

海派孟氏药膳谱中除了部分宴席药膳菜外,更多的是家常药膳菜,而家常药膳菜的制作技法较为简单,常用的有烧、炒、炖、煮、拌、炸、蒸等技法,具体介绍如下。

1. 烧　烧是指将经过初步熟加工的原材料,加适量的汤(或药汁)和调味品,先用旺火烧沸,改为中小火加热至熟透入味,再用旺火收汁成菜的烹调方法。具体又可分为红烧、白烧、干烧。

芪参烧鲤鱼

【主料】　鲤鱼 1 条。

【药材】　黄芪 9 g,党参 9 g。

【辅料】　葱 10 g,姜 10 g,香菇 10 g,竹笋 10 g,香菜 5 g,食用油 500 g,清汤 100 g,水淀粉 50 g。

【调料】　盐 2 g,白糖 10 g,料酒 5 g,酱油 10 g,醋 10 g,香油 5 g。

【制作】

(1) 黄芪、党参用纱布包好,煎汁 100 g 备用。

(2) 将葱、姜、香菇、笋切丝,香菜切断,备用。

(3) 鲤鱼宰杀,清洗干净,两面剞柳叶花刀,抹上酱油,入热油中冲上色,备用。

（4）锅内底油烧热,加葱丝、姜丝爆锅,依次放入料酒、醋、酱油、药汁、清汤、笋丝、香菇丝、盐、糖,最后放入略炸的鲤鱼,大火烧开,锅加盖,调中小火加热至入味熟透,开锅盖,大火收汁至一定量,捞出盛盘,撒上香菜。

（5）锅内留原汁,用水淀粉勾芡,淋上香油,浇在鱼身上,即可。

【功效】 益气健脾,利水消肿。辅助治疗脾胃虚弱、水肿胀满、咳嗽气逆。

2. 炒　炒是指将原材料加工为较小的形体,以油为传热介质,用旺火短时加热,调味成菜的烹调方法。炒的特点为制作时间短、火候急、汤汁少。具体又可分为生炒、熟炒、滑炒、软抄、干炒、煸炒。

炒枸杞苗

【主料】 枸杞苗 250 g。

【辅料】 冬笋 50 g,冬菇 50 g,食用油 75 g。

【调料】 盐 3 g,糖 5 g。

【制作】

（1）枸杞苗洗净备用。

（2）冬菇、冬笋切丝备用。

（3）热锅冷油,待油温至七成热时,放入冬菇丝、冬笋丝,略翻炒。

（4）加入枸杞苗,快速翻炒至断生,加入盐、糖再翻炒几下,即可。

【功效】 清热明目。适用于肝阴虚或肝热所致的目昏、夜盲、目赤涩痛、翳膜,或虚烦发热、消渴口干、虚火牙痛。

3. 炖　炖是指将经过煸炒或水烫后的原材料,放入锅中,加汤或药汁,加调料,用小火慢慢炖烂。炖的特点是汤要多,需要没过原材料,制作时间长,保持原汁原味。具体又分为普通炖、清炖、侉炖、隔水炖。

川芎白芷炖鱼头

【主料】 鳙鱼头 500 g。

【药材】 川芎 6 g,白芷 6 g。

【辅料】 葱 10 g,生姜 10 g,胡椒 6 g。

【调料】 盐 3 g。

【制作】

（1）将鱼头去鳃,洗净备用。

（2）葱切段,生姜切片备用。川芎、白芷用纱布做成药包。

（3）将鱼头、药包、葱、胡椒、姜片放入砂锅内,加水适量,武火烧沸,再以文火炖半小时,加盐调味即可。

【功效】　祛风散寒,活血止痛。适用于风寒头风、头痛、鼻渊患者前额痛、风湿痹痛见四肢拘挛痹痛。

4. 煮　煮是指将经过初步熟加工的半成品或腌渍上浆的生品,放入清汤锅或药汁中,先用旺火烧开,再用中小火煮至成熟的烹调方法。煮制时汤(药汁)要没过原材料。

昆布海藻煮黄豆

【主料】　黄豆 100 g。

【药材】　昆布 30 g,海藻 30 g。

【调料】　盐 2 g,鸡精 2 g。

【制作】

（1）洗净黄豆,放入锅中,加清水适量,文火煮至半熟。

（2）再将洗净切碎的昆布、海藻,加入锅中,与黄豆同煮至黄豆熟烂。加入盐、味精调味即可。

【功效】　清热化痰,软坚散结。辅助治疗早期肝硬化属痰湿郁结、咳痰不出者;烦躁咽痛、咳痰黏稠,伴胸闷胁痛者;以及甲状腺肿大、癌瘤痰结等。

5. 拌　拌是指将洗净的生料或凉的熟料,用刀工处理成丝、丁、片、块、条等形状,再用调味品拌制成菜的烹调方法。拌菜讲究刀工、配色、口感。

凉拌橘皮萝卜丝

【主料】　红心萝卜 300 g。

【药材】　橘皮 10 g。

【调料】　盐 3 g,香油 5 g。

【制作】

（1）红心萝卜去皮,洗净,切丝,备用。

（2）新鲜橘皮,去除白皮层,保留外层果皮,切丝。

（3）将萝卜丝、陈皮丝放入盘中,加盐拌匀,略腌 10 分钟,倒去腌出的水,加香油略拌即可。

【功效】 理气宽中,消食化痰。适用于咳嗽痰喘、食积气滞等。

6. 炸 炸是指将经过初步加工的食材基本入味后,入大量热油中加热,使成品达到外酥里嫩或里外酥脆的烹调方法。炸时需注意旺火、多油、无汁。炸又可分为清炸、软炸、干炸、板炸四种。

香酥兔腿

【主料】 兔腿 10 只。

【药材】 黄精 10 g。

【辅料】 香菇 5 个,葱 10 g,姜 10 g,食用油 1 000 g。

【调料】 八角 10 g,桂皮 10 g,花椒 10 g,酱油 50 g,料酒 15 g,盐 1.5 g,花椒盐少许。

【制作】

(1) 兔腿洗净,放入汤锅中,加入黄精、酱油、香菇、八角、桂皮、花椒、盐、料酒,旺火烧开,撇去浮沫,调小火,煮至兔腿八成熟后,捞出沥干,备用。

(2) 锅内放入食用油,加热至七成热,将兔腿放入,炸至皮酥色红时捞出,撒上花椒盐即可。

【功效】 补中益气,滋阴养血。适用于身体瘦弱、食欲不振等。

7. 蒸 蒸是指将加工好的原材料放在器皿中,再入蒸锅内,利用水蒸气加热至成熟的烹调方法。一般情况下,蒸制的原材料应提前调味。具体又可分为清蒸、粉蒸。

参蒸鳝段

【主料】 大鳝鱼 1 000 g。

【药材】 党参 10 g,当归 5 g。

【辅料】 熟火腿 150 g,葱 30 g,生姜 10 g,清鸡汤 200 g。

【调料】 食盐 6 g,料酒 30 g,胡椒粉 2 g。

【制作】

(1) 将鳝鱼剖腹后,除去内脏,用清水洗净血污,放入沸水锅内稍烫一下捞出,刮去黏液,剁去头和尾,再把鳝鱼肉剁成段备用。

(2) 熟火腿切成片,生姜、葱洗净后,切成姜片、葱段。

(3) 将锅内注入清水,下入一半的生姜、葱、料酒,待水沸后,把鳝鱼段放沸水锅内烫一下捞出,码在蒸碗内,上面放火腿片、党参、当归,加姜片、葱段。

(4) 将胡椒粉、食盐放入清鸡汤调味,倒入蒸碗内,再加入料酒,盖好蒸碗盖子,把棉纸浸湿封严口,待蒸笼上汽后上笼,蒸约 1 小时,取出后启封,拣出姜片、葱段、党参、当归即可。

【功效】 补气养血,强壮筋骨。适用于气血不足、虚弱羸瘦、体倦乏力等。

第四节 海派孟氏药膳液体剂型制作工艺

中药除了以丸、丹、膏、散等形式外,更多的服用剂型为"汤剂"。传说最早的中医方剂本草书是伊尹所著的《汤液经法》,《资治通鉴》中记载"伊尹佐汤伐桀,放太甲于桐宫,悯生民之疾苦,作《汤液本草》,明寒、热、温、凉之性,苦、辛、甘、咸、淡之味,轻清重浊,阴阳升降,走十二经络表里之宜,今医言药性皆祖伊尹。"《针灸甲乙经》序上说:"伊尹以亚圣之才,撰用《神农本草》以为《汤液》。"伊尹既懂药性,又善烹调。《汤液论》中记载了很多药食结合的药膳型食物,且多为汤液型的可饮制品。孟氏药膳善于将药膳制成液体剂型,因液体剂型较菜肴制作更为方便简洁,又便于日常服食,患者宜于长期坚持食用,这样就能获取显著的疗效。所以药膳液体剂型是药膳中使用最为广泛的常用剂型。药膳液体剂型一般包括:茶、饮、汤、羹、粥、酒、露、汁等剂型。

(一) 药茶

药茶是以茶叶为主,加入其他中药材,经沸水煎煮或浸泡的方法制作而成,亦可称为"药茶"。茶用于保健和治病自古就有记载,《神农本草经》载"茶味苦,饮之使人益思,少卧,轻身,明目"。最早记载药茶方剂是三国时期张揖所著的《广雅》:"荆巴间采茶作饼成米膏出之。若饮,先炙令赤……其饮醒酒。"此方有配伍、服法与功效,当属于药茶方剂无疑。宋代大型方书《太平圣惠方》中就有药茶诸方一节,收药茶方剂 8 首,宋代太医局编的《太平惠民和剂局方》中也有药茶的专篇介绍。至明清时期,茶疗之风盛行,药茶的内容、应用范围和制作方法等不断被更新和充实,大量行之有效的药茶被广泛应用,如午时茶、天中茶、八仙茶、枸杞茶等。近年来药茶疗法方兴未艾,推出了许多新的药茶方。经研究发现,现代药茶的兴起具有明显的时代特色,首先是药茶符合现代人的用药安全心理。药茶中的茶叶与药材都是大自然产物,药茶制作无须化学添加剂,所以饮用安全可靠。其次是药茶的组方较小,药茶组方一般不超过 5 味药材,且有效成分明确,疗效直观可见。再次是制作饮用方便,药茶除传统煎泡外,还可使用袋泡茶方式冲泡饮用,袋泡茶符合现代都市快节奏的生活、工作模式,也便于携带和办公室饮用,是目前十分流行的药茶方式。

1. 制作工艺　将茶叶与药材置于容器内,用沸水冲泡,加盖焖泡 15 分钟左右即可,或以煎煮的方式,加热至水沸后,调小火继续煎煮 5 分钟即可。在允许的情况下,可根据个人口感加入适量的糖、蜂蜜等进行调味饮用。

2. 注意事项

(1) 配伍药茶时需要注意茶叶的选择。传统上将茶分为六类:青茶、白茶、黄茶、绿茶、红茶、黑茶,因每种茶叶的加工发酵不同,功效性味也各不相同。前四种茶为不发酵茶或半发酵茶,所以性偏凉或寒;后两种茶为全发酵茶或后发酵茶,性偏温。

(2) 药茶的储存容器最好选择瓷器或深色玻璃器皿,忌铁、铜之类的金属器皿。

(3) 药茶的冲泡水温为 100℃,不能为追求口感采用低温冲泡法。

(二) 药饮

药饮即质地轻薄,或具有芳香挥发性的药材或植物,如以花、叶、果实、种子、皮、茎、枝、须根、根块等作为原料,主要用冲泡的方式进行制作,亦可用短时煎煮的方式制作。药饮与药茶的区别在于无茶叶,需高温冲泡方式或短时煎煮,频频服之,味淡则止。

1. 制作工艺　将药材置于容器中,用沸水冲泡,加盖焖泡 15～20 分钟即可,随饮随添沸水,饮至味淡则换新。在允许的情况下,可根据个人口感加入适量的糖、蜂蜜等进行调味饮用。

2. 注意事项

(1) 药饮的冲泡水温为 100℃,必须加盖焖泡,不得采用低温冲泡。

(2) 用于药饮的药材需加工成粗粒,便于有效物质析出。

(三) 药膳汤

药膳汤是指将食材与药材加水炖煮而成,具有较多汤汁的药液或膳食的一种加工方式,也叫汤煎汤液。如《饮膳正要》中的"诸般汤煎"等即属之。汤菜的特点是:饮汤食菜,饮汤重于食菜,有时也可以只饮汤。

1. 制作工艺　将食材与药材置于容器中,加水没过材料,水与材料比例为(1.5～2)∶1,加热至沸腾,调中小火慢煮至熟即可。药膳汤的调味可咸、可甜,依据个人口感或药膳性质进行调味。

2. 注意事项

(1) 药膳汤的食材没有限制,但要注意有些食材在煮前需要焯水去除不良气味或不良成分。

(2) 药膳汤中的食材,除了可食用的部分药材与食材共煮外,其余药材应当另行用布袋包裹,与食材共煮,药膳汤制成后弃之。用布袋包裹药材的要求是"宽包紧扎",即布袋包裹药材要宽松,便于药材煎煮时翻滚,布袋口要扎紧,不能散包。

(四) 药膳羹

药膳羹与药膳汤的制作方法相类似,但在完成制作时需用淀粉勾芡,制成的汤液具有薄薄黏稠感。

1. 制作工艺　将食材与药材置于容器中,加水没过材料,水与材料比例为(2～2.5)∶1,加热至沸腾,调中小火慢煮,制作完成前加入水淀粉搅拌,至汤液黏稠即可。药膳羹的调味可咸、可甜,依据个人口感或药膳性质进行调味。

2. 注意事项

(1) 药膳羹一般使用葛淀粉勾芡。

(2) 其余注意事项同药膳汤。

(五) 粥

粥食在我国已有数千年的历史了,我国最早的经典《礼记》就载有"饘粥之食,自天子达"。药粥就是把中药材与谷物一起煮成粥来服食,改善人体脾胃功能,配合粥中药物的疗效,达到防病治病、健康养生的目的。历代医家十分重视药粥的功能,对药粥也多有记载和论述。药粥经唐宋发展,到明清已经十分流行,明代《普济方》中收集药粥180方,并做了全面而详细的论述。清光绪年间黄云鹄集前人之大成,收集粥谱247首,著成《粥谱》一书。近代以来,很多医家仍然在用药粥治疗疾病。全国著名老中医岳美中,根据清代陆定圃《冷庐医话》中的黄芪粥治疗慢性胃炎。中国中医研究院(现中国中医科学院)沈仲圭喜用"神仙粥"治疗感冒风寒暑湿头痛。南京中医药大学邹云翔用荷叶粥治老年高血压、高血脂症等,均收到颇为满意的效果。

药粥作为一种独特剂型,具有流质和半流质的特点,可养胃气,且制作方便,易吸收,易于推广,符合我国饮食习惯,适宜长久服食。医生可根据患者病情的发展,灵活加减药味,提高治疗效果。

1. 制作工艺 药粥的制作应根据药材和米谷的性质进行。

(1) 药材与米谷同煮:将可直接食用的药材加工成适当的形状,与米谷加水同煮,至米粒开花黏稠即可。

(2) 药汁与米谷同煮:将不可直接食用的药材另煎成汁,取药汁加水与米谷同煮,至米粒开花黏稠即可。

(3) 研末与米谷同煮:将不可直接食用的药材研磨成细末,与米谷加水同煮,至米粒开花黏稠即可。

2. 注意事项

(1) 药粥和米谷同煮,食用后血糖易于升高,所以糖尿病患者不宜服食。

(2) 药粥的液体量与谷米的比例是 10∶1,若谷米黏性较高,则应适当增加水量。熬煮时中间切勿加水,影响药粥口感。

(3) 药粥烹煮器皿最好使用砂锅。

(六) 药酒

药酒,又称"酒剂",是中药传统剂型之一,即指将中药材放入酒内浸泡或与米谷共酿而得到饮品的一种制剂方法。《黄帝内经》中有专篇《汤液醪醴论》讲述以酒类治病。将药材与酒共制,使药效借酒能通血脉的力量,快速遍及全身,发挥疗效。药酒有酒、醴、醪之分。药酒在制作时不加糖,保持药材的原味;"醴"即在制作时加入糖分,使酒味偏甜,易于服用;"醪"即醪糟,制作时无需精滤,使酒液中含有酿酒所产生的酒渣成分。

1. 制作工艺 药酒的制备有三种方法:浸渍法、渗漉法、酿造法。其中最常用的是浸渍法和酿造法,渗漉法多在工业化制作时使用。

(1) 浸渍法:将中药材切制成适合的大小或捣碎为粗颗粒状,加入蒸馏酒或酿造酒等基酒,药料与酒液的比例为 1∶(10~20),一般浸泡时间为 7 日,浸泡完成后去除药渣,将浸提液静置澄清 24 小时,滤过后分装即可。

(2) 酿造法:将中药材加工成粗粉,与米谷混合,加酒曲进行发酵,发酵完全后,挤压出酒液,加热灭菌,最后过滤分装即可。发酵时间一般为 4~7 日,夏天时间较短,冬天则较长。

2. 注意事项

(1) 浸渍用酒需符合国家标准,内服药酒必须以米谷类酒为基酒。

（2）饮酒必须适量，一般每次饮用量为 10～30 mL，或根据病情及药酒浓度进行适当调整，不得饮用过量或酗酒。

（3）饮用药酒提倡温饮，所谓温饮，是夏季常温，冬季略加热即可。传统中医认为饮酒"热饮伤肺，冷饮伤脾"。

（七）药露

药露又称"露剂"，是中药传统剂型之一，是指将药物放置水中加热蒸馏，收集所得的液体，药露气味清淡，芳洁无色，便于口服。清代王士雄在《随息居饮食谱》"诸露"条中说："凡谷、菜、果、蔬、草、木、花、叶诸品，具有水性之物，皆取其新鲜及时者，依法入甑，蒸馏得水，名之为露。"露是将花、种子、根、茎和叶经蒸馏而取得的液体，一般多以芳香而有挥发性成分的植物作为原料，制露后能保存有效成分和其芳香的气味。

1. 制作工艺　将炮制后的药材适当粉碎，放入蒸馏器中，用水蒸气进行蒸馏，收集馏出的液体，经冷却后分装即可。

2. 注意事项

（1）露剂应装入细口深色玻璃瓶中，密闭瓶口保存。贮藏期不宜过长，应及时服用。

（2）蒸馏液应澄明，无异物和沉淀，具有与原药相同的气味。

（3）蒸馏时水量一定要加足，火力稳定，保持沸腾。

（八）药汁

药汁指的是"鲜汁"，即将植物药材的果实、种子或根、茎等经粉碎、捣烂、绞榨而得到的液体。一般都采用新鲜而含丰富水分的植物为原料。鲜汁多现取现用，不宜存放。如需存放，则应采取冷藏密封的方法。

1. 制作工艺　将经过清洗后的药材进行粉碎、捣烂，用消毒后的纱布包裹，用力绞榨，过滤，得到新鲜的药汁。有时可加少量净水与药材共同捣烂，绞榨为汁。

2. 注意事项

（1）药汁为新鲜压榨饮片，无法长期保存，应尽量随榨随饮。

（2）榨汁的新鲜中药材必须清洗干净，并消毒处理。

第五节　海派孟氏药膳传承创新

海派孟氏药膳一直秉承着"传承创新"的理念,在百年的发展历程中,不断寻求改良和自我突破。孟氏药膳第二代传人孟仲法在继承家传中医药膳的基础上,结合现代医学,将药膳与现代营养学相结合,注重食性药性的配伍。第三代传人赵永汉,将现代中药制剂技术运用于孟氏药膳的开发,为孟氏药膳从个体化制作向规模化制作转换提供了思路和方法。第四代传承人在赵永汉的带领下,将国外食材引入药膳制作,拓展药膳食材的来源,为药膳走向国际化打下基础。

一、孟氏药膳"方便露"

"方便露"的研发源于 20 世纪 80 年代。1987 年孟仲法受新加坡中医学院邀请,去新加坡讲学并演示食疗药膳的制作,但因各种原因,用于药膳制作的中药材无法带入新加坡,致使食疗药膳制作演示迟迟无法确定。赵永汉临危受命,着手研制方便携带的药膳加工品。赵永汉依据药膳的组方和制作规律,将药膳中的药材单独列出,借用现代中药制剂中合剂的做法加以改进,制成瓶装液体,解决了不能携带中药材原料进入新加坡的问题。孟仲法得知后十分高兴,当场题名"方便露"。

"方便露"的研制为推广药膳的应用,方便批量制作提供了可行性操作方法,为药膳的批量加工打开了新的大门。孟仲法回国后与赵永汉一起研究开发,完善了方便露的制作工艺,并特别研制了十种药膳方便露,供临床使用。

1. 方便露的制作工艺　方便露的制法是现代中药制剂中合剂的改良型,它保留了合剂中的主要工艺,具备了合剂的体积小、定量准、便于批量制作、携带方便、便于服用等优点。但方便露中不添加防腐剂、矫味剂等添加剂,所以不宜长期保存。方便露的制备工艺:

提取—精制—浓缩—配液—包装—灭菌

(1)提取:根据药材的性质,将药材加工成适宜的大小,采用煎煮提取的方法进行提取。若组方中含有芳香挥发性成分的药材可另行煎泡或用水蒸气蒸馏法提取挥发性成分,备用。药渣与处方中其他药材一起加水煎煮,合并每次的煎煮液,滤过,即得提取液。方便露共煎煮2~3次,每次30分钟。

(2) 精制:将初滤后的煎煮液静置一段时间,除去沉淀杂质,取澄清液即可,或可采用高速离心分离法、絮凝沉降法除去杂质。

(3) 浓缩:取澄清液,采用常压低温浓缩法,浓缩至所需浓度为止。如果浓缩太过,成品易产生沉淀,黏度大,增加分装困难。若太稀,则服用量大,包装困难。一般为1:(1~1.5),即1 mL浓缩液,相当于1~1.5 g生药。

(4) 配液:在浓缩液中加入蒸馏水或离子水至规定量,若提取时有挥发性成分的提取液,可在此时加入。搅拌均匀,滤过。方便露不使用防腐剂、矫味剂等添加剂,所以贮存时间短,需冷藏保存。

(5) 包装:分装于洁净的玻璃瓶中,分装时尽量不沾瓶颈,剂量准确。

(6) 灭菌:分装后,可采用煮沸灭菌法或流通蒸汽灭菌法进行灭菌,有利于贮存备用。

2. 注意事项

(1) 方便露不应有发霉、发酵现象,允许少量沉淀。但振摇后,沉淀应当均匀分散,不应有结块。

(2) 异物检查法:取样品5 mL,加蒸馏水稀释(或溶解)至100 mL,目视检查,透光应无药渣、焦屑、异物存在。

(3) 方便露无防腐剂等添加剂,所以开瓶后应立即使用,若使用不完,可将液体倒入冰格,冻成冰块,可以保存较长时间。

3. 十种方便露组方　十种方便露组方以克为单位,每方可制成方便露100 mL。

益气露

【组方】　党参10 g,黄芪10 g,甘草4.5 g。

【功效】　强身补气增力。适用于疲乏无力、精神不振、中气虚衰。

【生药含量】　每10 mL含2.45 g生药。

【药膳举例】

增力牛肉:适量牛肉煮烂,出锅前加益气露20 mL及调料稍煮片刻即成。

健身嫩鸡:用童子鸡1只,去内脏洗净,加冰糖及酒少许蒸,将熟时加益气露40 mL及调味适量,再蒸片刻,待熟分2次服完。

益气肉糜蛋羹:肉糜50 g,鸡蛋2只,打匀后加入益气露20 mL。加适量盐和味精,拌匀,放锅中蒸熟即可。

补气海参:海参发好 200 g,虾子适量(先酒泡湿待用),用汁汤将海参略煮,放入虾及益气露 20 mL,加调味及芡粉稍煮,待黏即起锅。

补血露

【组方】 当归 10 g,熟地黄 10 g,鸡血藤 15 g。

【功效】 养阴补血。适用于贫血、血虚、头晕目花、脸色苍白。

【生药含量】 每 10 mL 含 3.5 g 生药。

【药膳举例】

养血肝片:猪肝 100 g,胡萝卜片 50 g,入油锅爆炒待熟,加补血露 20 mL,并加调味着芡盛盆,即服。

滋阴海带肉丝羹:肉丝 50 g(先油爆),海带丝 50 g 发好,木耳少许,加汁汤同煮,待沸加补血露 10 mL,加调味及芡粉煮成稠羹。

归地清蒸河鱼:河鱼 250 g 左右一尾,加火腿丝。葱姜丝、猪油、盐少许清蒸,待熟时加补血露 20 mL,使匀,再蒸片刻即可。

归地豆腐血汤:豆腐一大块切小,猪肉或鸡、鸭血小块 100 g,加汁汤同煮,待沸加补血露 20 mL,加调味盛起可服。

养心露

【组方】 太子参 12 g,麦冬 10 g,酸枣仁 6 g。

【功效】 益气安神养心。适用于心气不足、心悸、心神失宁。

【生药含量】 每 10 mL 含 2.8 g 生药。

【药膳举例】

安心片:猪心 150 g 切片,泡养心露 30 mL 内半小时取出,拌蛋清起油锅急炒,再以所剩露汁加芡粉调料,待猪心熟,倒入拌和,待黏盛盆。

参麦蘑菇羹:以鲜蘑菇 100 g 切片,起油锅急炒,加鲜汤若干,待沸加菜心数枚及养心露 20 mL,略煮,加调料芡粉做成薄羹。

平肝露

【组方】 白菊花 6 g,枸杞子 10 g,白芍 12 g。

【功效】 疏肝,潜阳,解郁。适用于肝阳上亢、肝气郁结、头眩目花。

【生药含量】　每 10 mL 含 2.8 g 生药。

【药膳举例】

枸菊嫩鸭：以嫩鸭 1 只，洗净切块，加冰糖调料蒸熟，再加平肝露 30 mL，略蒸，待露浸入鸭块即可服用。

潜阳水鱼：500 g 甲鱼一尾，清洗干净，以少量黄酒、冰糖，加平肝露 50 mL，清蒸，服鱼及露。

健脾露

【组方】　茯苓 10 g，山药 12 g，白术 10 g，陈皮 4.5 g。

【功效】　健脾开胃。适用于食欲不良、脾胃虚弱、脾虚泄泻。

【生药含量】　每 10 mL 含 3.65 g 生药。

【药膳举例】

健脾饼：用面粉 0.5 kg，加健脾露适量和面团，加糖适量做成薄饼，用文火烙熟即可。

健脾香肚：将猪肚 1 只煮烂后，加健脾露 50 mL，再煮片刻，加调料即可服。

健脾蛋羹：蛋 2 只加健脾露 20 mL，打匀，加调料蒸熟即可。

健脾鲫鱼汤：用 0.25 kg 鲫鱼一尾弄净，入砂锅煮汤，待熟加葱、姜、食盐适量，加健脾露 40 mL 后，略煮即可。

润肺露

【组方】　沙参 10 g，麦冬 10 g，杏仁 4.5 g。

【功效】　润肺养阴止咳。适用于久咳无痰、肺阴不足、阴虚火旺。

【生药含量】　每 10 mL 含 2.45 g 生药。

【药膳举例】

鳖肉羹：将甲鱼切成小块，与姜、酒起油锅略炒，然后放入砂锅内，加水及润肺露 50 mL 同煮，待熟加菱粉做成羹状。

银耳羹：银耳 50 g 加水煮黏，加冰糖和润肺露 50 mL，略煮即成。

百合粥：以糯米 200 g，百合干 80 g，煮粥，待熟，加入润肺露 30 mL 和冰糖即成。

补肾露

【组方】 熟地黄 12 g,杜仲 10 g,淫羊藿 6 g。

【功效】 补肾壮阳,健腰膝。适用于肾水不足、腰膝酸软、阳痿不举。

【生药含量】 每 10 mL 含 2.8 g 生药。

【药膳举例】

延龄龟仙汤:乌龟肉 150 g,以葱、姜起油锅,略炒煮汤,加补肾露 30 mL 即成。

山药补肾腰花:以猪腰 200 g 切成花片,用蛋清拌和入油锅爆一下,盛起,以鲜山药 50 g 切片,起油锅炒,待熟,将爆过的腰花倒入同炒,并加补肾露 20 mL,加调料芡粉,待汤略黏即成。

核桃补肾粥:以核桃仁 25 g,碾碎成米粒状,与糯米 150 g 同煮,待熟,加补肾露及冰糖适量即成。

生津露

【组方】 生地黄 12 g,玄参 10 g,玉竹 6 g。

【功效】 养阴,生津,止渴。适用于久热伤阴、内有燥热、津液不足、咽痛口干等。

【生药含量】 每 10 mL 含 2.8 g 生药。

【药膳举例】

生津果汁:以果露如西瓜、梨、甘蔗、桔等汁,加 20% 生津露即成,可以频服。

银莲生津羹:以银耳和莲子、冰糖适量煮羹,每碗内加生津露 20 mL 即可。

还少露

【组方】 首乌 6 g,熟地黄 10 g,黄精 6 g。

【功效】 养阴,补血,乌发。适用于未老先衰、少年白发、容色不佳、肾虚阳痿。

【生药含量】 每 10 mL 含 2.2 g 生药。

【药膳举例】

还少芝麻粥:黑芝麻 30 g,碾碎炒熟,糯米 100 g,煮粥,待熟加还少露 30～50 mL,加冰糖适量即成。

红黑乌发汤：黑豆 200 g,红枣 100 g,煮汤,熟后加赤砂糖适量及还少露 30 mL,每日服 1 碗。

还少双鞭羹：狗鞭、牛鞭各 150 g,煮烂,加还少露和赤砂糖收黏稠即成。

祛风露

【组方】　生地黄 12 g,忍冬藤 10 g,川芎 5 g。

【功效】　祛风清热。适用于风湿痹证、关节肌肉酸痛等。

【生药含量】　每 10 mL 含 2.7 g 生药。

【药膳举例】

祛风蛇羹：以蛇肉 100～150 g,与祛风露制成羹。

祛风酒：以祛风露 20％的比例与上好黄酒配制加糖而成。

姜桂祛风粥：用生姜 6 g,肉桂 4 g,洗净,大米 200 g 同煮粥,待熟加祛风露 30～50 mL 即成。甜咸随意。

二、巧克力药膳

孟氏药膳在百年传承中,将西餐引入药膳的制作和开发,这种融汇中西的创新做法充分体现了"海纳百川"的海派文化精髓。20 世纪 80 年代开始,孟氏药膳着力发掘新食材、新功能,利用海外进口食材,创制新的药膳形式,拓展药膳的适用人群。以巧克力为基质开发系列产品是孟氏药膳创新制作的一种尝试。

巧克力的主要成分为可可豆,可可豆是梧桐科可可属可可树的种子,原产南美洲。可可豆富含黄酮类化合物、脂肪、蛋白质和膳食纤维,可加工成可可粉、可可糊、可可液、可可脂,是西式高级饮料、巧克力、糖果、糕点和冰淇淋等产品的主要原料,可可也是世界三大饮料之一。每 100 g 巧克力中,含碳水化合物 50 g 左右,脂肪 40 g 左右,蛋白质 5 g 左右,还含有较多的钙、磷、铁、锌、维生素 B 族、维生素 E 等微量营养素。除了以上成分,巧克力还含有可可脂以及黄烷醇。黄烷醇是一种天然植物化合物,是巧克力发苦的主要原因之一。黄烷醇存在于可可、茶、红酒、水果和蔬菜中,可可中的黄烷醇含量最高。有研究表明,黄烷醇可以通过降低血液中血小板的黏附性来维持健康的血流、正常的血压,还可以作为抗氧化剂保护心脏的健康。可可脂中含有的硬脂酸可以降低血液中的胆固醇水平。另外,巧克力中的单不饱和脂肪酸中含有的油酸具有抗氧化作用。

壮阳灵是孟仲法家传秘方,在临床上应用多年,对男子阳痿早泄、性功能障碍及不育症有明显疗效。壮阳灵的组方为：红参 10 g，鹿茸 5 g，肉桂 10 g，巴戟天 15 g，蛇床子 15 g，海马 5 g，甘草 5 g，熟地黄 35 g。全方温补肾阳，气血双补，又以熟地黄滋阴填精，平衡方中温阳诸药之性。主要用于肾阳不足的男子性功能不全、阳痿早泄、不育等证。将壮阳灵与巧克力相结合，将治疗用于日常生活，便于服用，也可避免患者服药的尴尬和不适。

ᘓᗞ **补肾壮阳巧克力**

【主料】 黑巧克力(70％)1 000 g。

【药材】 壮阳灵。

【调料】 白砂糖 100 g。

【制作】

(1) 将药材依据方便露的制作方法，制成澄清液，加白砂糖溶解，浓缩为 100 mL 的浓缩液。

(2) 将黑巧克力隔水融化，逐次少量加入浓缩液，并不断搅拌，至浓缩液与巧克力充分融合，搅拌顺滑。

(3) 将制成的巧克力液倒入模具，冷却成型即可。

【功效】 补肾壮阳。适用于男子阳痿早泄、性功能障碍、女子宫寒、不育症等。

【注意事项】

(1) 孟氏药膳选用的基质巧克力均为含可可原料 70％以上的品种，低于 70％的品种不予使用。

(2) 融化巧克力时，先要将巧克力切成大小均匀的小块，使受热均匀，溶解度均一。融化巧克力的容器底部不要与热源直接接触，以要隔水加热为主要方法。融化巧克力时若发生结块或不顺滑可加 10 g 左右的植物油，搅拌至顺滑。

(3) 热性体质的人群慎用。

(4) 糖尿病患者可将白砂糖改为赤藓糖醇等代糖。

ᘓᗞ **壮阳热巧克力**

【主料】 黑巧克力(70％)100 g。

【药材】 壮阳灵浓缩液 100 mL。

【辅料】 牛奶 400 mL，鲜奶油 120 mL。

【调料】 细砂糖适量。

【制作】

(1) 将黑巧克力切碎,放入容器中备用。

(2) 将壮阳灵浓缩液、牛奶、鲜奶油放入锅内加热,搅拌,直到沸腾。

(3) 将混合液逐次少量倒入装巧克力的容器中,用搅拌器搅拌混合,直到充分融合顺滑。依据个人口味加入细砂糖调味即可。

【功效】 补肾壮阳。适用于男子阳痿早泄、性功能障碍、女子宫寒、不育症等。

【注意事项】 同"补肾壮阳巧克力"。

第五章

海派孟氏保健养生药膳

第一节 健美药膳饮食

银丝雪球

【主料】 荸荠20～30枚,海蜇皮50 g。

【调料】 盐、淡酱油、麻油适量。

【制作】

(1) 将荸荠削皮,刨成圆形。

(2) 海蜇皮切成丝,加盐、淡酱油、麻油调味料凉拌即成。

【功效】 清热生津,润肤嫩皮。

麦冬黄瓜

【主料】 黄瓜100 g。

【药材】 麦冬6 g。

【调料】 糖、醋、盐、鸡精适量。

【制作】

(1) 麦冬切片,除去木心,切薄片,加水适量蒸熟。

(2) 黄瓜切成薄片,用糖、醋、盐、鸡精凉拌即可。

【功效】 清热消暑,减肥美容。有清热、除斑、洁肤作用。

核桃豆苗

【主料】　嫩豆苗 250 g。

【药材】　核桃仁 50 g。

【调料】　辣酱油、味精、盐、食用油适量。

【制作】

(1) 核桃仁去皮蒸熟,切成小颗粒状备用。

(2) 嫩豆苗 250 g 切小段。

(3) 锅内放入一点食用油,倒入豆苗煸炒断生。

(4) 倒入核桃仁碎,加辣酱油、味精、盐拌炒均匀即成。

【功效】　补肾,扶阳,润颜。

陈皮兔肉

【主料】　兔肉 250 g。

【药材】　陈皮 10 g。

【调料】　八角 3 粒,桂皮 3 g,香叶 2 片,姜、料酒、老抽、冰糖、食用油适量。

【制作】

(1) 将兔肉切小块,洗净。

(2) 水中放入姜片煮沸,放入兔肉,加料酒余烫,捞出,沥干水分。

(3) 陈皮撕成小块。

(4) 锅内倒入食用油,下冰糖,炒出糖色(冰糖依据个人口味调整用量)。

(5) 下兔肉及花椒翻炒至兔肉上色。

(6) 加适量清水(不淹过兔肉),放入陈皮、桂皮、香叶、八角等调料,再加老抽上色,大火炖煮至水沸,转小火加盖炖煮 30 分钟,开盖,大火收汁即可。

【功效】　常食使皮肤细腻白净而有光泽。

玉竹响螺

【主料】　响螺肉 150 g。

【药材】　玉竹 6 g。

【调料】　辣酱油适量。

【制作】

(1) 响螺肉在沸水中烫过盛起,切片。

(2) 玉竹用水泡软,切片蒸熟。

(3) 将玉竹片与螺肉片加辣酱油拌匀即可。

【功效】 养阴嫩肤。

柠檬鸡片

【主料】 鸡胸脯肉 200 g。

【药材】 柠檬半只。

【辅料】 青椒 2 只。

【调料】 蒜、姜、花椒、酱油、食用油适量。

【制作】

(1) 鸡胸脯肉切成条;柠檬挤出汁,将鸡肉条与汁相拌,腌制 10 分钟。

(2) 柠檬皮切细丝,青椒去籽切条,蒜切丁,姜切丝。

(3) 锅内放入少量食用油,七成热时下蒜、姜、花椒爆香,倒入腌制好的鸡条,翻炒至变色。

(4) 加入青椒、酱油,继续翻炒至熟,最后加入柠檬丝拌匀即可。

【功效】 嫩肤美颜。

艳容鱼片

【主料】 青鱼片 200 g。

【药材】 玉肤露 10 mL。

【辅料】 青椒 100 g。

【调料】 水淀粉、生抽、姜、葱、盐、料酒、食用油适量。

【制作】

(1) 青鱼片用盐、料酒、生抽、水淀粉抓匀,腌 30 分钟。

(2) 青椒(不辣的红、绿两色各半)洗净切块,葱切段,姜切丝备用。

(3) 锅内放油,待油热后,将鱼片一片片滑入锅中,爆熟捞出,沥干备用。

(4) 另起油锅炒青椒待熟,将鱼片及玉肤露加入炒匀,再加少许盐,加水淀粉勾芡即可。此菜红、白、绿三色相间,甚为美丽,味鲜而嫩。

【功效】 护肤泽皮,娇美容颜。

麦楂虾球

【主料】　虾仁 250 g。

【药材】　鲜山楂 10 g,麦冬 6 g。

【调料】　糖、醋、盐、鸡精、鸡汤、水淀粉适量。

【制作】

(1) 虾仁打碎成浆,做成五分币大小的球状,入沸水中一滚,凝固成球,即可撩起,盛放碗碟中。

(2) 鲜山楂去核心,切成小颗粒状;麦冬加少量水蒸熟,蒸出的药汁另放备用。

(3) 起油锅将麦冬及山楂煸炒一下,放入药汁煮沸,再加鸡汤、糖、醋、盐、味精调味,最后加入芡粉中制成薄糊,浇于虾球上即成。

【功效】　嫩肤,去皱,美颜。

花粉鱼肚

【主料】　发好鱼肚 200 g。

【药材】　松花粉 3 g。

【辅料】　青菜心 50 g,火腿片 50 g。

【调料】　鸡汤、盐、料酒。

【制作】

(1) 将发好的鱼肚改刀成块,沸水中焯一下,洗净备用。

(2) 将青菜心与火腿片在油锅中煸一下,加入鱼肚块、鸡汤文火烩熟,加入松花粉,搅拌调味即可。

【功效】　嫩肤洁皮,养阴驻颜。

桑椹海参

【主料】　海参 5 只。

【药材】　鲜桑椹 50 g。

【辅料】　玉兰片 15 片,胡萝卜片 15 片,火腿片 15 片。

【调料】　鸡汤、姜、盐、水淀粉适量。

【制作】

(1) 海参泡发好,用剪刀将海参的腹部剪开,去掉牙齿和内筋,洗净,在沸水中氽烫去腥,捞出备用。

(2) 桑椹取出少量备用,剩余桑椹榨汁,姜切丝。

(3) 将海参、桑椹汁、鸡汤、姜丝、玉兰片、胡萝卜片、火腿片一起文火烩熟,加盐调味即可。

【功效】 补肾养血驻颜。

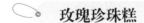
还少羹

【主料】 银耳 25 g,干贝 15 g。

【药材】 洋参片 6 g,珍珠粉 0.15 g。

【调料】 白胡椒粉、鸡精、盐适量。

【制作】

(1) 将银耳泡发,洗净,撕成小朵。

(2) 将撕成小朵的银耳和干贝用文火煮成黏汁羹状。

(3) 西洋参片用少量水加冰糖蒸熟。

(4) 在银耳羹中加入西洋参、珍珠粉调和均匀,加入胡椒粉、味精、盐调味即成。

【功效】 洁白肌肤,驻颜美容。

润肤水晶饺

【主料】 山药、蘑菇、鸡肉等量。

【辅料】 澄粉 100 g,淀粉 30 g,橄榄油 100 g。

【调料】 姜末、盐、料酒适量。

【制作】

(1) 将山药、蘑菇、鸡肉等量切糜,加入姜末、盐、料酒,搅拌均匀,作馅。

(2) 将澄粉和 10 g 淀粉混合拌匀,用开水和面,揉匀,加盖闷 5 分钟。再分多次揉入剩余的 20 g 淀粉及橄榄油。将和好的面分成小块,做成剂子。将剂子擀平成饺皮。

(3) 用饺皮包馅料,做成饺子,放入蒸笼蒸熟即可。

【功效】 润肤嫩皮。

玫瑰珍珠糕

【主料】 糯米粉 500 g。

【药材】　鲜玫瑰花瓣 10 g,珍珠粉 0.3 g。

【调料】　糖粉 150 g。

【制作】

(1) 糖粉与珍珠粉混匀,玫瑰花瓣切碎。

(2) 先将糯米粉与玫瑰花混匀,再将(1)拌入,混匀后盛入模具,蒸熟即可。

【功效】　和营调经,美容护脱。

玉肤露

【主料】　黑豆、绿豆各 50 g。

【药材】　甘草 5 g。

【辅料】　糖桂花少许。

【调料】　糖适量。

【制作】

(1) 黑豆、绿豆用水浸泡至泡透。

(2) 将泡好的黑豆、绿豆、甘草煎煮 20 分钟,取汁约 200 mL,加入糖及少许糖桂花即成,作饮料用。

【功效】　润肤嫩肌,美容除斑。

健美露

【主料】　决明子、山楂、荷叶各 6 g。

【药材】　甘草 3 g。

【制作】　将决明子、山楂、甘草煎煮 15 分钟,随后加入荷叶继续煎煮 5 分钟,取汁 200 mL,作茶饮用。

【功效】　降脂,减肥,美体。

第二节　减肥药膳饮食

桃花鱼丝

【主料】　鲳鱼 200 g。

【药材】 桃花 10 g。

【辅料】 冬笋 75 g,干香菇 5 g。

【调料】 盐、胡椒粉、淀粉适量。

【制作】

(1) 桃花泡汁备用,冬笋切丝,香菇泡发切丝,泡发水保留备用,鸡蛋清打散。

(2) 鱼丝放入沸水氽 1 分钟捞出,在冷水中过凉备用。

(3) 锅内放入鱼丝、桃花汁、香菇水、冬笋丝、香菇丝,加清水适量。

(4) 大火煮沸,小火慢煮至熟,加盐、胡椒粉调味,最后加水淀粉勾芡即可。

【功效】 养血活血,舒筋利骨,利水通便。

海带椒腿

【主料】 海带 100 g。

【辅料】 青椒 50 g,金华火腿 50 g。

【调料】 姜、盐、食用油适量。

【制作】

(1) 海带洗净切丝,生姜、青椒、火腿切丝。

(2) 锅内放适量食用油,放入姜丝爆香,加海带丝略拌炒,加少量水加盖焖烧 5 分钟。

(3) 加入青椒丝、火腿丝,拌炒断生。大火收汁,加盐调味即可。

【功效】 补心行水,消痰软坚。

双耳干贝

【主料】 木耳、银耳各 10 g。

【辅料】 干贝 25 g。

【调料】 姜、鸡精、盐、淀粉适量。

【制作】

(1) 木耳、银耳泡发洗净,切碎;干贝泡发,手撕成丝;姜切丝。

(2) 将(1)放入锅中,加清水适量,大火煮开,小火慢煮至熟,加鸡精、盐调味,最后加淀粉勾芡即可。

【功效】 补肺益气,养阴润燥,补血止血。

薏苡鱼丸

【主料】　带鱼肉 500 g。

【药材】　薏苡仁 100 g。

【辅料】　鸡蛋 1 只,小白菜适量。

【调料】　姜、葱、橄榄油、鸡精、糖、盐、鸡汤适量。

【制作】

(1) 带鱼洗净去头尾,取肉绞成肉泥,小白菜洗净,取部分生姜剁成末。

(2) 带鱼肉中加入薏苡粉拌匀,再加姜、葱、鸡蛋、橄榄油、鸡精、糖、盐拌匀。

(3) 用小勺做丸,放入沸水中,至鱼丸浮起,捞出备用。

(4) 小白菜放入沸水中略烫。

(5) 用砂锅,放入鱼丸,加鸡汤、姜片煮 5 分钟,加入小白菜,再煮 5 分钟,调味即可。

【功效】　健脾暖胃,补虚泽肤。发疥动风患者忌食。

龙井虾仁

【主料】　虾仁 300 g。

【辅料】　龙井绿茶 3 g,鸡蛋 1 只。

【调料】　料酒、盐、鸡精、淀粉、食用油。

【制作】

(1) 虾仁洗净取出,沥干水分,放入碗中,加盐、鸡精、蛋清搅拌至有黏性,加干淀粉拌和上浆。

(2) 绿茶用沸水泡开,滤出茶汁,茶叶和茶汁备用。

(3) 锅内放油加热至五成热,加入虾仁,快速划散,取出沥油。

(4) 锅内留少许底油,将沥干油的虾仁放入,再放入茶汁、茶叶,略翻炒,加料酒、盐、鸡精调味即可。

【功效】　补肾壮阳,通乳。

枫斗蒸鱼

【主料】　鳊鱼 1 条。

【药材】　枫斗 6～10 g。

【辅料】 熟火腿片 15 g,生笋片 25 g,水发香菇 5 只。

【调料】 食用油、姜、葱、香醋、盐、鸡精、料酒、鸡汤适量。

【制作】

(1) 将鳊鱼去鳞、腮、内脏后洗净,入沸水中氽一下,捞出,刮去黑膜,洗净。

(2) 在鱼脊背部直剞十字花刀,将鱼摆在盘中,依次将笋片、香菇、火腿片放在鱼身上,加盐、料酒、鸡汤,再放上姜片、葱结,入蒸笼用旺火蒸 10 分钟,待鱼眼珠突出即可取出。

(3) 去掉葱、姜,将盘内原汁滗出另用,将鱼装入长盘中。

(4) 将原汁倒入少量鸡汤煮沸,加盐、鸡精调味后淋在鱼身上即可。

【功效】 补脾开胃,滋阴润肺,益气生津。

玉米双菇

【主料】 小玉米笋、蘑菇、草菇各 50 g。

【药材】 健美露 5~10 mL。

【调料】 大蒜、盐、鸡精、生抽、食用油。

【制作】

(1) 将小玉米笋、蘑菇、香菇洗净。

(2) 香菇切成片状,大蒜切成粒状。

(3) 热锅内倒入食用油,将大蒜放入爆香,再把玉米笋倒入锅中,旺火翻炒一会儿。

(4) 加入蘑菇、香菇、健美露略炒,加盖焖至断生,放入盐、鸡精、生抽调味即可。

【功效】 健脾开胃,扶正补虚,平肝降脂。

瘦腰白玉

【主料】 豆腐 250 g。

【药材】 健美露 5~10 mL。

【辅料】 金针菇 25 g,金针菜 25 g。

【调料】 盐、葱花、酱油、香菜、淀粉、清汤适量。

【制作】

(1) 豆腐切成方丁,用开水烫一下。

（2）锅内放油,油热后加葱花略炸,添上清汤放入豆腐、健美露、金针菇、金针菜,大火煮开,调小火焖煮一会,待熟后,加入咸酱油调味,最后加入水淀粉勾薄芡,撒上香菜即可。

【功效】　补肝益肠,利湿宽胸,安神。

海蜇黄瓜

【主料】　海蜇皮 100 g。

【辅料】　黄瓜 150 g。

【调料】　盐、香油适量。

【制作】

（1）将海蜇皮浸泡,去盐后漂洗干净,切丝;黄瓜洗净,切丝。

（2）将海蜇皮、黄瓜丝一同放入碗中,加盐、香油拌匀即可。

【功效】　清热解毒,化痰消积,利水。

南瓜玉米糕

【主料】　南瓜粉 100 g,玉米粉 100 g。

【辅料】　鸡蛋 2 只,牛奶适量。

【调料】　柠檬汁。

【制作】

（1）将鸡蛋的蛋黄与蛋清分开,备用。

（2）南瓜粉中加入蛋黄拌匀,再加入玉米粉拌匀,逐次倒入牛奶,将粉搅拌成糊状。

（3）蛋清中加入几滴柠檬汁打发成蛋白。

（4）分 3 次将蛋白加入糊中,上下搅拌均匀,切勿划圈搅拌,防止蛋白消泡。

（5）将糊装入模具,上蒸笼蒸熟即可。

【功效】　补中开胃,益气宁心。

玉肤琼脂冻

【主料】　各色水果适量。

【药材】　玉肤露 10 mL。

【辅料】　琼脂 30 g,水适量。

【制作】

（1）琼脂水中浸泡 45 分钟。

（2）将琼脂放入锅中，加玉肤露、水，小火煮化，关火。

（3）加入各色水果，搅拌一下。倒入模具，待冷透后结成果冻状即可。

【功效】 润泽肌肤，瘦身。

白茯苓粥

【主料】 粳米 100 g。

【药材】 白茯苓 15 g。

【制作】

（1）茯苓打成细粉。

（2）粳米洗净，加水浸泡至透。

（3）将茯苓粉、粳米放入砂锅中，加适量沸水，大火煮开，调小火加盖继续煮 20 分钟。

（4）开盖搅拌至黏稠状即可。

【功效】 利水渗湿，健脾宁心。

黄瓜粥

【主料】 粳米 50 g。

【辅料】 黄瓜 50 g。

【制作】

（1）黄瓜打汁备用。

（2）粳米洗净，加水浸泡至透。

（3）将粳米放入砂锅中，加适量沸水，大火煮开，调小火加盖继续煮 20 分钟。

（4）开盖搅拌至黏稠状，加入黄瓜汁即可。

【功效】 清热，利水，解毒。

绿荷饮

【主料】 绿茶 6 g。

【药材】 干荷叶 4.5 g。

【制作】　用沸水冲泡,焖泡 5 分钟即可饮用,随饮随泡。

【功效】　清热解暑,凉血解毒。

杞菊茶

【主料】　绿茶 3 g。

【药材】　杞枸子 6 g,菊花 6 g。

【制作】　用沸水冲泡,焖泡 5 分钟即可饮用,随饮随泡。

【功效】　平肝明目,滋补肝肾。

桃花茉莉茶

【主料】　绿茶 3 g。

【药材】　桃花、茉莉花各 5 g。

【制作】　用沸水冲泡,焖泡 1 分钟即可饮用,随饮随泡。

【功效】　清热解表,活血利湿。

第三节　延缓衰老药膳饮食

虫草海参

【主料】　发好的海参 200 g。

【药材】　虫草 6 g。

【辅料】　干香菇 15 g。

【调料】　蒜末、姜末、葱段、高汤、食用油、蚝油、醋、香油、料酒、盐、味精、淀粉适量。

【制作】

(1) 海参切开去除内脏洗净,切成块状,再放入沸水中汆烫去腥,捞出。虫草洗净备用。

(2) 干香菇泡发切小片,泡发水留下备用。

(3) 热锅,倒入适量食用油,放入蒜末、姜末爆香,再加入葱段,将香菇片略炒香。

(4) 再加入高汤、水、海参块、虫草煮至熟,加入调味料,最后用淀粉勾芡即可。

【功效】 补血养肾,补肝润肺。

双补鸡丁

【主料】 鸡丁 200 g。

【药材】 枸杞子 20 g,桑椹 10 g。

【辅料】 核桃仁 50 g。

【调料】 食用油、盐、甜面酱、蚝油、味精、葱、姜适量。

【制作】

(1) 鸡胸肉切成丁,加淀粉、油搅拌均匀,腌制 20 分钟。

(2) 凉锅凉油,核桃仁入锅炒熟后盛出,晾凉。

(3) 枸杞子、桑椹洗净备用。

(4) 起油锅,葱、姜入锅煸香后,腌制后的鸡丁入锅略炒,加甜面酱、蚝油煸炒。

(5) 加入枸杞子、桑椹,炒均匀,加适量水,盖上锅盖烧一会儿。

(6) 加盐、味精、核桃仁,炒均匀即可。

【功效】 健脾补肾,气阴双补。

松子鱼米

【主料】 鱼米 200 g。

【药材】 松子 30 g。

【调料】 盐、味精、料酒、食用油、XO 酱、脆浆粉适量。

【制作】

(1) 鱼肉切成米粒状,制成鱼米。

(2) 鱼米加盐、味精、料酒腌制 5 分钟,拍脆浆粉使其散开。

(3) 鱼米入五成热的油锅中,离火浸炸至干香,备用。

(4) 锅留底油烧至五成热,下 XO 酱中火炒香,加鱼米、松子翻炒均匀,最后加盐、味精调味即可。

【功效】 健脾养胃,益智润肠。

仙菇素烩

【主料】　香菇、蘑菇、草菇、金针菇、豆腐。

【调料】　火锅底料、蒜、香菜。

【制作】

(1) 豆腐切小块,菌菇洗净、改刀备用。

(2) 砂锅内放入清水,加火锅底料,搅匀煮沸。

(3) 加入豆腐、菌菇,蒜煮开,调小火煮至熟,撒上香菜即可。

【功效】　健脾益气,降脂活血。

参茸玉球

【主料】　虾茸 250 g。

【药材】　人参粉 5 g,鹿茸粉 0.3 g。

【辅料】　小油菜 250 g,蟹味菇 60 g。

【调料】　鸡蛋 1 个,葱、姜、料酒、玉米淀粉、味精、盐、清汤、食用油适量。

【制作】

(1) 小油菜洗净焯水,蟹味菇洗净焯水,备用。

(2) 虾茸内加入葱、姜末、人参粉、鹿茸粉、鸡蛋、玉米淀粉,搅匀。

(3) 用小勺将虾茸制成小球,在开水中定型成虾球。

(4) 锅内放入小油菜、蟹味菇、虾球,加入清汤煮开,调小火煮至熟,调味即可。

【功效】　壮阳补肾,护肤泽肌。

玉肤豆腐

【主料】　豆腐 250 g。

【药材】　玉肤露 10 mL。

【辅料】　芝麻、肉末各 50 g。

【调料】　食用油、葱、姜、料酒、味精、盐、清汤适量。

【制作】

(1) 锅内加适量油加热,爆香葱、姜,加入肉末炒至肉色白,加料酒焯熟,备用。

（2）豆腐切块,放入砂锅内,加入肉末、清汤煮开,调小火煮熟,撒入芝麻,再略煮片刻,调味即可。

【功效】 润肤嫩容,除斑亮肤。

益寿糕

【主料】 玉米粉、糯米粉各 100 g。

【药材】 山药 50 g,茯苓 50 g。

【调料】 糖粉 60 g。

【制作】

（1）玉米粉、糯米粉混合。

（2）逐次加入山药粉、茯苓粉、糖粉,混合拌匀,加水调成糊。

（3）糊入模具,上蒸锅蒸熟即可。

【功效】 健脾补肾,益寿延年。

人参粥

【主料】 粳米 100 g。

【药材】 人参粉 3 g。

【调料】 冰糖适量。

【制作】

（1）粳米洗净煮粥。

（2）粥成时加入人参粉,搅拌均匀,最后加入冰糖调味即可。

【功效】 补五脏,延缓衰老,益元延寿。

人参茶

【主料】 人参 4 g。

【制作】 人参切薄片,放入保温杯中,沸水冲泡,盖焖 30 分钟,代茶频饮。

【功效】 补元气,益脾肺,宁神智。

灵芝枣茶

【主料】 灵芝 6 g,红枣 6 枚。

【制作】 灵芝切薄片,红枣用刀划破,放入茶杯中沸水泡饮。

【功效】　益气养阴,坚筋骨,好颜色,健脾胃,养肝血。

胡山糊

【主料】　胡桃粉 150 g。

【药材】　山楂 50 g。

【制作】

(1) 山楂煎煮取汁。

(2) 锅内放入胡桃粉,加入山楂汁和适量清水,用中火加热成稀糊状即可。

【功效】　补肺肾,润肠消食,通血脉,生津液。

二子延年饮

【主料】　枸杞子、五味子各 6 g。

【调料】　白糖适量。

【制作】　枸杞子、五味子捣烂,加白糖适量,沸水 250 mL 焖泡 10 分钟,当茶饮。

【功效】　强身延年。

玉竹茶

【主料】　玉竹 9 g。

【制作】　玉竹制粗末或薄片,放入杯中,沸水泡茶约 200 mL,饮服。

【功效】　养阴润燥,生津延年。

八仙茶

【主料】　粳米 750 g,粟米 750 g,黄豆 750 g,赤豆 750 g,绿豆 750 g,细茶叶 500 g,黑芝麻 375 g。

【辅料】　小茴香 150 g,花椒 75 g。

【调料】　盐 30 g,生姜粉 30 g。

【制作】

(1) 粳米、粟米、黄豆、赤豆、绿豆、细茶叶、黑芝麻炒熟,研粉末。

(2) 加入盐及生姜粉,瓷罐收贮。

(3) 每服 3 匙,加白糖,水冲服,每日 3 次。

【功效】 益精悦颜,保身固精。

擂 茶

【主料】 生米、生姜、生茶叶各适量。

【辅料】 芝麻、花生、茉莉花各适量。

【调料】 砂糖适量。

【制作】 生米、生姜、生茶叶在钵中捣碎,加入芝麻、花生(炒熟擂碎)及茉莉花和砂糖继续捣碎,加沸水泡饮。

【功效】 清热解毒,通经理肺,防病保健,延年益寿。

第四节 补肾壮阳药膳饮食

一、温补肾阳药膳

参茸海参

【主料】 泡发海参 250 g。

【药材】 人参 3 g,鹿茸粉 0.5 g。

【辅料】 干香菇 15 g。

【制作】 蒜末、姜末、葱段、高汤、食用油、蚝油、醋、香油、料酒、盐、味精、淀粉适量。

(1) 海参切开去除内脏洗净,切成块状,再放入沸水中余烫去腥,捞出。虫草洗净备用。

(2) 干香菇泡发切小片,泡发水留下备用。

(3) 热锅,倒入适量食用油,放入蒜末、姜末爆香,再加入葱段,将香菇片略炒香。

(4) 再加入高汤、水、海参块、人参煮至熟,加入鹿茸粉、调味料,最后用淀粉勾芡即可。

【功效】 滋阴补血,益气健阳。

海马子鸡

【主料】　童子鸡块 250 g。

【药材】　海马 1 g。

【辅料】　黄酒适量。

【调料】　姜、葱、盐、胡椒粉、味精、料酒各适量。

【制作】

(1) 将海马用黄酒浸泡 1 小时,洗净泥沙,备用。

(2) 童子鸡块洗净,在沸水锅内汆去血水。

(3) 姜、葱洗干净,姜拍松,葱切段。

(4) 将鸡、海马、姜、葱、料酒放入锅内,加入清水适量。

(5) 将锅置武火上烧开,打去浮沫,再用文火炖熟,加入盐、味精、胡椒粉即成。

【功效】　温肾壮阳,散结消肿。

苁蓉腰片

【主料】　猪腰片 200 g。

【药材】　肉苁蓉 6 g。

【辅料】　洋葱 1 个。

【调料】　姜、花椒、蚝油、豉油、料酒、淀粉适量。

【制作】

(1) 肉苁蓉、花椒煎煮,煎汁另存,撩出肉苁蓉切丁备用,洋葱切片。

(2) 猪腰片放入煎汁中浸泡 1 小时,沥干,淀粉上浆。

(3) 锅内热油,入洋葱片炒至断生备用。

(4) 锅内底油加热,入猪腰片爆炒,加入洋葱、调味料略炒均匀即可。

【功效】　补肾益阳,利水消肿。

二仙香鳗

【主料】　鳗鱼 250 g。

【药材】　仙茅 5 g,淫羊藿(仙灵脾)5 g。

【辅料】　水发冬菇 20 g,海米 10 g。

【调料】 葱段、姜片、醋、胡椒面、味精、料酒、精盐、白糖各适量。

【制作】

(1) 仙茅、淫羊藿煎汁备用。

(2) 将鳗鱼宰净,切 5 cm 长的段,但底面微微连接,不全切断。

(3) 将鳗鱼放盘内,放入调料,将冬菇、海米、葱、姜等放在鱼上面,加入煎汁,上笼蒸熟。

(4) 鱼蒸好后,拣出葱、姜,把盘内汤浇在鱼身上即可。

【功效】 温肾助阳,强壮筋骨。

桂地鹿肉

【主料】 鹿肉 250 g。

【药材】 肉桂 1.5 g,熟地黄 10 g。

【调料】 姜块、葱结、绍酒、花椒、味精、胡椒面、精盐、鲜汤、白糖适量。

【制作】

(1) 将鹿肉洗净,切成块。

(2) 肉桂、熟地黄装入纱布袋中封口,制成药包。

(3) 姜、葱洗净,加清汤于砂锅中,放入鹿肉,烧开后,撇去血泡,加姜、葱、药包、花椒、白糖、绍酒,煨 30 分钟,小火煨熟。

(4) 拣去药包,姜、葱、花椒不用,加精盐、胡椒面、味精调味即可。

【功效】 益气助阳,养血祛风。

萸香鹌鹑

【主料】 鹌鹑肉块 200 g。

【药材】 山茱萸 6 g,丁香 0.5 g。

【调料】 盐、姜片适量。

【制作】

(1) 山茱萸、丁香装入纱布袋中封口,制成药包。

(2) 鹌鹑洗净剁块,焯水后捞起。

(3) 砂锅内放入鹌鹑、药包、姜片,大火煮开,转小火慢炖 2 小时,加盐调味即可。

【功效】 补中气,强筋骨。

韭菜鳝丝

【主料】　韭菜 250 g，黄鳝丝 200 g。

【调料】　盐、味精、料酒、食用油适量。

【制作】

(1) 鳝鱼去内脏洗净切丝，韭菜洗净切成小段。

(2) 在锅中热油，快炒鳝鱼至变色，加入料酒、鸡精、盐翻炒片刻。

(3) 最后加入韭菜，快速翻炒断生即可。

【功效】　温肾，助阳，固精。

玄珠补鸽

【主料】　肉鸽 25 g，核桃肉 25 g。

【药材】　黑豆 50 g。

【辅料】　香菇 3 个，木耳 3 朵。

【调料】　姜、葱、料酒、盐适量。

【制作】

(1) 鸽子宰杀洗净。浇开水，水中加少许料酒，将鸽子放入，去血水、去沫，捞出，待用。黑豆浸泡至透心，核桃肉炒熟备用。

(2) 砂锅放水加热至沸腾，放入姜片、葱段、黑豆、香菇、鸽子，转小火炖 1 个半小时。

(3) 1 个半小时后放入木耳，再炖 20 分钟，加盐调味，撒上核桃肉即可。

【功效】　健脾补肾，益气固精。

二、滋补肾阴药膳

双冬肉片

【主料】　猪肉片 200 g。

【药材】　天冬 5 g，麦冬 5 g。

【调料】　葱花、蒜末、姜末、生抽、老抽、味精、盐。

【制作】

(1) 天冬、麦冬煎汁备用。

(2) 锅内热油,放入蒜末、姜末煸炒一下,加入肉片,炒至色变。

(3) 加入双冬汁、生抽、老抽,翻炒,加盖略焖煮。

(4) 大火收汁,加盐、味精调味,撒上葱花即可。

【功效】 滋阴润燥,益胃生津,清心除烦。

杞菊虾仁

【主料】 虾仁 300 g。

【药材】 枸杞子 25 g,贡菊 6 g。

【辅料】 鸡蛋 2 个。

【调料】 葱、姜末、盐、味精、食用油、淀粉适量。

【制作】

(1) 枸杞子、贡菊二味以温水洗净,浸泡湿润。

(2) 将虾仁洗净,用蛋清、淀粉、盐拌匀浆好。

(3) 炒锅烧热,放入食用油,烧至六成热时,投入葱、姜末煸炒出香味,加入虾仁滑透,放入枸杞子、贡菊,略微煸炒即可。

【功效】 补肾壮阳,通乳托毒。

萸地团鱼

【主料】 鳖 1 只。

【药材】 山茱萸 4.5 g,熟地黄 10 g。

【调料】 葱、姜、料酒、黑胡椒、盐适量。

【制作】

(1) 山茱萸、熟地黄切成小粒状备用。

(2) 甲鱼洗宰杀净,葱切段,姜切丝。

(3) 将洗净的甲鱼放入沸水中滚一遍,捞出将表面一层膜搓掉,并冲洗干净。

(4) 将适量盐抹在甲鱼身上,姜丝、葱段、山茱萸、熟地黄塞入腹中,淋上料酒,大火转中火蒸 30 分钟。

(5) 加入适量黑胡椒翻个再蒸 10 分钟,出锅。

【功效】 补肾填精,滋阴凉血。

玄女嫩鸭

【主料】　瘦肉型鸭 750 g。

【药材】　玄参 6 g,女贞子 6 g。

【调料】　料酒、味精、盐、姜、葱、胡椒粉、清汤适量。

【制作】

(1) 鸭子宰净。将鸭子在沸水中焯去血水,捞出后用水冲洗,并尽量把水分控干。

(2) 将玄参、女贞子放入无纺布中做成药包。

(3) 用盐在鸭身上揉搓一遍,脊背朝上盛入坛子内腌一会,鸭肚中放入药包,鸭上放入料酒、葱、姜、胡椒粉和清汤,再将坛子封严上屉,用大火蒸 2 小时,取出,揭去封闭汤坛子的盖,将乳油撇去,除去药包,加入味精,并调好咸淡即成。

【功效】　滋补肝肾,凉血泻火。

桑椹鸡片

【主料】　鸡胸脯片 250 g。

【药材】　干桑椹 9 g。

【辅料】　干黑木耳 10 g。

【调料】　葱、姜、蒜、盐、鸡精、酱油、白糖、胡椒粉、水淀粉、食用油适量。

【制作】

(1) 干桑椹用水浸泡,浸透为度。

(2) 干黑木耳泡发,沸水焯过,取出备用。

(3) 鸡肉加入淀粉、酱油、料酒腌制 20 分钟。

(4) 锅内倒入食用油,下葱、姜、蒜炸香,放入鸡肉翻炒,加木耳一起翻炒,加盐、鸡精、酱油、胡椒粉、白糖调味出锅即可。

【功效】　补血滋阴,生津润燥。

玉麦鱼丁

【主料】　鱼肉 200 g。

【药材】　玉竹 6 g,麦冬 6 g。

【辅料】　笋 50 g。

【调料】 食用油、香油、料酒、盐、胡椒粉、大葱、姜、大蒜适量。

【制作】

(1) 玉竹、麦冬温水泡软,切碎备用。

(2) 将鱼肉切丁,加盐腌10分钟。姜、蒜切末,葱切段备用。

(3) 笋去皮洗净,切成丁,下入沸水内焯一下,捞出控水。

(4) 锅内放入食用油,烧至六成热,改小火,先下鱼丁滑熟,加入姜、蒜末,葱段煸炒,再下笋片,烹入料酒、盐、胡椒粉炒匀,用水淀粉勾芡,淋入香油即可。

【功效】 养阴润燥,润肺清心。

怀杞仙龟

【主料】 乌龟1只。

【药材】 怀山药15 g,枸杞子10 g。

【调料】 生姜、葱、盐、味精、料酒适量。

【制作】

(1) 将准备好的乌龟切块以后清洗干净备用。

(2) 将姜切片、葱切段备用。

(3) 锅内加入适量的清水,大火煮开以后,加入适量的黄酒、姜和龟肉煮熟取出备用。

(4) 将煮熟的龟肉和山药、枸杞子放入炖锅内,加入适量的黄酒、姜片和葱段大火煮开,转小火慢煮4个小时以后,加入适量的盐和味精调味即可。

【功效】 补阴虚,滋肾水,除湿痹。

鳖甲蹄筋

【主料】 水发蹄筋300 g。

【药材】 鳖甲15 g。

【辅料】 香菇5个。

【调料】 葱、姜、料酒、蚝油、糖、胡椒粉、高汤、淀粉适量。

【制作】

(1) 鳖甲煮1小时以上成稠汁备用。

(2) 蹄筋洗净,每条切成两半。

(3) 水中放入葱、姜煮开,放入蹄筋、料酒,去腥后捞出。香菇泡软,去蒂后切半。

（4）用 2 大匙油爆香葱段和姜片,焦黄时捞出,放入香菇略炒,再加入蹄筋、料酒、蚝油、糖、胡椒粉、高汤、鳖甲汁煮开,改小火烧入味,熟软时淋水淀粉勾芡。

【功效】　滋阴潜阳,强壮筋骨。

第五节　壮筋增力药膳饮食

参芪猪蹄

【主料】　猪蹄 2 只。

【药材】　党参 15 g,黄芪 20 g。

【辅料】　黄豆 50 g。

【调料】　葱、料酒、盐、味精、胡椒粉适量。

【制作】

（1）党参、黄芪煎汁备用。

（2）猪蹄改刀,沸水中加料酒,放入猪蹄焯 3 分钟,捞起,洗净。

（3）黄豆洗净,和猪蹄入瓦罐,加药汁、清水,大火煮开后调为小火炖 40 分钟至汤汁呈白,加盐、味精、胡椒粉调味,撒上葱花即成。

【功效】　益气健脾,强壮骨骼。

春盘面

【主料】　羊肉 350 g,羊肚 150 g。

【辅料】　面粉 1 000 g,鸡蛋 2 只,蘑菇 50 g,韭黄 100 g,白菜叶 150 g。

【调料】　盐、姜、料酒、醋、胡椒粉。

【制作】

（1）将羊肉、羊肚洗净,切成 2 cm 见方的小块。

（2）蘑菇洗净,对半切成两块,白菜洗净切段,韭黄洗净剁好备用。

（3）将白面粉用水发透,放入韭黄、食盐,揉成面团,用擀面杖擀薄,切成面条。

(4) 将羊肉块、羊肚块放入锅内,加入姜丝、蘑菇,置大火上烧开,然后将面条下入,烧开,放入食盐、料酒、醋、胡椒粉即成。

【功效】 补中益气。

人参鹌鹑肉

【主料】 鹌鹑肉 100 g。

【药材】 人参 6 g。

【辅料】 冬笋 50 g,鸡蛋 2 个。

【调料】 淀粉、食用油、生姜、葱、醋、食盐、料酒、味精适量。

【制作】

(1) 鹌鹑肉、冬笋切片,人参切薄片,以少许温水泡软备用。

(2) 鹌鹑肉片用蛋清、芡粉及味精适量浆好,起油锅爆鹌鹑肉片备用。

(3) 另起油锅爆笋片待熟,将泡好的人参连水倒入,与笋同煮约 5 分钟,再倒入鹌鹑肉片,并放调料翻炒均匀,即可。

【功效】 补肾气,壮腰膝,强身体。

精芪乳鸽

【主料】 乳鸽 1 只。

【药材】 黄精 6 g,黄芪 12 g。

【调料】 盐、酒、花椒、姜适量。

【制作】

(1) 乳鸽宰净,备用。

(2) 将黄精、黄芪制成药包放鸽腹中,置瓷器或紫砂盅内,加盐、酒、花椒、姜适量及水少许,盖好盖子入蒸笼内蒸煮半小时以上至熟,除去药包即可。

【功效】 补气养阴,健脾润肺,益肾固表。

八珍鸡

【主料】 母鸡 1 只。

【药材】 党参 6 g,白术 6 g,茯苓 6 g,甘草 3 g,当归 6 g,川芎 3 g,熟地黄 7.5 g,白芍 6 g。

【调料】 葱、姜、料酒、盐、味精适量。

【制作】

（1）以八珍汤方中的药材装入洁净纱布袋中，扎口备用。

（2）母鸡去内脏洗净，切块待用。

（3）将鸡块与药袋加水适量入锅同煮，煮开时除去浮沫，加葱、姜、料酒，改用中小火将鸡煮烂，取出药包，加少许食盐、味精调味即可。

【功效】　益气补血。

首乌牛肉

【主料】　嫩牛肉 500 g。

【药材】　桂皮 3 g，大茴香 2 g，制首乌 20 g。

【调料】　盐、姜、料酒适量。

【制作】

（1）将桂皮、大茴香、制首乌装入布袋制成药包。

（2）将牛肉切成大块备用。

（3）锅内加水，放入葱、姜煮沸，放入牛肉、料酒、药包煮出血水，撇去浮沫，继续煮至肉酥熟，除去药袋，加盐、姜、酒等调料后煮至汁浓而稠即可。

【功效】　补脾益肾，壮气血，强筋骨。

灵芝对虾

【主料】　对虾 250 g。

【药材】　灵芝 15 g。

【调料】　高汤、盐、姜、葱、糖、番茄酱适量。

【制作】

（1）对虾 250 g 洗净沥干，灵芝切片用黄酒 20 mL 浸泡 1 小时。

（2）对虾入油锅爆熟取出，另锅中倒入灵芝与酒并加适量鲜汤煮 10 分钟，除去灵芝片后加入油爆虾，再加适量盐、姜、葱、糖及番茄酱略煮即成。

【功效】　补气，安神，助阳。

健身增力饮料

【主料】　黄精 10 g，灵芝 10 g，黄芪 20 g，乌梅 10 g，甘草 5 g。

【调料】　蔗糖 50 g。

【制作】 将上述除蔗糖外的药材加水 900 mL,煎煮成 500 mL,加入蔗糖烊化混匀即可。

【功效】 补脾益气,增强体质。可作运动员训练或竞赛时的饮料。

第六节 益智健脑药膳饮食

龟首散

【主料】 乌龟头 1 个。

【药材】 黄瓜子 10 g。

【制作】 将乌龟头、黄瓜子烘干,研粉装瓶即可。用时白水吞服。

【功效】 散瘀止痛,用于脑震荡后遗症。

玉灵膏

【主料】 龙眼肉 30 g,北沙参 3 g。

【调料】 白糖。

【制作】 将龙眼肉、北沙参放入瓷碗内,碗口罩以丝绵一层,每日蒸饭时同时蒸之,百次即可。服用时加入白糖调味。

【功效】 补血,益气,安神。

桑椹膏

【主料】 鲜桑椹 1 000 g。

【制作】 将鲜桑椹以布榨取汁,于瓷器内熬成膏,每日用开水或醇酒调服一匙。

【功效】 补血滋阴,生津润燥。

蟠桃果

【主料】 猪腰 6 个。

【药材】 芡实、莲肉、枣肉、胡桃肉、熟地黄等分。

【辅料】　大茴香末。

【制作】　以猪腰 6 个,剔除内部筋膜,掺大茴香末,蒸至熟烂,与芡实、莲肉(去心)、枣肉(去核)、胡桃肉(去衣)、熟地黄等分,研碎和匀捣成饼,每日空腹用开水或好黄酒吞服 1 个。

【功效】　补脾滋肾。

凤髓汤

【主料】　牛髓 125 g,白蜜 500 g。

【药材】　杏仁 125 g,山药 250 g,胡桃仁 125 g。

【制作】

(1) 牛髓、白蜜 500 g,入锅同煮至沸,以绢滤去渣。

(2) 杏仁 125 g,山药 250 g,胡桃仁 125 g,研泥。

(3) 药汁内加入药泥,放入瓷罐中,油纸封口,隔汤煮 1 日即可。

【功效】　补精润肺,壮阳助胃。

党参益智猪尾汤

【主料】　猪尾 4 条。

【药材】　党参 15 g,益智仁 10 g,白术 10 g,陈皮 6 g,半夏 10 g,生姜 6 g。

【制作】

(1) 猪尾洗净切段,入砂锅加水煮熟。

(2) 益智仁盐水拌炒,与陈皮、白术、半夏同入纱布袋内,制成药包。

(3) 药包与党参、生姜放在蒸钵底部,然后将煮熟猪尾取出放在蒸钵药面上,再将汤倒入盖好,蒸半小时即可。

【功效】　补中益气,温摄涎唾。

小儿脚痿行迟方

【主料】　童子鸡 1 只,猪脊骨 200 g。

【药材】　五加皮 10 g,木瓜 10 g,牛膝 10 g。

【调料】　盐、姜、料酒、味精适量。

【制作】

(1) 童子鸡、猪脊骨分别入葱、姜水中加料酒焯水,撇去浮沫。

(2) 加入五加皮、木瓜、牛膝同煮至熟,加盐、味精调味即可。

【功效】 补肝肾,健筋骨。

灵芝银耳羹

【主料】 银耳1朵。

【药材】 灵芝9g。

【调料】 冰糖15g。

【制作】

(1) 银耳泡发,除去根部,撕成小朵。

(2) 灵芝、银耳同煮稠,取出灵芝,调入冰糖调味即可。

【功效】 养阴润燥,安神止咳。

安神香蜜膏

【主料】 芝麻油100g,芝麻100g,蜂蜜100g,核桃仁100g。

【药材】 大茴香粉6g,小茴香粉6g。

【辅料】 牛奶150mL。

【制作】

(1) 用芝麻油小火熬芝麻、核桃仁至焦黄,滤油,去除药渣。

(2) 待油略冷,加入牛奶搅匀,文火熬膏。

(3) 至滴水成珠,加入蜂蜜,不断搅拌,最后加入茴香粉,搅匀即可。

【功效】 安神益智。

杞子蒸羊脑

【主料】 羊脑1副。

【药材】 枸杞子10g。

【制作】 将羊脑放入碗内,放上枸杞子,隔水蒸熟,调味食之。

【功效】 醒脑益智。适用于头痛目眩、记忆不良。

增智益肾糕

【主料】 玉米粉200g,山药粉200g。

【药材】 核桃仁30g,莲肉20g,黑芝麻、枸杞子各10g。

【调料】　红糖适量。

【制作】

(1) 玉米粉、山药粉加适量水搅拌成糊,装入模具。

(2) 糊面上撒上核桃仁、莲肉、黑芝麻、枸杞子蒸熟即可。非糖尿病患者,可加红糖调味。

【功效】　益智健脑。

第七节　四季养生药膳饮食

一、春季药膳

参芪乳鸽肉

【主料】　用 500 g 以上乳鸽一只。

【药材】　党参 10 g,黄芪 20 g。

【调料】　盐、姜、酒、葱。

【制作】

(1) 将党参、黄芪装入布袋,制成药包。

(2) 乳鸽去毛及内脏,将药包置鸽腹中缝合后,加盐、姜、酒、葱及适量的水,清炖至熟烂为度,除去药包即可。

【功效】　益气健脾,升阳益胃。

二至肝片

【主料】　猪肝。

【药材】　女贞子、旱莲草。

【辅料】　笋片。

【调料】　淀粉、味精、盐、酱油、糖、胡椒粉适量。

【制作】

(1) 将女贞子、旱莲草熬成浓汁约 30 mL,备用。

（2）将猪肝切片,用淀粉加味精、盐少许浆好,入油锅中爆熟。

（3）另起油锅,将笋片在油锅中煸炒,加入药汁、酱油、糖、味精及少许胡椒粉后,同时倒入爆过的猪肝片,炒匀,加少许鲜汤略煮片刻即可。

【功效】 补肝益肾。

首乌鳝背

【主料】 黄鳝背肉 250 g。

【药材】 何首乌粉 6 g。

【调料】 淀粉、盐、味精、酒、糖、蒜泥适量。

【制作】

（1）将鳝背切成长条块状,备用。

（2）将首乌粉加适量淀粉、盐、味精、酒、糖、蒜泥等,加水调成厚糊状。

（3）将鳝背条抹上厚糊,入油锅中炸透后,盛起即可。

【功效】 滋肝益肾,补血黑发。

韭黄炒蛋

【主料】 韭黄 100 g,鸡蛋 4 只。

【辅料】 嫩竹笋丝 100 g。

【制作】

（1）将鸡蛋打匀,加味精、酒及盐适量搅拌均匀,备用。

（2）将韭黄、竹笋丝入油锅中煸炒待熟,缓缓将蛋液倒入韭黄丝及竹笋丝中,边倒边炒,使蛋与二丝相凝成块状,再反复煸炒几下即可。

【功效】 补血助阳,润肺利膈。

枸桃羊膏

【主料】 羊腿肉 500 g。

【药材】 枸杞子 20 g,核桃仁 50 g。

【调料】 蒜、葱、姜、酒、盐、糖适量。

【制作】

（1）将羊肉切成块,核桃仁炒熟,切成小粒状备用。

（2）将羊肉、核桃粒、枸杞子一起入锅加水同煮,待熟后加入蒜、葱、姜、酒、盐、糖等适量,再煮至熟烂,冷却后自然冻结,即成枸杞羊膏,切片即可。

【功效】　壮阳补肾,益肝健腰,对治疗阳痿、神倦有益。

八宝鹌鹑

【主料】　鹌鹑 1 对。

【药材】　龙眼肉 4 g,红枣肉 4 g,芡实 4 g,莲子 4 g,薏苡仁 4 g。

【辅料】　香菇 3 个,蘑菇 4 个,黑木耳 2 朵。

【调料】　葱、姜、酒、盐适量。

【制作】

(1) 鹌鹑去毛除内脏,洗净备用,香菇、木耳泡发。

(2) 香菇、蘑菇切片,黑木耳撕成小朵。

(3) 将鹌鹑和所有材料一起放入砂罐中,加调料煨煮成汤食用。

【功效】　益肝,补肾,润肺。

清宫寿桃糕

【主料】　糯米粉 150 g,玉米粉 150 g。

【药材】　益智仁 10 g,熟地黄 20 g,枸杞子 20 g,胡桃仁 40 g。

【调料】　白糖 100 g。

【制作】

(1) 益智仁、熟地黄、枸杞子、胡桃仁打粉备用。

(2) 糯米粉、玉米粉混匀,加入白糖粉混匀,最后加入药粉,充分搅拌混匀。

(3) 粉中加适量水,拌和至面光、盆光、手光的“三光”面团,将面团在模具中压制成糕,蒸熟即可。

【功效】　健脑安神,健脾增纳,延年益寿。

参芝枣茶

【主料】　人参 3 g,灵芝 3 g,红枣 6 枚。

【调料】　冰糖适量。

【制作】　人参、灵芝切成薄片,与红枣一起放杯中,以沸水泡茶饮,也可加少量冰糖。

【功效】　益气补元,调和营卫。

二、夏季药膳

茅根鸭块汤

【主料】 鸭块 200 g。

【药材】 茅根 50 g。

【辅料】 冬瓜 100 g。

【调料】 葱、姜、盐、料酒、味精适量。

【制作】

(1) 先将茅根加水煮汁,冬瓜切片备用。

(2) 锅内水中放入葱、姜煮开,放入料酒,鸭块焯水,除去血腥味。

(3) 茅根汁中放入鸭块、冬瓜片,煮至熟酥为度,加盐、味精调味即可。

【功效】 益气生津,清热消暑。

芦根绿豆粥

【主料】 粳米 60 g。

【药材】 芦根 100 g,绿豆 30 g。

【制作】

(1) 芦根煎汁 30 分钟,捞出去渣备用。

(2) 将绿豆、粳米加入煎汁中,煮成粥。

【功效】 清暑养胃,生津止渴。

玉麦鸡片

【主料】 薄片鸡脯肉 200 g。

【药材】 玉竹片 6 g,麦冬 6 g。

【调料】 淀粉、味精、盐、糖、胡椒粉、料酒适量。

【制作】

(1) 玉竹片及麦冬粒用开水泡半小时。

(2) 鸡片用芡料、味精、盐腌,加玉竹、麦冬泡液少许浆好后,入油锅中爆熟。

(3) 将玉竹、麦冬连汁倒入油锅中炒一下略煮片刻,然后将鸡片倒入炒匀,并加盐、糖、胡椒粉、料酒略炒一下即可。

【功效】 养心安神,滋阴健脾。

杞米鱼香茄子

【主料】 茄子250 g,咸鱼25 g。

【药材】 枸杞子10 g,薏苡仁20 g。

【调料】 酱油、糖、酒、姜、蒜泥适量。

【制作】

(1) 将茄子洗净,切去头尾,切成条块状,咸鱼切成小块状备用。

(2) 枸杞子、薏苡仁泡透。

(3) 将茄子与咸鱼在油中炒一下盛起,放砂锅中,加枸杞子、薏苡仁、酱油、糖、酒、姜、蒜泥及适量水,用文火煲熟即成。

【功效】 健脾利湿,开胃增纳,补肝益肾。

四军鲫鱼汤

【主料】 鲫鱼二尾。

【药材】 党参10 g,白术12 g,茯苓12 g,甘草4.5 g。

【调料】 姜、葱、料酒、盐、清汤、味精适量。

【制作】

(1) 选鲜活鲫鱼去鳞片及内脏,入油锅略煎备用。

(2) 四味中药加水煮汤后,滤去渣备用。

(3) 将鲫鱼入清汤、药汁、料酒、姜片、葱段,用小火煨熟,最后加盐、味精调味即可。

【功效】 益气补中,利湿消肿,健脾和胃。

莲蓉凉糕

【主料】 鲜莲子50 g,荸荠粉150 g。

【辅料】 琼脂10 g。

【调料】 白糖60 g。

【制作】

(1) 将鲜莲子做成泥状,琼脂加适量水加热熔化备用。

(2) 将荸荠粉、莲子泥、糖加琼脂液混合,放入模具中蒸熟即可。

【功效】 润肺安心,清热生津。

酸梅绿豆汤

【主料】 酸梅 30 g,绿豆 100 g。

【调料】 白糖 50 g。

【制作】 先将绿豆加水烧开,再加入酸梅,煮至豆化梅烂,再加入白糖和匀即成。

【功效】 清热解渴,消暑开胃。

三、秋季药膳

雪梨羹

【主料】 雪梨 100 g。

【药材】 麦冬 10 g,沙参 10 g,腊梅花 6 g。

【调料】 冰糖 30 g。

【制作】 雪梨去皮、芯切块,与药一起放入锅中,加水煮烂后,加入冰糖溶化即成。

【功效】 滋阴润燥,补肺止咳。

芡莲藕粥

【主料】 粳米 100 g。

【药材】 芡实 30 g,莲子 30 g,鲜藕 50 g。

【制作】

(1) 粳米洗净,藕切成小块,芡实、莲子去皮。

(2) 所有材料加水一同煮粥即可。

【功效】 健脾养心,实肠止泻。

五味乳鸽肉

【主料】 用 500 g 左右乳鸽一只。

【药材】 五味子 6 g,黄精 6 g。

【调料】 料酒、盐、姜、蒜、清汤适量。

【制作】

(1) 五味子、黄精放入纱布袋中,制成药包。

(2) 乳鸽去毛及内脏后,将药包纳入鸽腹中,加酒、盐、姜、蒜等调味及汤少许,隔水蒸至熟烂为度。

【功效】　益气补肾,养肺固卫。

桑椹鲤鱼

【主料】　鲤鱼 500 g 以上一尾。

【药材】　桑椹 6 g,何首乌 6 g,丁香 1 粒。

【调料】　葱、姜、料酒、清汤、盐、味精适量。

【制作】

(1) 将丁香、桑椹、首乌敲碎,放入纱布袋中制成药包。

(2) 鲤鱼去鳞及内脏,抹上盐腌制 15 分钟。

(3) 鱼腹中放入药包,装盘,鱼面上放上葱、姜,蒸熟。

(4) 去除葱、姜,倒出汤汁,去除药包。

(5) 将汤汁加热,加盐、味精调味后,倒在鱼身上即可。

【功效】　益气补肾,滋阴养肝。

四米粥

【主料】　粳米、玉米、麦米、粟米各 30 g。

【制作】　四种米混合,加水煮粥即可。

【功效】　健脾胃,润五脏,治泄泻,疗虚羸。

松子蜜糕

【主料】　糯米粉 250 g。

【药材】　松子仁、核桃仁各 20 g。

【调料】　蜂蜜 50 g。

【制作】　将松子仁及核桃仁打碎,与糯米粉、蜂蜜拌和均匀,入模具压成糕形,蒸熟即成。

【功效】　补肾润肠,活血降脂。

栗子麻仁糕

【主料】 玉米粉 100 g,糯米粉 100 g。

【药材】 芝麻 15 g,火麻仁 10 g。

【辅料】 栗子粉 50 g。

【调料】 红糖 50 g。

【制作】

(1) 将芝麻及火麻仁打粉。

(2) 玉米粉、糯米粉混合均匀,逐次加入芝麻粉、麻仁粉、栗子粉、红糖充分混合。

(3) 加少许水,拌和成面团,入模具压成糕形,蒸熟即成。

【功效】 补肾宽肠,健脾益气。

淮山兔肉

【主料】 瘦兔肉 200 g。

【药材】 山药粉 30 g,茯苓粉 10 g。

【调料】 淀粉、盐、味精、蒜泥、酒、胡椒粉适量。

【制作】

(1) 将瘦兔肉切成阔条形备用。

(2) 将山药粉、茯苓粉及淀粉加盐、味精、蒜泥、酒、胡椒粉及少许水调成厚糊。

(3) 将瘦兔肉涂上厚糊后,入油锅炸透即可。用椒盐蘸食。

【功效】 补中益气,嫩肤美容,健脾胃,清肺热。

四、冬季药膳

温阳三鲜火锅

【主料】 羊肉、鸡肉、瘦猪肉切片,各 100 g。

【药材】 党参 10 g,黄芪 10 g,制附片 4.5 g。

【辅料】 青菜心 250 g,冬笋片 100 g。

【调料】 猪油 20 g,鸡汤 1 000 mL。

【制作】

(1) 先将三味中药加适量水,煎汁约 200 mL,与鸡汤混合后,加入火锅中。

(2) 烧开火锅,将肉、菜等在沸烫的锅中涮食,并配调料蘸食之。

【功效】　补气温阳,壮体御寒。

牛羊补糕

【主料】　牛肉、连皮羊肉各 500 g。

【药材】　人参 30 g,白术 10 g,陈皮 6 g。

【调料】　葱、姜、蒜、酒、酱油、糖适量。

【制作】

(1) 将牛、羊肉切成小块,人参、白术切片备用。

(2) 将牛羊肉、人参、白术、陈皮入锅同煮,待熟加入葱、姜、蒜、酒、酱油、糖等调料,文火慢煮,至肉烂汤稠为止,待其自然冷却冻结成糕状,可切片食用。

【功效】　温肾健脾,益气补血,温中开胃,壮阳增力。

核桃虾仁

【主料】　虾仁 200 g。

【辅料】　核桃仁 50 g,鸡蛋 1 个。

【调料】　淀粉、蒜泥、盐、糖、酒适量。

【制作】

(1) 先将虾用蛋清、水淀粉浆好,入油锅爆熟备用。

(2) 将核桃仁入油锅中炸透。

(3) 另起油锅放入虾与核桃仁同炒匀,并加蒜泥、盐、糖、酒等调料翻炒一下即可。

【功效】　壮阳补肾。

参附海参

【主料】　发好的海参 250 g。

【药材】　人参 5 g,附子片 5 g。

【调料】　酒、盐、味精、葱、姜、鸡汤适量。

【制作】

（1）人参、附子切成细粒，加水蒸 30 分钟。

（2）海参切条入油锅略煸炒一下后，加入参、附子及汁、酒、盐、味精、葱、姜末，再加鸡汤适量，烩煮约数分钟即可。

【功效】 补元助阳，温肾益髓。

 养荣鱼块

【主料】 青鱼块 250 g。

【药材】 党参 10 g，当归 6 g，黄精 6 g。

【调料】 姜、蒜、胡椒粉、酱油、糖、清汤适量。

【制作】

（1）先将三味中药加水少许，蒸 30 分钟，取汁备用。

（2）青鱼块先在油锅中翻煸一下，加入药汁、姜、蒜、胡椒粉、酱油、糖、清汤少许，煮熟即成。

【功效】 健脾补血，养荣调经。

薜荔羊肉

【主料】 羊肉 250 g。

【药材】 薜荔果 30 g。

【调料】 食用油、红烧酱油、盐、姜、蒜、葱、桂皮、料酒、胡椒粉、花椒、八角、冰糖适量。

【制作】

（1）薜荔果熬汁约 200 mL，羊肉切块备用。

（2）羊肉焯水，洗净。

（3）锅内留底油，放入葱、姜、蒜爆香，加入羊肉煸炒，随后加料酒、红烧酱油翻炒，使羊肉块上色均匀，加入适量的水、药汁、八角、花椒、桂皮和冰糖小火炖 1 小时，收汁，放入胡椒粉和盐调味即可。

【功效】 补肾壮阳。

参枣元宵

【主料】 糯米粉 250 g。

【药材】　人参粉 10 g。

【辅料】　枣泥 100 g。

【调料】　糖 50 g。

【制作】

(1) 将人参粉、枣泥、糖拌和均匀,作元宵芯子。

(2) 糯米粉加水适量,捏成粉团。

(3) 用糯米粉包枣泥作成元宵,每只约 15 g,入沸水中煮熟即可。

【功效】　补气和营,健脾固卫。

双参寿饮

【主料】　生晒参、西洋参各 3 g,枸杞子 5 g。

【制作】　以上三物放茶杯中,用沸水泡饮,直饮至味淡,可将参渣等嚼咽吞服。

【功效】　益气养阴,护嗓明目,延年增寿。

第六章

常见病海派孟氏药膳应用

正常生理状态下的合理饮食和病理状态下的合理饮食是完全不同的概念。合理饮食可以促进疾病的恢复和痊愈,不合理饮食可能加速疾病的发展和恶化。药膳治疗是中医治疗环节中不可缺少的部分,但它决不可替代药物治疗、手术治疗等其他治疗手段,也不能将药膳治疗的作用看作是立竿见影的治疗方法。海派孟氏药膳在长期的临床实践中积累了丰富的、行之有效的药膳施治的经验,以下为孟仲法遗留的药膳处方。

第一节　呼吸系统疾病药膳

呼吸系统疾病中最常见的为急性上呼吸道感染、急性气管-支气管炎、肺炎、支气管哮喘、支气管扩张、急性呼吸窘迫综合征等,都属于中医"咳嗽""痰饮""气喘"范畴。急性期属外邪犯肺,郁而化火者多,易为肺热证;慢性期则"其标在肺,其本在脾、肾",常表现为虚证或虚中挟实之证。因此,中医对此类疾病,急性期、实证期以清热祛邪为主,慢性期则以扶正为主,食治亦不例外。海派孟氏药膳收载了关于支气管炎、肺炎以及哮喘的经验药膳方。

一、支气管炎药膳

支气管炎是由生物、理化刺激等因素引起的支气管黏膜炎症。多散发,无流行倾向,年老体弱者易感。症状主要为咳嗽和咳痰。急性发作期表现为多在1周内出现脓性或黏液脓性痰,痰量明显增加,或伴有发热等炎症表现,或咳、痰、喘等症状任何一项明显加剧。若因治疗不当或由于患者本身的免疫、体质以及环境等因素,也可形成迁延性或慢性。慢性迁延期表现为不同程度的咳、痰、喘症状迁延1个月以上。支气管炎临床表现属于中医"咳嗽""肺胀"等范畴。孟氏药膳将其分型为急性肺热型和慢性肺虚脾肾不足型。

急性肺热型　常表现为起病急,全身症状轻,可有发热,初为干咳或少量黏液痰,随后痰量增加,咳嗽加剧,偶伴痰中带血。

青龙白虎汤

【主料】　白萝卜150 g。

【药材】　鲜青果10枚。

【调料】　白糖适量。

【制作】

(1) 将鲜青果、白萝卜洗净,切薄片。

(2) 砂锅内放入适量清水,将鲜青果、白萝卜一起煮汤即可。服用时可根据口味用白糖调味。

【服法】　代茶频频服用,1日内服完。

蓬蒿汤

【主料】　鲜蓬蒿菜100 g。

【调料】　冰糖适量。

【制作】　鲜蓬蒿菜洗净,切小段,入砂锅煮汤。可根据口味加冰糖适量调味。

【服法】　代茶频频服用,1日内服完。

凉拌蕺菜

【主料】　鲜鱼腥草100 g。

【调料】　香油、盐适量。

【制作】

(1) 鱼腥草即是蕺菜。将鲜鱼腥草洗净,切小段,在沸水中略烫一下,取出。

(2) 用香油、盐适量凉拌作菜肴。

【服法】　日服1~2次。

雪羹汤

【主料】 鲜荸荠 150 g,陈海蜇 100 g。

【调料】 冰糖适量。

【制作】

(1) 鲜荸荠去皮切片,陈海蜇浸泡去盐,洗净切碎。

(2) 将鲜荸荠与陈海蜇一同煮烂成液状,根据口味加适量冰糖调味服之。

【服法】 可作菜肴常食。

三仙饮

【主料】 生萝卜、鲜藕各 250 g,雅梨 2 枚。

【辅料】 蜂蜜 200 g。

【制作】

(1) 生萝卜、鲜藕、雅梨洗净去皮,切碎。

(2) 生萝卜、鲜藕、雅梨加适量净水,用破壁粉碎机打碎成汁。

(3) 加蜂蜜 200 g,拌匀饮服。

【服法】 代茶频频服用,1 日内服完。

双瓜豆腐汤

【主料】 豆腐 250 g。

【辅料】 黄瓜 100 g,丝瓜各 100 g。

【调料】 蒜、姜、食用油、清汤、盐、味精适量。

【制作】

(1) 黄瓜和丝瓜去皮及籽洗净,切成滚刀块,豆腐切小块备用。

(2) 锅内热油,爆香蒜、姜,将丝瓜、黄瓜放入爆炒,然后倒入豆腐及清汤煮透,加盐、味精适量即可。

【服法】 可作菜肴常食。

马兰头拌干丝

【主料】 豆腐干 50 g,马兰头 250 g。

【调料】 香油、生抽、糖、醋适量。

【制作】

(1) 豆腐干、马兰头分别在沸水中汆烫 5 分钟。

(2) 豆腐干切丝、马兰头切碎。

(3) 将豆腐干丝、马兰头放入碗中,加香油、生抽、糖、醋搅拌均匀即可。

【服法】 可作菜肴常食。

芦根粥

【主料】 粳米 60 g。

【药材】 鲜芦根 150 g,竹茹 20 g。

【制作】

(1) 鲜芦根、竹茹煎煮取汁,粳米洗净备用。

(2) 砂锅内放入净水、药汁煮沸,倒入粳米熬煮成粥即可。

【服法】 可作菜肴常食。

银菊蒸鱼

【主料】 鲤鱼 1 条。

【药材】 银花 6 g,白菊花 6 g。

【调料】 姜、葱、盐、清汤适量。

【制作】

(1) 银花、白菊花洗净拍碎。

(2) 鲤鱼去内脏洗净,盛鱼盆中,将银菊均匀散放在鱼盆中,再加姜、葱及鲜汤,清蒸至熟即可。

【服法】 每周 1 次,食鱼饮汤。

慢性肺虚脾肾不足型 常表现为咳嗽气短,多痰或无痰干咳,声低乏力,自汗或盗汗,纳食不佳,活动时易发生呼吸困难等虚性症状。

柚子炖鸡

【主料】 雄鸡 1 只。

【辅料】 柚子 1 只。

【调料】 冰糖适量。

【制作】

(1) 柚子 1 只去皮留肉,雄鸡去内脏,洗净备用。

(2) 将柚子肉切块放入鸡腹内,加冰糖少许,隔水蒸熟,

【服法】 每周 1 次,饮汤食鸡肉。

猪肺粥

【主料】 猪肺 100 g。

【药材】 薏苡仁 60 g。

【辅料】 粳米 80 g。

【调料】 盐适量。

【制作】

(1) 先将猪肺洗净,在沸水中焯水 10 分钟取出,切成小块。

(2) 薏苡仁泡透,与粳米熬煮成粥即可。

【服法】 可作菜肴常食。

黄芪百合银耳羹

【主料】 干银耳 10 g。

【药材】 黄芪 20 g,干百合 50 g。

【调料】 冰糖适量。

【制作】

(1) 干银耳、百合泡发,泡发后的银耳去根,切成小朵;泡发后的百合洗净。

(2) 黄芪 20 g 煎汁备用。

(3) 百合、银耳一起入锅,与黄芪汁同煮至熟,加冰糖少许即可。

【服法】 可作菜肴常食。

当归五味鸭

【主料】 瘦肉型鸭胸肉或腿肉 250 g。

【药材】 当归 6 g,五味子 6 g。

【调料】 葱、姜、料酒、清汤、盐、味精适量。

【制作】

(1) 鸭肉切块,五味子敲碎备用。

(2) 锅内水中加入葱、姜煮沸,放入料酒、鸭肉块焯水,捞出洗净。

(3) 在盘中放入鸭肉、当归、五味子、葱结、姜片、适量清汤,入锅蒸熟。

(4) 蒸熟后,取出鸭肉摆盘。

(5) 将汤汁滤出加热,放盐、味精调味,倒在鸭肉上即可。

【服法】 每周 2～3 次,10 次为 1 个疗程。

竹叶鸡片汤

【主料】 鸡片 50 g。

【药材】 鲜竹叶 60 g。

【辅料】 茭白片 50 g。

【调料】 淀粉、味精、盐适量。

【制作】

(1) 鲜竹叶煎煮,取汁备用。

(2) 将鸡片以淀粉、味精、盐浆好,在油锅中爆一下,盛起备用。

(3) 将茭白片、鸡片加入鲜竹叶汁同煮,然后加适量味精、盐即可。

【服法】 每周 1 次,饮汤食鸡肉。

二黄海参

【主料】 发好的海参 200 g。

【药材】 黄芪 15 g,黄精 6 g。

【调料】 盐、味精、葱、姜适量。

【制作】

(1) 黄芪、黄精煎汁约 100 mL 备用。

(2) 发好的海参切条状。

(3) 用药汁烩煮海参,加适量盐、味精、葱、姜等调料,烩熟即可。

【服法】 每周 2～3 次,可常服。

珠玉二宝粥

【主料】 薏苡仁 30 g,粳米 60 g。

【药材】 干山药 20 g。

【制作】

（1）干山药打粉备用，薏苡仁、粳米泡透。

（2）将三者同入砂锅，加水煮粥即可。

【服法】 可作菜肴常食。

橘红核桃糕

【主料】 米粉 500 g。

【药材】 橘红 10 g。

【辅料】 核桃仁 50 g。

【调料】 白糖 150 g。

【制作】

（1）橘红、核桃仁研粉备用。

（2）米粉与橘红粉、核桃粉、白糖拌和，加水少许搓成湿粒，压模成方块糕形，在蒸笼内蒸熟即可。

【服法】 每日 1～2 次，根据年龄大小每次服用 50～100 g。

海带黄豆汤

【主料】 黄豆 50 g，海带 50 g。

【调料】 盐适量。

【制作】

（1）黄豆洗净、泡透备用。

（2）海带擦拭干净，水浸泡至软，海带切碎。

（3）将黄豆、碎海带与泡海带水一同煮汤，至熟烂为度。

【服法】 每日 2 次，小儿可减量，食海带、黄豆，饮汤。

二、哮喘药膳

哮喘，又称支气管哮喘，是由多种炎症细胞（如嗜酸性粒细胞、肥大细胞、T淋巴细胞、中性粒细胞、巨噬细胞等）和细胞组分参与的慢性炎症性疾病。可分为外源性（吸入型）、内源性（感染型）及混合型三种。临床表现为反复发作的喘息、气急、胸闷等症状。常在夜间和（或）清晨发作、加剧，多数患者可自行缓解或经治疗后缓解。哮喘在中医属于"哮证"范畴，中医认为本病是因外感、饮食、情志、劳倦等诱因，诱动内伏于肺的痰饮，痰气阻塞，使肺气不得宣降，出现呼吸喘促、喉间哮鸣有声为主要表现的肺系发作性疾病。在治疗上主张"急则治其标，缓则治其本"。

哮喘发作时的治标药膳

生姜葱白饮

【主料】　生姜 6 g，葱白 15 g。

【调料】　红糖适量。

【制作】　生姜、葱白切碎，煮汤一碗，乘热加入红糖适量，缓缓饮服。

【服法】　中病即止，勿多饮。

椒目豆腐

【主料】　豆腐 100 g。

【药材】　椒目 1.5 g。

【辅料】　紫菜 5 g。

【制作】

(1) 椒目炒过，研粉备用。

(2) 豆腐切块，加入紫菜及椒目粉煮成汤一碗，缓缓服饮，可根据口味适量加盐调味。

【服法】　每日 1～3 次。

地龙（即蚯蚓）膏

【主料】　活地龙 100 条。

【调料】　白糖适量。

【制作】　用活地龙 100 条在水盆中养 1～2 日，待其排清粪便洗净，加水煮熟烂。加白糖，文火熬成黏稠膏状，共约 500 mL。

【服法】　每日 2～3 次，每次服 1 匙，约 10 mL。

灵芝煮鹌鹑蛋

【主料】　鹌鹑蛋 100 枚。

【药材】　灵芝 100 g。

【调料】　盐适量。

【制作】

(1) 鹌鹑蛋煮熟,将壳略敲使碎,备用。

(2) 将蛋壳敲碎的鹌鹑蛋与灵芝片同煮1小时,加少许盐,使蛋在灵芝液中浸泡24小时,捞出即可。

【服法】 每日2次,每次服蛋5枚。

杏蜜胡桃饮

【主料】 甜杏仁30 g,核桃仁50 g。

【辅料】 蜂蜜30 g。

【制作】 甜杏仁、核桃仁打碎,加适量水煮熟烂后,加入蜂蜜30 g拌匀即成。

【服法】 分数次服,1日服完。

五味乳鸽

【主料】 乳鸽1只。

【药材】 五味子6 g。

【辅料】 白萝卜100 g。

【调料】 葱、姜、料酒、清汤、盐适量。

【制作】

(1) 五味子敲碎制成药包,白萝卜100 g切小块,乳鸽去内脏洗净。

(2) 锅内水中放入葱、姜煮沸,放入乳鸽、料酒,除去血腥味。

(3) 将五味子药包与萝卜放鸽腹中,加鲜汤、盐清蒸至熟烂,除去药包即可。

【服法】 每周1次,可常服。

醋煮乌骨鸡

【主料】 乌骨鸡1只。

【药材】 镇江香醋2 000 mL。

【制作】

(1) 乌骨鸡去毛、内脏,洗净,切块。

(2) 锅内放入鸡块、镇江香醋2 000 mL,在锅中文火焖熟。

【服法】 可分几次服完,服时可蘸调料。

苏子鲫鱼汤

【主料】　鲫鱼1条。

【药材】　苏子6 g,生姜3 g,甘草3 g。

【调料】　食用油、葱、姜、料酒、清汤、盐适量。

【制作】

(1) 鲫鱼去鳞及内脏,洗净,苏子、生姜、甘草制成药包备用。

(2) 鲫鱼用食用油略煸。

(3) 锅内放入鱼、药包、葱、姜、料酒煮汤,至鱼熟后,除去药包,加盐调味即可。

【服法】　每周1～2次,食鱼饮汤。

哮喘不发时的治本药膳

北瓜膏

【主料】　北瓜1 500 g。

【辅料】　饴糖1 500 g,生姜汁50 mL。

【制作】　北瓜去籽洗净,切成小块,先煮北瓜,待熟烂后滤去渣取汁,加入饴糖煎熬15分钟左右,然后将姜汁徐徐加入,拌匀即成。

【服法】　每次服20 mL,小儿减半,每日服2次。

核桃人参豆浆

【主料】　豆浆200 mL。

【药材】　核桃仁500 g,人参粉50 g。

【制作】

(1) 核桃炒熟,研成粉,与人参粉50 g混合拌匀,此为22日的量。

(2) 每日用豆浆冲入混匀粉末25 g,即可。

【服法】　日服1～2次,温服,可加糖调味。22日为1个疗程,可连服2～3个疗程。

补肾健脾饼

【主料】　面粉500 g。

【药材】 山药、茯苓各 50 g,黑芝麻、核桃仁各 100 g。

【辅料】 植物油 50 g。

【调料】 白糖 200 g。

【制作】

(1) 将山药、茯苓研粉,黑芝麻、核桃仁炒熟后研粉。

(2) 上述四味与面粉、白糖、植物油混合,加水适量,做成小饼,在锅或烘箱中烤熟。

【服法】 可作点心常食。

银香煎

【主料】 银耳 100 g,香菇 100 g。

【调料】 冰糖 30 g。

【制作】

(1) 银耳泡发洗净,文火熬煮成黏羹状。

(2) 香菇不去蒂洗净,切小,煎汁,滤去渣。

(3) 将香菇煎汁混入银耳羹中,加冰糖 30 g,在火上融化,即成银香煎,使煎得的液体共为 500 mL。

【服法】 每日 1~2 次,每次服 50 mL。以 2 料为 1 个疗程,或连服 2~4 个疗程。

河车补肾羹

【主料】 猪肾(腰子)一双。

【药材】 胎盘粉 3 g,桑椹 10 g。

【辅料】 笋片 20 g,鸡蛋 2 个。

【调料】 淀粉、清汤、盐适量。

【制作】

(1) 猪肾去筋膜洗净,切花块,以蛋清、芡粉浆好待用;干桑椹洗净,略泡,取汁。

(2) 另以笋片起油锅爆熟后,即倒入肾片及胎盘粉、桑椹翻炒一下,加鲜汤、桑椹汁煮熟,调味勾芡盛起即可。

【服法】 可作菜肴常食。

水晶桃

【主料】 核桃肉 500 g,柿饼 500 g。

【制作】 核桃肉、柿饼去蒂,放在蒸笼内蒸熟后,入石臼中杵碎烂,并充分混合。

【服法】 每次取食 20～30 g,每日 1～2 次,服完为 1 个疗程。

煨梨方

【主料】 大黄梨 1 只。

【药材】 花椒 50 粒。

【制作】 大黄梨刺 50 个小孔,每孔嵌入花椒一粒,再以面粉团糊没整个梨,厚 0.5～1 cm,置炉火中烤熟,烘箱亦可。若无上述设备,可先在蒸锅中蒸熟,再在锅上烤干,使面粉皮略呈黄色为度。

【服法】 每日服 1 只,1 周为 1 个疗程。

第二节　心血管系统疾病药膳

一、高血压药膳

高血压是以体循环动脉压升高为主要临床表现的心血管综合征,可分为继发性高血压和原发性高血压。继发性高血压是指继发于其他疾病的高血压,可通过治疗得到根治或改善。原发性高血压是指未明确病因的高血压,常与其他心血管危险因素共存,可损伤重要脏器,最终导致相关器官的功能衰竭。高血压属于中医"眩晕"等范畴。辨证常分为肝阳上亢和肝肾阴虚两型。其食治原则为平肝潜阳和补肾养阴。

平肝潜阳药膳　适用于水不涵木,肝阳上亢,实火偏重,症见头痛、目眩、口苦、心烦、面红、脉弦数、舌质红的患者。

鲜芹汁

【主料】 鲜芹菜 250 g。

【制作】 鲜芹菜不去叶,洗净,开水烫 2 分钟,切细,榨汁服用。

【服法】 每日服 2～3 次,可连服 1～2 周。

芹菜拌鸭丝

【主料】 瘦肉型鸭腿肉或胸脯肉 50 g。

【药材】 鲜芹菜 150 g。

【调料】 芝麻酱、味精、精盐适量。

【制作】

(1) 鲜芹菜去老叶,洗净切断,在沸水锅中烫 1 分钟取出。

(2) 瘦肉型鸭腿肉或胸脯肉 50 g 煮熟切丝,与芹菜以芝麻酱、味精及精盐少许拌匀。

【服法】 每周 1 次,可常服。

天麻嫩鱼

【主料】 鲫鱼 1 条。

【药材】 天麻片 6 g。

【调料】 姜、葱、盐、味精适量。

【制作】 鲫鱼去内脏洗净,盛较深盆中,天麻片平放在鱼上及两侧,加姜、葱、盐、味精等调料后,加适量水,置笼中蒸熟,食鱼、天麻片,饮汤。

【服法】 每周 2～3 次,可常服。

杜仲鸡片

【主料】 鸡胸脯肉 200 g。

【药材】 杜仲 10 g,白菊花 6 g。

【调料】 淀粉、味精、盐。

【制作】

(1) 杜仲加水适量煎汁,滤出;鸡胸脯肉切片。

(2) 用杜仲汁浸泡鸡胸脯肉片 1 小时,沥干。

(3) 用芡粉、味精浆鸡片肉,放在油锅中爆炒,待色变后加入洗净拍碎的白菊花 6 g,并加适量杜仲汁煮熟,加盐调味即可。

【服法】 每周 2～3 次。

罗布麻鸭块

【主料】 瘦肉型鸭 1 只。

【药材】 罗布麻叶 12 g。

【调料】 葱、姜、盐、料酒、清水适量。

【制作】

(1) 鸭去内脏、头脚,洗净,切块。

(2) 罗布麻叶洗净,放入紫砂汽锅内衬底,上面放鸭块,再加上葱、姜、盐、酒调料及适量水,入蒸笼蒸至熟烂为度。

【服法】 食鸭肉饮汤,每周 2 次。

醋泡花生

【主料】 花生米 500 g。

【辅料】 镇江醋适量。

【制作】

(1) 花生米洗净沥干,不去衣,干蒸至熟。

(2) 待花生米冷却后,装进容器,倒入镇江醋,浸泡 1 周即可。

【服法】 每日晨、晚各服 10 粒。

香油菠菜

【主料】 菠菜 500 g。

【调料】 小磨麻油、盐、味精适量。

【制作】

(1) 菠菜洗清,焯水,放入冷水待凉后,捞出沥干,切碎备用。

(2) 热锅内放入菠菜煸炒片刻,加麻油、少许盐、味精,急火拌炒 1～2 分钟即可。

【服法】 每周 3 次,可常服。

珍菊鲜贝

【主料】 鲜贝 250 g。

【药材】 珍珠粉 0.15 g,白菊花 6 g。

【辅料】 青豌豆 50 g。

【调料】 淀粉、食用油、糖、盐、味精适量。

【制作】

(1) 鲜贝洗净后,在沸水锅中焯5～6秒钟,捞起、沥干待用。

(2) 珍珠粉加芡粉,水少许,拌和待用。

(3) 起油锅炒青豌豆至略熟,加洗净拍碎的白菊花及鲜贝,略加翻炒均匀,再加入珍珠粉、糖、盐、味精等调料,炒匀成薄浆状即成。

【服法】 每周2～3次。

芹楂饮

【主料】 鲜芹菜500 g。

【药材】 鲜山楂50 g。

【调料】 非糖甜味剂适量。

【制作】

(1) 鲜芹菜洗净切碎,鲜山楂洗净备用。

(2) 锅内加入鲜芹菜、鲜山楂,加适量共煮汤约400 mL,去渣即可。如需要调味,可加少量非糖甜味剂,如甜叶菊苷(0.03%～0.05%)等。

【服法】 每日1次,1日服完。常服有降压作用。

莴苣番茄汁

【主料】 鲜莴苣250 g,番茄250 g。

【制作】 鲜莴苣洗净去皮,番茄洗净,混合榨汁即成。

【服法】 每日1次,1日服完。连服10日为1个疗程,可连服数疗程。

补肾养阴药膳 适用于肾阴不足,虚阳上亢,症见头晕、目眩、心悸、耳鸣、舌质红、脉弦细的患者。

麦地水鱼

【主料】 甲鱼1只。

【药材】 麦冬10 g,熟地黄10 g。

【调料】 黄酒、盐、姜、葱适量。

【制作】

(1) 甲鱼去内脏,洗净备用。

(2) 麦冬、熟地黄各 10 g,加黄酒、盐、姜、葱适量,清蒸甲鱼待熟烂即可。

【服法】　每周 1 次。

红杞子鸡

【主料】　童子鸡 1 只。

【药材】　红花 6 g,枸杞子 15 g。

【调料】　盐、姜、料酒适量。

【制作】

(1) 取 5 g 枸杞子水泡透备用。

(2) 童子鸡去内脏,洗净备用。

(3) 将红花、枸杞子放入纱布袋,制成药包。

(4) 将药包纳入鸡腹内,加盐、姜、料酒少许,清蒸至熟,撒上枸杞子即可。

【服法】　每周 2～3 次。

玄参鱼肚

【主料】　发好的鱼肚 100 g。

【药材】　玄参 6 g。

【调料】　姜、盐、淀粉适量。

【制作】

(1) 玄参煎煮取汁。

(2) 锅内入玄参汁和适量水,放入鱼肚、姜片,中小火熟烂为度,加盐调味,最后加水淀粉勾芡即可。

【服法】　每日 1 次,可常服。

萝卜海蜇

【主料】　白萝卜 100 g,海蜇皮 100 g。

【调料】　醋、麻油、盐、味精适量。

【制作】

(1) 白萝卜去皮切丝,海蜇皮洗净切丝,备用。

(2) 将萝卜丝、海蜇丝放入碗中,用醋、麻油、盐、味精拌匀,作凉拌菜即可。

【服法】　可作菜肴常服。

杞菊里脊

【主料】 里脊肉 250 g。

【药材】 枸杞子 20 g,贡菊 6 g。

【调料】 食用油、芡粉、味精、盐适量。

【制作】

(1) 将切成片的里脊肉以芡粉、味精、盐浆好,油爆熟盛起。

(2) 另起油锅将枸杞子、洗净拍碎的贡菊在油中略爆,即倒入里脊肉相互炒匀,并加入味精、盐即可。

【服法】 可作菜肴常服。

桑参鱼翅羹

【主料】 发好的鱼翅 100 g。

【药材】 桑椹 15 g,西洋参 6 g。

【调料】 清汤、盐、味精、淀粉适量。

【制作】

(1) 鱼翅发好洗净,桑椹洗净泡透,西洋参切薄片,备用。

(2) 锅内放入清汤煮沸,放入鱼丝、西洋参、桑椹,中小火煮至熟,加味精、盐调味,勾芡即可。

【服法】 每周 2～3 次。

银杞干贝羹

【主料】 干贝 15 g。

【药材】 银耳 20 g,枸杞子 10 g。

【调料】 清汤、盐、味精、淀粉适量。

【制作】

(1) 干贝泡发洗净,银耳泡发洗净,去根,撕成小朵。

(2) 锅内放入清汤、干贝、银耳、枸杞子,大火煮沸,调中小火炖至熟,加味精、盐调味,勾芡即可。

【服法】 每周 2～3 次。

◯◯ 麦冬芹笋

【主料】　嫩竹笋 150 g，芹菜 150 g。

【药材】　麦冬 10 g。

【调料】　食用油、姜、蒜、盐、味精适量。

【制作】

（1）麦冬洗净蒸熟，芹菜洗净切断，嫩竹笋切片。

（2）热锅冷油，将姜、蒜爆香，下笋片翻炒至变色，下芹菜、麦冬翻炒，出水后调中小火盖上锅盖略焖 2 分钟，加盐、味精调味即可。

【服法】　可作菜肴常服。

◯◯ 花蜜饮

【主料】　白菊花 10 g，蜂蜜 20 g。

【制作】　白菊花加水 200 mL 煮沸 2～3 分钟，去渣，加入蜂蜜和匀后饮服。

【服法】　每日 1 次，以 2 周为 1 个疗程。

◯◯ 补肾降压蛋糕

【主料】　核桃仁 50 g。

【药材】　珍珠粉 0.3 g，贡菊 20 g。

【辅料】　面粉 300 g，鸡蛋数枚，牛奶 100 mL。

【调料】　白糖粉适量。

【制作】

（1）核桃仁、贡菊一起烘干，打粉混合。

（2）将混合粉、珍珠粉、白糖粉逐次加入面粉搅匀，加入鸡蛋、牛奶和匀，入模具，烘烤成蛋糕即可。

【服法】　可作菜肴常服。

二、冠心病药膳

冠心病全称"冠状动脉粥样硬化性心脏病"，是指心脏冠状动脉粥样硬化使其管腔狭窄或阻塞，和（或）冠状动脉痉挛导致心脏缺血或坏死而引起的心脏病，临床多表现为心绞痛、心肌梗死、缺血性心肌病等。中医认为冠心病属于"胸痹"

"真心痛"等范畴,是由于正气亏虚,导致气滞血瘀,脉络痹阻所致。因此,扶正固本,强心活血,通络祛瘀为主要治则。

扶正固本强心药膳　适用于心肾气虚或阳虚,不能温润五脏、温煦心阳,而致时发不重的心绞痛,并伴体乏无力,畏冷胸闷,气短自汗者。

保元强心汤

【主料】　牛肉 250。

【药材】　人参 6 g,黄芪 10 g,肉桂 3 g,生姜 4.5 g,甘草 4.5 g。

【调料】　盐、味精适量。

【制作】

(1) 牛肉切块备用。

(2) 将人参、黄芪、肉桂、生姜、甘草装入纱布袋,制成药包。

(3) 锅内加水、牛肉块、药包,用文火煨汤至牛肉熟烂,加盐及味精少许即可。

【服法】　每周 2～3 次。

生脉嫩鸡

【主料】　童子鸡 1 只。

【药材】　太子参 15 g,麦冬 6 g,五味子 4.5 g。

【调料】　盐适量。

【制作】

(1) 童子鸡内脏洗净备用。

(2) 将太子参、麦冬、五味子装入纱布袋,制成药包。

(3) 将药包装入鸡腹中置陶器汽锅内,加盐、水适量,蒸熟即可。

【服法】　每周 1～2 次。

参芪豆乳

【主料】　党参 250 g,黄芪 250 g。

【辅料】　牛乳 250 mL。

【调料】　冰糖 100 g。

【制作】　党参、黄芪加水,煎成 1 000 mL 药汁,去渣,加 10% 白糖,加热溶解,冷却后贮冰箱中。

【服法】　每日可以市售牛乳 250 mL,与参芪汁 100 mL 混合饮服。贮存的参芪液宜 3～4 日煮沸 1 次,以防变质。

薤白海参

【主料】　发好的海参 150 g。

【药材】　薤白 10 g。

【辅料】　葱白 2 根。

【调料】　芡粉、盐、味精、清汤适量。

【制作】

(1) 薤白 10 g 泡透后切碎,葱白洗净切碎,发好的海参洗净,切成小条状。

(2) 将薤白、葱白、海参放入砂锅中,加入清汤同煮至熟,加盐、味精调味,最后勾芡成羹即可。

【服法】　可作菜肴常食。

双玉粥

【主料】　粳米 100 g。

【药材】　玉竹 10 g。

【辅料】　玉米粉 20 g。

【制作】

(1) 将玉竹加水煮熟,切成小粒。

(2) 锅内加入粳米及水熬煮,待将成粥时,将玉米粉用冷水搅成糊状,缓缓加入,边加边搅,再煮 10 分钟左右即成。

【服法】　可作菜肴常食。

温心鱼汤

【主料】　青鱼块 1 000 g。

【药材】　附子片 6 g,肉桂 3 g,生姜 4.5 g,红枣 10 枚。

【调料】　黄酒、盐、味精适量。

【制作】

(1) 将青鱼块在油锅中略煎炸一下。

(2) 锅内加附子片 6 g,肉桂 3 g,生姜 4.5 g,红枣 10 枚及水,以文火清炖待熟,加黄酒、盐及味精少许即可。

【服法】 每周 1～2 次。

杞椹虾仁

【主料】 虾仁 200 g。

【药材】 枸杞子 15 g,桑椹 10 g。

【调料】 淀粉、味精、鲜汤、盐适量。

【制作】

(1) 枸杞子、桑椹以温水泡洗干净,备用。

(2) 虾仁先用芡粉、味精、盐浆好,入油锅爆熟。

(3) 另起油锅将枸杞子、桑椹略爆炒后,倒入虾仁,加少许鲜汤,炒匀即成。

【服法】 可作菜肴常食。

玉麦莲腿

【主料】 金华火腿纯瘦肉 200 g。

【药材】 玉竹 6 g,麦冬 6 g。

【辅料】 鲜去皮莲子肉 250 g。

【调料】 蜂蜜 50 g。

【制作】

(1) 玉竹、麦冬用温水泡软,待用。

(2) 金华火腿纯瘦肉切成片条状,平置腰盆中,将玉竹、麦冬、莲子放在火腿片上及两侧,入笼蒸半小时以上。

(3) 另以蜂蜜 50 g 与泡过玉竹、麦冬的汁入锅煮沸,调至汁黏稠为度,浇在刚出蒸笼的火腿片上即可。

【服法】 可作菜肴常食。

活血通络,祛瘀降脂药膳 适用于心绞痛频发、心律不齐、脉弦涩结代、舌紫或有瘀斑及高血脂者。

三七牛肉汤

【主料】 牛肉 100 g。

【药材】　三七粉 0.5 g,山药片 10 g。

【调料】　胡椒粉、盐。

【制作】

(1) 牛肉切块,沸水焯过,备用。

(2) 锅内入牛肉、三七粉、山药和适量水,文火炖煮至熟烂,加胡椒、盐调味即可。

【服法】　每周 1～2 次。

归芪蒸鸭

【主料】　瘦肉型鸭块 250 g。

【药材】　黄芪 20 g,当归 6 g。

【调料】　黄酒、盐、姜、葱、味精。

【制作】

(1) 鸭去毛和内脏,洗净备用。

(2) 黄芪、当归装入纱布袋中,制成药包。

(3) 鸭腹中放入药包,放在盆里,将姜片、葱结放在鸭身上,蒸熟。

(4) 除去药包、姜片和葱结,将盘中清汤倒出。

(5) 另起锅,放入倒出的清汤煮沸,加盐、味精调味,浇在鸭身上即可。

【服法】　每周 1～2 次。

玉楂鱼片

【主料】　青鱼片 150 g。

【药材】　玉竹 6 g,山楂 10 g。

【调料】　淀粉、蛋清、盐、味精适量。

【制作】

(1) 玉竹、山楂用温水泡软,备用。

(2) 青鱼片用芡粉、蛋清、味精、盐浆一下,入油锅爆熟。

(3) 另起油锅,将泡软的玉竹、山楂在油锅内煸一下,将鱼片倒入,略翻炒,并加适量的玉竹与山楂汁,略加些盐,待汁黏稠即可盛起。

【服法】　可作菜肴常食。

降脂素烩

【主料】 发好的香菇 25 g,蘑菇 25 g,草菇 25 g。

【辅料】 小玉米笋 300 g。

【调料】 食用油、鲜汤、淀粉、味精、盐适量。

【制作】 先将香菇、蘑菇、草菇入油锅煸炒,加入鲜汤及小玉米笋同煮,待熟后加芡粉及调味料,翻炒待黏即成。

【服法】 可作菜肴常食。

乐和茶

【主料】 干荷叶 3 g,绿茶 3 g。

【药材】 炒绿豆 6 g。

【制作】 将炒绿豆打碎,与干荷叶、绿茶一起放入保温杯中,倒入沸水 300 mL,焖泡 1 分钟即可,当茶饮服至味淡为止。

【服法】 每日 1~2 次,可常饮用。

益心宽胸酒

【主料】 川芎 30 g,红花 30 g,首乌 60 g,枸杞子 60 g,全瓜蒌 60 g。

【辅料】 黄酒 1 000 mL。

【调料】 冰糖 50 g。

【制作】 将川芎、红花、首乌、枸杞子、全瓜蒌、冰糖放在黄酒中浸泡 3 日后,即可饮服。

【服法】 每次 50 mL,每日 1~2 次,可长期服用。

第三节 消化系统疾病药膳

胃肠病的食疗应贯彻"以食代药、以食辅药、调理脾胃、辨证施食"原则,达到促进康复、获得痊愈的目的。以平性食物为主,选择质细软烂、易于消化的食物,并根据"胃喜为补"和"食入自适者"原则,不强求一律,可因人、因病而异。一般来说宜低脂少油,蛋白质、维生素、微量元素宜较为丰富的食物。清代名医叶天士提出饮食要以"胃喜为补",主张饮食要适合患者口味和服食后无不适感。这种见解对胃肠病患者来说是更符合科学性的。

一、慢性胃炎药膳

慢性胃炎是指不同病因引起的胃黏膜慢性炎症或萎缩性病变。临床十分常见,占胃镜检查患者的 80%～90%,发病率随年龄的增加而增加。慢性胃炎分为慢性非萎缩性胃炎和慢性萎缩性胃炎两大基本类型和一些特殊类型。非萎缩性胃炎与中医"胃络痛"类似,萎缩性胃炎与中医"胃痞"类似,可归属于"胃痛""痞满""嘈杂""呕吐"等范畴。孟氏使用的慢性胃炎药膳同时适用于消化性溃疡。

鸡茸猴头菇

【主料】 猴头菇 100 g,鸡肉 150 g。

【辅料】 牛乳适量。

【调料】 淀粉、盐适量。

【制作】

(1) 鸡肉煮熟,与猴头菇放入粉碎机中加少量牛乳打成糊状。

(2) 将糊加牛乳用中,小火慢慢煮熟,加入盐调味,最后加淀粉成羹。

【服法】 可作菜肴常服。

甘蓝焖牛肉

【主料】 牛肉 500 g。

【辅料】 甘蓝菜 200 g。

【调料】 色拉油、洋葱、盐、味精。

【制作】

(1) 牛肉切小块,甘蓝菜洗净,切小块,洋葱切碎粒备用。

(2) 锅内放色拉油,加洋葱粒爆香,加入牛肉块煸炒至色变,加水,小火炖烂。

(3) 加入甘蓝菜,焖熟透即可。

【服法】 可作菜肴常服。

砂蔻香鱼

【主料】 鲫鱼1条。

【药材】 砂仁3g,豆蔻3g。

【调料】 葱、姜、蒸鱼豉油、蚝油、盐、柠檬汁、食用油、料酒适量。

【制作】

(1) 鲫鱼宰杀去鳞及内脏,洗净。

(2) 鱼肚内塞入葱、姜、砂仁、豆蔻,并抹上盐、料酒、柠檬汁腌制片刻。

(3) 用蒸鱼豉油、蚝油调成汁,浇在鱼上同蒸至熟。

(4) 食用油加热后,直接倒在鱼上即可。

【服法】 可作菜肴常服。

蘑菇鸭肉丝

【主料】 鸭胸肉150g。

【辅料】 蘑菇100g。

【调料】 蒜、姜、盐、料酒、食用油、淀粉适量。

【制作】

(1) 鸭胸肉洗净切丝,加盐、料酒腌制10分钟,拍上淀粉备用。

(2) 蘑菇洗净,切片。

(3) 锅内热油,将姜、蒜爆香,加入鸭肉丝,煸炒至色变,加入蘑菇,继续煸炒至水出,加盖略焖2分钟,调味,大火收汁即可。

【服法】 可作菜肴常服。

健脾明虾

【主料】 明虾200g。

【药材】 健脾露10mL。

【辅料】 山药100g。

【调料】 姜、蒜、料酒、味精、盐适量。

【制作】

(1) 将虾肉洗净,用刀将虾背片开,不要片断,剔去虾肠。山药去皮洗净,切片蒸熟备用。

（2）把锅烧热下油,烧至七成热时,投入虾肉爆炸至熟,倒出,沥去油。

（3）锅内留稍许底油,爆香姜、蒜,放入虾肉、山药片、健脾露翻炒片刻,调味即可。

【服法】　可作菜肴常服。

理气豆腐

【主料】　豆腐 250 g。

【药材】　白扁豆 10 g,陈皮 3 g,豆蔻粉 1.5 g。

【调料】　葱、淀粉、盐适量。

【制作】　豆腐切小块,与白扁豆、陈皮一起放入锅中,加适量清水,大火煮开后,调中小火继续煮 5 分钟,加入盐、豆蔻粉搅匀,用淀粉勾芡成羹,撒上葱花即可。

【服法】　可作菜肴常服。

玉糯糕

【主料】　玉米粉 250 g,糯米粉 250 g。

【药材】　山药粉 15 g,茯苓粉 15 g,豆蔻粉 1.5 g。

【调料】　白糖粉适量。

【制作】　将玉米粉、糯米粉混合均匀,逐次加入山药粉、茯苓粉、豆蔻粉、白糖粉拌匀,蒸熟成糕。

【服法】　可作菜肴常服。

枸杞猴菇鸡片

【主料】　鸡脯肉 150 g。

【药材】　枸杞子 15 g,猴头菇 30 g。

【调料】　蒜、酱油、味精、料酒、盐适量。

【制作】

（1）鸡脯肉切丝,用料酒、盐腌制 5 分钟,猴头菇切小块备用。

（2）锅内热油爆香蒜末,加入鸡肉丝,爆炒至色变。

（3）加入枸杞子、猴头菇继续煸炒,略加清水焖 3 分钟。

（4）加酱油,大火收汁,最后加盐、味精调味即可。

【服法】 可作菜肴常服。

◯◎ 红花枣蜜汤

【主料】 红花 15 g,红枣 20 枚。

【辅料】 蜂蜜 100 g。

【制作】 红花、红枣加水 400 mL,煎汁 200 mL,再调入蜂蜜 100 g 即成。

【服法】 每日空腹服 50 mL,20 日为 1 个疗程。

二、肠炎与腹泻药膳

孟氏认为应根据中医分型,对肠炎和腹泻病进行药膳施食,并供给高蛋白、高热量,营养丰富,但渣滓少的食物,多饮水。

湿热泻 感染引起的肠炎。

◯◎ 红糖绿茶煎

【主料】 绿茶 30 g,红糖 50 g。

【制作】 将绿茶煎成浓汁,再加红糖,不断搅拌,煎至汤色发黑为度。

【服法】 分 1~2 次服完,可连服数日。

◯◎ 车前绿豆饮

【主料】 绿豆 60 g,车前子 30 g。

【制作】 将绿豆、车前子加水 400 mL,煎煮成 200 mL。

【服法】 每次 100 mL,每日 2 次,连服数日。

中寒泻 受寒感冒引起的腹泻。

◯◎ 生姜粥

【主料】 粳米 100 g。

【药材】 生姜 15 g。

【制作】 将粳米加适量水,熬煮成粥,随即加入切碎的生姜,继续熬煮 10 分钟即可。

【服法】 每日 1 次,趁热服用。

紫苏饮

【主料】　紫苏叶 15 g。

【调料】　冰糖适量。

【制作】　紫苏叶煎汁,加少许糖饮服。

【服法】　代茶频频服用,一日服尽。

食滞泻　消化不良引起的腹泻。

山楂末

【主料】　山楂 100 g。

【制作】　山楂炒焦,研细末。

【服法】　每次 5～9 g,每日 2～3 次,用糖水送下。

锅巴粉

【主料】　饭锅巴 100 g。

【药材】　焦山楂 7 g,砂仁 3 g。

【制作】　饭锅巴炒焦呈黄色,加适量焦山楂和砂仁粉,研和成粉。

【服法】　每次 10 g,每日 2～3 次。

杨梅酒

【主料】　杨梅 500 g。

【辅料】　高粱烧酒 500 g。

【制作】　杨梅浸入高粱烧酒,浸泡 3 日后即可用。

【服法】　每次服烧酒 10～15 mL,或杨梅 2～3 枚。

脾虚泄泻　慢性腹泻。

醋豆腐

【主料】　老豆腐 250 g。

【药材】　陈醋 50 mL。

【调料】　冰糖。

【制作】　将老豆腐切小块,加适量水、陈醋、冰糖共煮,至沸腾即可。

【服法】 每日 1 次,连服数日。

健脾止泻糊

【主料】 莲子、芡实、山药、熟地黄各等量。

【制作】 将莲子、芡实、山药、熟地黄混合研粉即可。

【服法】 每次服粉 20~30 g,每日 2~3 次;也可加少量糖调成糊状服之,连服 1 周左右。

香姜猪肚汤

【主料】 猪肚 1 个。

【药材】 小茴香、生姜各 15 g。

【调料】 葱、姜、蒜、花椒、胡椒粉、盐适量。

【制作】

(1) 将猪肚洗净,切成条状。

(2) 将猪肚放入砂锅,倒入适量清水,加入葱、姜、蒜、花椒,大火煮开后转中小火继续炖煮,待熟后加入小茴香、生姜,继续煮 10 分钟后,撒上胡椒粉、盐调味即可。

【服法】 每周 2~3 次。

扁豆牛肉

【主料】 牛肉 250 g。

【药材】 鲜白扁豆 100 g。

【辅料】 洋葱 50 g。

【调料】 食用油、姜末、生抽、清汤、盐、味精适量。

【制作】

(1) 牛肉洗净,切小块,焯水备用。

(2) 锅内热油爆香姜末,加入洋葱拌炒至色变,调中火,加入牛肉、白扁豆、清汤大火煮沸,调小火炖煮至熟烂,加生抽、盐、味精调味即可。

【服法】 每周 2~3 次。

香醋鱼糜豆腐

【主料】 鱼糜 100 g,老豆腐 250 g。

【辅料】 香醋 25 mL。

【调料】 葱、姜末、蒜末、生抽、老抽、盐、料酒适量。

【制作】

(1) 老豆腐洗净,切小块备用。

(2) 鱼糜加葱姜汁、盐、料酒拌匀,腌制 5 分钟。

(3) 锅内热油爆香姜末、蒜末,加入鱼糜划散,炒至色变,加生抽、老抽拌炒至熟。

(4) 砂锅内放入豆腐,将炒后的鱼糜倒在豆腐上,加入适量清汤,中小火炖煮至入味即可。

【服法】 可作菜肴常食。

山药鸡片

【主料】 嫩鸡肉片 200 g。

【药材】 山药片 50 g。

【调料】 姜末、蒜末、淀粉、盐、味精、料酒适量。

【制作】

(1) 嫩鸡肉片洗净,用淀粉、盐、味精、料酒上浆。

(2) 山药切片水浸,防变色。

(3) 锅内热油爆香蒜、姜末,加入鸡肉片划散,炒至变色,加入山药片翻炒至熟,再加盐、味精调味即可。

【服法】 可作菜肴常食。

酸辣鱼羹

【主料】 鱼糜 150 g。

【辅料】 鸡蛋 1 只。

【调料】 葱、姜末、食用油、盐、料酒、醋、胡椒粉、淀粉适量。

【制作】

(1) 鱼糜加葱姜汁、盐、料酒拌匀,腌制 5 分钟。

(2) 锅内热油爆香姜末,加入鱼糜划散,炒至色变,加清水适量,中小火炖熟。

(3) 在鱼糜汤中加入打散的蛋液,搅拌成蛋花,加醋、胡椒粉等调味,用水淀粉勾芡成羹即可。

【服法】 可作菜肴常食。

莲子羊腿

【主料】 羊腿肉 500 g。

【药材】 莲子 250 g。

【调料】 姜末、料酒、盐、清汤适量。

【制作】

(1) 羊肉切片,焯水沥干。

(2) 锅内热油爆香姜末,下羊肉略煸炒,加莲子和适量清汤,微火煨 2 小时左右,调味即可。

【服法】 每周 2～3 次。

薏苡仁鱼肚羹

【主料】 发好的鱼肚 150 g。

【药材】 薏苡仁 50 g。

【调料】 姜片、盐、淀粉、料酒、生抽适量。

【制作】

(1) 薏苡仁清水浸透,鱼肚洗净切块。

(2) 锅内加水煮沸,放入鱼肚、薏苡仁、姜片、料酒,中小火煮至熟,加盐、生抽调味,最后水淀粉勾芡成羹即可。

【服法】 可作菜肴常食。

板栗蒸糕板

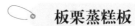

【主料】 栗粉、米粉、芡实粉等量。

【调料】 糖粉适量。

【制作】 将栗粉、米粉、芡实粉、糖粉搅拌均匀,加水揉搓成颗粒样,入模具蒸熟即可。

【服法】　可作菜肴常食。

虾菇锅巴

【主料】　虾仁 50 g,蘑菇 50 g。

【辅料】　炸透的锅巴适量。

【调料】　清汤、盐适量。

【制作】

(1) 虾仁洗净、蘑菇切片。

(2) 清汤煮沸,加入虾仁、蘑菇,煮开至熟,加盐调味,最后加入锅巴即可。

【服法】　可作菜肴常食。

三、慢性便秘药膳

便秘是由多种病因引起的症状。根据功能性便秘罗马Ⅲ的诊断标准,便秘定义为:① 排便困难,硬便,排便频率减少或排便不尽感。② 每周完全排便小于 3 次,每日排便量小于 35 g。③ 全胃肠或结肠通过时间延长。中医认为便秘系大肠传导功能失常所致,与肺、肝、脾、肾关系密切,中医多称为"脾约""大便难"等。孟氏认为对于便秘的食治,饮食不要过于精细,要有适量的纤维素,以促进结肠的蠕动。避免单纯的高蛋白饮食,多吃水果和蔬菜,多饮水。

凉拌海蜇芹菜

【主料】　海蜇皮 100 g,芹菜 250 g。

【调料】　香油、醋、盐、味精适量。

【制作】

(1) 海蜇皮漂洗干净,切丝备用。

(2) 芹菜洗净,切段烫熟。

(3) 将海蜇丝、芹菜放入碗中,加香油、醋、盐、味精拌匀即可。

【服法】　可作菜肴常食。

糖醋菠菜

【主料】　菠菜 500 g。

【调料】　糖、醋适量。

【制作】 菠菜开水烫熟,切短,用糖、醋拌食。

【服法】 可作菜肴常食。

四鲜素烩

【主料】 胡萝卜 100 g,番茄 100 g,黄瓜 50 g,茭白 50 g。

【调料】 食用油、蜂蜜适量。

【制作】

(1) 将胡萝卜、黄瓜、茭白洗净,切丝备用。

(2) 番茄水烫去皮。

(3) 锅内热油,加番茄压炒成糊状,加入胡萝卜丝、黄瓜丝、茭白丝,清水煮熟,最后加适量蜂蜜调味即可。

【服法】 可作菜肴常食。

润肠海参羹

【主料】 发好的海参 100 g。

【辅料】 银耳 30 g,松子 30 g。

【制作】

(1) 海参切条,银耳泡发去根,撕成小朵,松子炒熟。

(2) 锅内水烧开,加入海参、银耳,小火炖煮至黏稠,加入松子即可。咸甜任意。

【服法】 可作菜肴常食。

三仁鸡丁

【主料】 鸡胸肉 200 g。

【辅料】 松子仁 30 g,核桃仁 10 g,甜杏仁 10 g。

【调料】 食用油、姜末、盐、味精、料酒、淀粉适量。

【制作】

(1) 鸡胸肉洗净,切成小粒,加盐、味精、料酒、淀粉上浆。

(2) 锅内热油,爆香姜末,加入浆好的鸡丁,炒散至色变,加入松子、核桃、甜杏仁继续煸炒至熟,加盐调味即可。

【服法】 可作菜肴常食。

蕉麻粥

【主料】　去皮香蕉 50 g,糯米 100 g。

【辅料】　炒芝麻 15 g。

【调料】　蜂蜜适量。

【制作】

(1) 香蕉捣成泥状,备用。

(2) 糯米加适量水煮成粥,加香蕉泥搅拌均匀,撒上芝麻,加蜂蜜调味即可。

【服法】　可作菜肴常食。

枣脂糕

【主料】　米粉 500 g,枣泥 300 g。

【辅料】　猪板油 50 g。

【制作】

(1) 米粉加水,和成面团,分剂子,擀成面皮。

(2) 猪板油加热,放入枣泥搅拌均匀,作馅料。

(3) 面皮包枣泥馅,入模具压成糕,蒸熟即可。

【服法】　可作菜肴常食。

盐蜜饮

【主料】　蜂蜜 60 g,盐 6 g。

【制作】　蜂蜜、盐用开水泡服即可。

【服法】　睡前服,可连服 10 日左右。

第四节　肝胆疾病药膳

肝胆疾病中以传染性肝炎、肝硬化、胆石症和胆道感染为最常见。肝胆疾病在临床上常表现为消化功能不良、黄疸、局部疼痛、腹部肿块及腹水等症状。急性期辨证多为湿热,湿热郁滞,蕴而为黄;迁延期或慢性期则属肝郁,脾肾亏虚;

肝硬化有脾大腹水时,则属气滞血瘀,积块形成,脉阻不通,水湿内停之证。其治则以清热利温、疏肝除郁、健脾理气、活血化瘀、散积利水等为主。

一、传染性肝炎药膳

急性期饮食宜清淡,限制脂肪的摄入量,注意维生素 B、维生素 C 的补充,多吃新鲜蔬菜和水果。待急性期过去,食欲好转,适当给予高蛋白、高热量的饮食,可予鱼、瘦肉、鸡汤、牛乳及蛋类等食物。重症肝炎有肝功能衰竭者则严格控制蛋白质摄入,应以素食为主,可给适量植物蛋白如豆制品等。慢性期以扶正为主,应增加蛋白质、维生素丰富的食物的摄入,脂肪也可不必过分限制。肝炎患者应严禁烟、酒,以免对肝的进一步损害。

湿热型(急性期) 可有发热、食欲不良、恶心、呕吐、肝区痛、黄疸、肝大、舌红苔黄腻、脉数等临床表现。

金针芦笋

【主料】 金针菜 30 g,芦笋 30 g。

【调料】 香油、盐、味精适量。

【制作】

(1) 金针菜洗净,焯水。

(2) 芦笋去粗皮,洗净切短。

(3) 金针菜、芦笋以清水适量煮熟,捞出沥干水分,加香油、盐、味精调味拌食即可。

【服法】 可作菜肴常服。

刺儿菜汁

【主料】 鲜刺儿菜(即小蓟草)适量。

【制作】 鲜刺儿菜绞汁约 50 mL,饮服。

【服法】 每日 2 次,可服 1 周左右。

田基黄煮猪肝

【主料】 猪肝 100 g。

【药材】 田基黄 30 g。

【调料】　姜、盐、生抽适量。

【制作】

(1) 猪肝洗净切片,加生抽拌匀备用。

(2) 田基黄加水煎煮,水沸后调中小火,继续煎煮15分钟,取汁去渣。

(3) 将药汁加适量水煮开,放入姜丝、猪肝煮至熟,加盐调味即可。

【服法】　每日1次,可服1周左右。

鸡骨草红枣汤

【主料】　鸡骨草30 g,红枣30 g。

【制作】

(1) 红枣洗净破开,去核备用。

(2) 鸡骨草加水煎煮,水沸后调中小火继续煎煮15分钟,取汁去渣。

(3) 将药汁加适量水,放入红枣煎煮20分钟即可。

【服法】　每日1次,连服7~10日。

茅根茵陈肉汤

【主料】　瘦猪肉50 g。

【药材】　茅根50 g,茵陈10 g。

【调料】　葱、姜、盐、料酒适量。

【制作】

(1) 猪肉洗净切丝,用葱姜汁、盐、料酒拌匀腌制5分钟。

(2) 茅根、茵陈煎煮20分钟,取汁。

(3) 锅内热油,爆香姜末,入猪肉丝滑炒至变色,加药汁及适量清水煮至熟,加盐调味即可。

【服法】　每日1次,连服7日。

醋梨方

【主料】　雪梨10个。

【药材】　山西陈醋适量。

【制作】

(1) 雪梨洗净擦干,去皮切片。

(2) 将雪梨片放入适当容器中,加醋漫过雪梨片,浸泡 1 日即可食用。

【服法】 每日服相当于 2 个雪梨的梨片,5 日服完为 1 个疗程,可连服 2 个疗程。

兰菊饮

【主料】 板蓝根 30 g,菊花 10 g。

【制作】 板蓝根加 400 mL 水煎煮,煎煮至 200 mL 时加入菊花,再次沸腾后关火,焖泡 10 分钟,取汁饮用。

【服法】 每日 1 次,连服 10 日为 1 个疗程。

瓜蒌藕粉羹

【主料】 瓜蒌粉 10 g,藕粉 20 g。

【调料】 冰糖适量。

【制作】 瓜蒌粉、藕粉先用适量凉水调和,然后以沸水 200 mL 冲成羹糊,放入小锅内,小火加温调糊,可依据口味加冰糖调味。

【服法】 每日 1 次,可任意服食。

肝郁脾肾亏虚型 此型常见纳食不佳、乏力多汗、虚弱腹胀、肝区疼痛、肝大有压痛、腰酸背痛、精神不佳、口干舌燥、低热等临床表现。

五味大枣汤

【主料】 五味子 9 g,八月札 9 g,红枣 15 枚。

【调料】 冰糖适量。

【制作】

(1) 红枣洗净破开,去核,五味子打碎。

(2) 将三味一起煎煮 30 分钟,取汁去渣,饮服。

【服法】 每日 1 次,2 周为 1 个疗程。

雪梨荸荠鸭汤

【主料】 鸭瘦肉 250 g。

【辅料】 雪梨 2 个,荸荠 100 g。

【调料】 葱、姜、清汤、味精、盐、料酒适量。

【制作】

（1）鸭肉洗净切片，用葱姜汁、盐、料酒拌匀，腌制 5 分钟。

（2）雪梨去皮核切片，荸荠去皮切片。

（3）锅内热油，爆香姜末，入浆好的鸭肉滑炒至色变，加入清汤、雪梨、荸荠同煮至熟，最后加盐、味精调味即可。

【服法】　每周 1～2 次，可作菜肴常食。

大蒜鲫鱼汤

【主料】　鲫鱼 1 条（250 g 以上）。

【辅料】　大蒜头 10 g。

【调料】　葱、姜、盐、食用油适量。

【制作】

（1）鲫鱼去鳞及内脏，洗净备用。

（2）大蒜头切碎。

（3）锅内热油，加蒜头略爆，入鱼两面略煎，放葱、姜及水适量煮至熟，加盐调味即可。

【服法】　每周 1～2 次，可作菜肴常食。

扁豆核桃炖牛肉

【主料】　牛肉 200 g。

【辅料】　白扁豆 30 g，核桃仁 20 g。

【调料】　葱、姜、清汤、盐、食用油、料酒、酱油、糖适量。

【制作】

（1）牛肉洗净，切小块，沸水焯过备用。

（2）锅内热油，葱、姜爆香，入牛肉块煸炒片刻，加白扁豆、核桃仁、清汤、料酒、酱油慢炖至熟烂，加盐、糖调味即可。

【服法】　可作菜肴常食。

当归黄精甲鱼汤

【主料】　甲鱼 1 只。

【药材】　当归 9 g，黄精 12 g。

【调料】 葱、姜、清汤、盐、料酒适量。

【制作】

(1) 当归、黄精放入纱布袋中,制成药包。

(2) 甲鱼宰杀洗净,剁块。

(3) 锅内放入甲鱼块、药包、葱、姜、清汤、料酒,一起煨煮至熟,去除药包,加盐调味即可。

【服法】 每日1次,连服3日为1个疗程。

海带银耳羹

【主料】 海带 50 g,银耳 20 g。

【调料】 冰糖适量。

【制作】

(1) 银耳泡发,切除根部,撕成小朵,海带洗净切碎。

(2) 将银耳、海带加水,用小火慢煨成黏稠状即可,按个人口味加冰糖调味。

【服法】 1 日服完,可常服。

山药薏苡仁粥

【主料】 糯米 50 g。

【药材】 薏苡仁 50 g,鲜山药 30 g。

【制作】

(1) 薏苡仁用清水泡透备用,山药切碎。

(2) 糯米、薏苡仁加水适量煮开,加入山药碎,继续煎煮成粥即可,咸甜任意。

【服法】 可常服。

泥鳅炖豆腐

【主料】 泥鳅 250 g。

【辅料】 豆腐 250 g。

【调料】 葱、姜、料酒、盐适量。

【制作】

(1) 泥鳅宰杀,去鳃及内脏洗净。

(2) 豆腐切小块备用。

（3）锅内清水煮开，加入泥鳅、料酒、葱、姜煮至半熟，加入豆腐煮至熟烂，加盐调味即可。

【服法】　可作菜肴常食。

二、肝硬化药膳

肝硬化属中医"臌胀""单腹胀""癥瘕""积聚"等范畴。中医认为本病的发生与先天禀赋不足、后天失于调养、情志不畅、饮食不节、湿热浸淫等有关。孟氏将肝硬化分为气滞湿阻型、热郁血瘀型和脾虚湿停或肝肾兼亏型三型。

气滞湿阻型　症见饮食减少、胸腹胀满、嗳气不舒、偶有呕恶便溏、小便短少、舌苔白腻、脉弦等。

冬瓜山楂赤豆汤

【主料】　冬瓜 250 g。

【药材】　生山楂 30 g，赤豆 50 g。

【调料】　冰糖适量。

【制作】

（1）冬瓜洗净，连皮切块，赤豆清水泡透。

（2）锅内放入冬瓜、生山楂、赤豆同煮至熟，按个人口味加冰糖调味即可。

【服法】　每日 1 次，可常服。

金针菜红枣汤

【主料】　金针菜 30 g，红枣 20 枚。

【制作】

（1）金针菜洗净，红枣洗净，破开去核。

（2）将金针菜、红枣放入锅内，加适量清水，同煮至熟即可。

【服法】　每日 1 次，可常服。

薏苡仁粥

【主料】　薏苡仁 50 g，粳米 50 g。

【制作】

（1）薏苡仁用清水泡透。

(2) 将薏苡仁、粳米放入砂锅中,加足水,同煮成粥即可,咸甜任意。

【服法】 可常服。

陈皮丁香牛肉

【主料】 牛肉 250 g。

【药材】 陈皮 3 g,丁香 1 g。

【调料】 葱、姜、生抽、老抽、料酒、盐、糖适量。

【制作】

(1) 牛肉洗净切块,冷水下锅,煮至色变,捞出。

(2) 锅内热油爆香葱、姜,加入牛肉块翻炒几下,加入陈皮、丁香、盐、料酒、生抽、温水拌炒几下,盖上锅盖焖煮 30 分钟,开盖,加老抽,大火收汁即可。

【服法】 可作菜肴常服。

茴香肚丝

【主料】 猪肚 1 只。

【药材】 茴香 5 g,陈皮 5 g。

【调料】 葱、姜、料酒、盐、酱油适量。

【制作】

(1) 猪肚洗净切丝。

(2) 锅内热油爆香葱、姜,加猪肚丝翻炒几下,加入茴香、陈皮、温水适量,盖上锅盖焖煮至熟,加酱油、盐调味收汁即可。

【服法】 可作菜肴常服。

热郁血瘀型 常见症状为腹胀膨大,胸胁疼痛,面色萎黄,甚至暗黑,黄疸尿赤,皮肤见蜘蛛痣或紫癜、唇紫,口干而渴,舌苔黄腻,脉弦细带数。

银花双耳羹

【主料】 黑木耳 10 g,白木耳 10 g。

【药材】 银花 6 g。

【调料】 冰糖适量。

【制作】

(1) 银花加沸水 50 mL,焖泡 10 分钟。

（2）黑木耳、白木耳泡发去根,撕成小朵。

（3）黑木耳、白木耳加适量清水,同煮至黏稠,倒入银花水,大火煮沸即可。具个人口味加冰糖调味。

【服法】　可常服。

当归菊花鸭

【主料】　鸭肉块 250 g。

【药材】　当归 9 g,菊花 6 g。

【调料】　姜、葱、盐、料酒适量。

【制作】

（1）鸭肉洗净切块,葱姜汁、盐、料酒腌制 10 分钟。

（2）盘内底部铺上当归、菊花,上面放鸭块清蒸至熟,鸭块取出另放,去除药渣。

（3）锅内倒入蒸盘中的清汤煮沸,加盐调味,倒在摆好盘的鸭块上即可。

【服法】　可作菜肴常服。

双金芦笋

【主料】　金针菇 30 g,金针菜 50 g,芦笋 50 g。

【调料】　香油、盐、生抽适量。

【制作】

（1）金针菇撕开洗净,芦笋去粗皮洗净,金针菜洗净。

（2）将金针菇、金针菜、芦笋在沸水中煮 1～2 分钟后取出,切短装盘。

（3）加调味料拌匀即可

【服法】　可作菜肴常服。

麦芍鲫鱼汤

【主料】　鲫鱼 1 条(250 g 左右)。

【药材】　麦冬 10 g,赤芍 10 g。

【辅料】　蘑菇 30 g。

【调料】　盐、葱、姜、清汤、料酒适量。

【制作】

（1）鲫鱼宰杀,去鱼鳞及内脏洗净。

（2）麦冬、赤芍制成药包。

（3）起油锅将鲫鱼两面略炸，加入清汤、药包、葱、姜、料酒一同煮至熟，最后加盐调味即可。

【服法】 可作菜肴常服。

陈皮淡菜汤

【主料】 淡菜 30 g。

【药材】 青皮 6 g，陈皮 6 g。

【调料】 盐、清汤适量。

【制作】

（1）淡菜洗净。

（2）锅内放入淡菜、青皮、陈皮、适量清水，加盖煮沸，调中小火煮至熟烂，加盐调味即可。

【服法】 可作菜肴常服。

荠菜茭白鸡丝

【主料】 鸡肉 150 g。

【辅料】 荠菜 100 g，茭白 100 g。

【调料】 葱、姜、料酒、盐适量。

【制作】

（1）鸡肉洗净切丝，用葱姜汁、盐、料酒拌匀。

（2）荠菜洗净切碎，茭白洗净切片。

（3）油锅内爆香葱、姜，加入鸡肉丝滑炒至色变，加入荠菜、茭白同炒至熟，加盐调味即可。

【服法】 可作菜肴常服。

脾虚湿停或肝肾兼亏型　多见纳呆腹胀、神倦、面色苍白或萎黄、腹水或下肢浮肿、消瘦虚弱、尿少、舌淡胖或红绛少苔、脉沉细或弦数。

玉须汤

【主料】 玉米须 50 g，冬瓜子 15 g，赤小豆 30 g。

【制作】

(1) 冬瓜子、赤小豆一起打碎。

(2) 将玉米须、冬瓜子、赤小豆加水，一同浸泡 30 分钟，煎煮 30 分钟，取汁饮用。

【服法】 每日 1 次，连服 2 周为 1 个疗程。

黑鱼冬瓜汤

【主料】 黑鱼一条(500 g 左右)。

【辅料】 冬瓜 300 g。

【调料】 葱、姜、料酒、盐适量。

【制作】

(1) 黑鱼宰杀，去鳞及内脏切块；冬瓜去瓤及籽，连皮切块。

(2) 锅内放入黑鱼块、冬瓜块、葱、姜、料酒，加清水适量，一同煮至熟，加盐调味即可。

【服法】 每日 1 次，分 2～3 次服完，连服 4～8 日为 1 个疗程。

龙眼甲鱼

【主料】 甲鱼 1 只(500 g 左右)。

【药材】 龙眼肉 30 g，淮山药 20 g，枸杞子 10 g。

【调料】 葱、姜、料酒、盐适量。

【制作】

(1) 甲鱼去内脏洗净，切块留甲。

(2) 锅内放入甲鱼块、龙眼肉、淮山药、枸杞子、葱、姜、料酒及适量清水同煮至熟，加盐调味即可。

【服法】 每周 2 次，连服 2～3 周为 1 个疗程。

穿山甲蛋

【主料】 鸭蛋 1 枚。

【药材】 穿山甲粉 3 g。

【制作】 鸭蛋在顶头空部打一小孔，装入穿山甲粉，以清洁纸片封口，在锅中蒸熟食用。

【服法】 每日 1 枚，连服 10 日为 1 个疗程。

茯苓薏苡仁粥

【主料】 粳米 50 g。

【药材】 茯苓 30 g,薏苡仁 30 g。

【制作】

(1) 茯苓研粉,薏苡仁清水泡透。

(2) 将三味同入锅,加适量清水,煮成粥即可。

【服法】 咸甜任意,可经常服。

金钱草猪蹄

【主料】 猪蹄 2 只。

【药材】 金钱草 60 g,茴香 6 g。

【调料】 葱、姜、料酒、盐适量。

【制作】

(1) 猪蹄洗净,焯水备用。

(2) 金钱草煎煮 20 分钟,取汁。

(3) 锅内加药汁、清水,放入猪蹄、葱、姜、料酒、小茴香,中小火炖煮至熟烂,加盐调味即可。

【服法】 每日 1 次,分 2 次服完,连服 7 日为 1 个疗程。

三、胆道感染和胆石症药膳

胆道感染是指胆囊和输胆管的感染发炎。胆石症是存在于胆囊或输胆管内的结石。两病常同时存在,其病因和临床症状也密切相关。中医认为凡情志不畅、寒温不适、饮食不节或虫积等均可导致肝胆气滞,湿热壅阻,影响肝脏的疏泄和胆腑的通降功能,使胆汁排泄不畅,不通则痛。孟氏认为急性炎症期以清热化湿,泻火解毒为主;慢性期则以疏肝理气,养阴健脾为主。

茵陈玉芦饮

【主料】 茵陈 15 g,玉米须 30 g,芦根 30 g。

【制作】 茵陈、玉米须、芦根煎汤约 300 mL,加适量葡萄糖饮用即可。

【服法】 每日 1 次,连服 1 周为 1 个疗程。

清肝果菜汁

【主料】　芹菜 100 g。

【辅料】　甜青椒 1 个,苹果 1 个。

【调料】　蜂蜜适量。

【制作】　将芹菜、甜青椒、苹果均洗净切碎,加冷开水 150 mL,放于食品搅拌机内充分搅拌,取汁去滓渣,加蜂蜜调味,即可饮服。

【服法】　每日 1 次,可服 7～10 日。

舒肝利胆橄榄汁

【主料】　青橄榄 10 个。

【调料】　盐适量。

【制作】　青橄榄去核切碎,加冷开水 100 mL 和少许食盐,放在搅拌机中打成汁,直接饮用。

【服法】　可经常服。

利胆芦笋莱菔汁

【主料】　鲜芦笋 80 g,鲜白萝卜 100 g。

【制作】　鲜芦笋、鲜白萝卜洗净切小块,放入榨汁机中,加适量清水,榨汁饮用。

【服法】　每日 1 次。

荸荠茶

【主料】　鲜荸荠(马蹄)250 g。

【制作】　鲜荸荠切碎,加适量清水,煮汤代茶。

【服法】　1 日内服完。

荠菜鲫鱼羹

【主料】　鲫鱼 1 条(250 g 左右)。

【辅料】　荠菜 250 g。

【调料】　葱、姜、食用油、盐、淀粉、料酒适量。

【制作】

(1) 荠菜洗净切碎,放入油锅略煸一下,盛起。

(2) 鲫鱼宰杀,去鳞、内脏后入油锅略煎,加水、葱、姜片、料酒同煮至熟,放入荠菜,加水淀粉起薄芡,使汤黏稠如羹状,调味即可。

【服法】 可作菜肴常服。

金钱草大枣汤

【主料】 金钱草 15 g,红枣 30 g。

【制作】

(1) 红枣洗净破开。

(2) 金钱草、红枣入锅,加水适量,同煮 30 分钟,取汁饮用。

【服法】 每日 1 次,胆石症患者以 10 日为 1 个疗程,可连服数疗程。

茵陈煮鸽蛋

【主料】 鸽蛋 6 枚。

【药材】 茵陈 9 g。

【调料】 红糖适量。

【制作】 鸽蛋煮熟去壳,加入茵陈同煮 20 分钟,沥出汤汁,取出鸽蛋,除去药渣,汤汁加红糖少许,食蛋饮汤。

【服法】 每日 1 次,1 周为 1 个疗程。

杞麦海参羹

【主料】 水发好的海参 250 g。

【药材】 枸杞子 20 g,麦冬 10 g,广郁金 6 g。

【调料】 盐、葱、姜、味精、淀粉适量。

【制作】

(1) 海参洗净,切成条状。

(2) 枸杞子、麦冬泡透,广郁金煎汁适量。

(3) 砂锅中放入海参、枸杞子、麦冬、郁金汁、调味料和适量水,中小火烩煮至熟,加水淀粉调成羹即可。

【服法】 可作菜肴常服。

第五节　肾脏疾病药膳

一、急性肾炎药膳

急性肾炎又称"急性肾小球肾炎",多见于链球菌感染,也可见于其他细菌、病毒和原虫感染。其特点是急性起病,出现血尿、蛋白尿、水肿、高血压,并可有一过性氮质血症。急性肾炎属于中医"水肿"范畴,病因为感受外邪,或饮食失调,或劳倦过度,使肺失宣降通调,脾失健运,肾失开合,膀胱气化失常,导致体内水液潴留,泛滥肌肤,以头面、眼睑、四肢、腹背,甚至全身水肿为临床表现的一类病证。孟氏在药膳治疗中,一般多采用消肿利水食物,如赤小豆、薏苡仁、茯苓粥、鲤鱼、冬瓜、黄瓜等。急性肾炎恢复期有肾衰竭表现者,可用猪肾佐餐治疗。

⌒⊘　赤小豆冬瓜黑鱼汤

【主料】　黑鱼 1 条(200 g 左右)。

【药材】　冬瓜 100 g,赤小豆 60 g,葱白头 5 枚。

【制作】

(1) 新鲜黑鱼宰杀,去鳞和内脏,切块。

(2) 冬瓜去瓤与籽,连皮切小块,赤小豆打碎。

(3) 锅内放入黑鱼块、冬瓜、赤小豆、葱白头和清水适量,煮至熟即可,不加盐。

【服法】　可作菜肴常服。

⌒⊘　赤小豆薏苡仁黑鱼汤

【主料】　黑鱼 1 条(200 g 左右)。

【药材】　赤小豆 15 g,薏苡仁 10 g,茯苓皮 10 g。

【制作】

(1) 新鲜黑鱼宰杀,去鳞和内脏,切块。

(2) 赤小豆打碎,薏苡仁清水泡透,茯苓皮制成药包。

(3) 锅内放入黑鱼块、薏苡仁、赤小豆、药包和清水适量煮至熟,除去药包即可,不加盐。

【服法】 可作菜肴常服。

茶叶黑鱼汤

【主料】 黑鱼1条(200 g 左右)。

【药材】 茶叶6 g。

【制作】

(1) 新鲜黑鱼宰杀,去鳞和内脏。

(2) 将茶叶制成药包,放入鱼腹。

(3) 锅内放入黑鱼,加清水适量煮至熟,除去药包即可。

【服法】 可作菜肴常服。

冬蒜赤豆饮

【主料】 冬瓜1个。

【药材】 大蒜120 g,赤豆60 g。

【制作】

(1) 大蒜洗净切碎,赤豆洗净泡透。

(2) 用大冬瓜1个,取一头切开,挖去瓤和籽,纳入大蒜、赤豆,放饭锅上蒸熟,取饮其汁。

【服法】 可作菜肴常服。

绿茅饮

【主料】 绿豆90 g,白茅根50 g。

【制作】

(1) 绿豆清水泡透。

(2) 先煮白茅根20分钟,再下绿豆煮10分钟,取汁即可。

【服法】 每日1次,空腹饮,可经常饮用。

荠菜鸡蛋汤

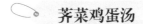

【主料】 鲜荠菜200 g。

【辅料】　鸡蛋 1 个。

【制作】　鲜荠菜洗净切碎,放锅中,加水 3 大碗,煎至 1 碗,放入打匀鸡蛋 1 个,煮熟即可。

【服法】　每日 1～2 次,1 个月为 1 个疗程。

二、慢性肾炎药膳

慢性肾炎又称"慢性肾小球肾炎",是一组以血尿、蛋白尿为主要临床表现,或伴有浮肿、高血压、不同程度的肾功能损害,病情迁延,病变逐渐进展,最终可发展形成慢性肾衰竭的一组肾小球疾病。慢性肾炎临床表现多样,属于中医"水肿""血尿"的范畴。

芹菜汁

【主料】　鲜芹菜 500 g。

【制作】　鲜芹菜用破壁机打碎取汁,开水冲服。

【服法】　每日 1 次,可经常饮用。

雪羹汤

【主料】　海蜇头 60 g,荸荠 60 g。

【制作】　海蜇头漂洗去咸味,与等量去皮马蹄同煮汤,食汤及海蜇、马蹄。

【服法】　每日 1 次,可经常饮用。

银耳羹

【主料】　银耳 5 g。

【调料】　冰糖适量。

【制作】　银耳清水浸泡 12 小时,去根撕成小朵,放碗中,加冰糖少许,隔日蒸 1 小时。

【服法】　每日 1 次,晚上服,可经常食用。

黑木耳柿饼羹

【主料】　黑木耳 10 g,柿饼 30 g。

【制作】　黑木耳浸泡 2～3 小时后,切小朵,加柿饼,煮烂成羹状即可。

【服法】 每日 1 次,可经常食用。

刀豆腰子

【主料】 猪腰 1 个,鲜刀豆 30 g。

【调料】 葱、姜、食用油、盐、料酒适量。

【制作】

(1) 猪腰去筋膜洗净,切成腰花,葱姜汁、料酒拌匀。

(2) 锅内热油,爆香姜末,下刀豆煸炒至熟,下腰花快速翻炒至变色,加盐调味即可。

【服法】 可作菜肴常食。

刀豆鸡蛋汤

【主料】 鲜刀豆 60 g,鸡蛋 2 枚。

【制作】 鲜刀豆加水煮熟,倒入打匀的蛋液,搅拌至熟即可。

【服法】 每日 1 次,可经常食用。

猪肾核桃汤

【主料】 猪肾 1 对。

【药材】 核桃肉 30 g,杜仲 20 g。

【调料】 葱、姜、盐、料酒适量。

【制作】

(1) 猪肾去筋膜洗净,切成腰花,杜仲制成药包。

(2) 锅内放入猪肾、核桃肉、药包、葱、姜、料酒和适量清水,同煮至熟即可。

【服法】 可作菜肴常食。

三、肾病综合征药膳

肾病综合征是一种以大量蛋白尿(>3.5 g/24 h)、低蛋白血症(<30 g/L)、高度水肿和高脂血症为主要特征的临床综合征,是由多种原发性肾小球疾病或系统性疾病导致肾小球病变引起的一组临床症候群,并非一种独立性疾病,以大量蛋白尿和低蛋白血症为必备条件。其临床表现特征与中医的"水肿""虚劳""尿浊"等疾病相似,并认为该病的形成与肺、脾、肾三脏有密切的关系。

大蒜蒸西瓜

【主料】　西瓜1个(1 500 g左右)。

【药材】　大蒜70 g。

【制作】

(1) 先用刀在西瓜皮上挖一个三角形的洞。

(2) 大蒜去皮切碎,放入西瓜内,再用挖去的西瓜皮塞好洞口,用瓦碟盖在洞口上,隔水蒸熟。食用蒜和瓜瓤。

【服法】　每日1次,1周为1个疗程,可连服数个疗程。

黑鱼冬瓜汤

【主料】　黑鱼1条(500 g左右)。

【药材】　冬瓜100 g。

【调料】　葱、姜、料酒适量。

【制作】

(1) 黑鱼宰杀,去鳞和内脏,切块。

(2) 冬瓜去瓤与籽,连皮切小块。

(3) 锅内放入黑鱼块、冬瓜、葱、姜、料酒和适量清水,煮至熟即可,不加盐。

【服法】　可作菜肴常食。

鲤鱼煨大蒜

【主料】　鲤鱼1条(500 g左右)。

【药材】　大蒜适量。

【制作】

(1) 鲤鱼不去鳞,除去内脏洗净。

(2) 大蒜瓣填入鱼腹,用纸包好,线缚牢,外涂黄泥,于灶灰中煨熟后,去泥及纸。食鱼肉。

【服法】　可作菜肴常食。

砂仁蒸鲫鱼

【主料】　鲫鱼1条(250 g左右)。

【药材】 砂仁6g,甘草3g。

【调料】 葱、姜、料酒适量。

【制作】 鲫鱼去鱼鳞和内脏,鱼腹内装入砂仁、甘草,用线扎牢后,放入砂锅中,加葱、姜、料酒和适量清水,蒸至熟烂即可。

【服法】 可作菜肴常食。

清蒸甲鱼

【主料】 鳖1只。

【调料】 葱、姜、料酒适量。

【制作】

(1) 鳖宰杀,除去内脏留甲,沸水中氽烫,去黑膜。

(2) 将鳖块放入砂锅中,加葱、姜、料酒和适量清水,蒸至熟即可。

【服法】 可作菜肴常食。

黄芪鸡汤

【主料】 母鸡1只。

【药材】 黄芪100g。

【调料】 葱、姜、料酒适量。

【制作】

(1) 母鸡宰杀,去毛及内脏,洗净。

(2) 黄芪制成药包,塞入鸡腹内,放入葱、姜。

(3) 锅内放入鸡、料酒和适量清水,同煮至熟烂为度。

【服法】 可作菜肴常食。

大蒜煮鸭

【主料】 3年以上绿头老鸭1只。

【药材】 大蒜头5枚。

【调料】 葱、姜、料酒适量。

【制作】

(1) 将老鸭去毛皮及内脏,洗净。

(2) 鸭腹内填入大蒜头5枚。

（3）砂锅内放入老鸭、适量清水、葱、姜、料酒，同煮至烂熟。

【服法】　可作菜肴常食。

⌒ 羊　乳

【主料】　鲜羊乳 500～1 000 mL。

【服法】　每日饮用。

第六节　血液疾病药膳

营养性贫血、再生障碍性贫血、白细胞减少症及血小板减少性紫癜为血液疾病中常见的重要疾病，白血病属于"癌肿"范畴，可参阅肿瘤药膳部分。

一、营养性贫血药膳

营养性贫血包括缺铁性贫血，是一种常见的贫血，是由于各种原因引起的造血因子缺乏或消耗所致。其常见的临床表现为面色苍白、疲乏无力、头晕眼花、心悸气急、食欲不振等，严重时还可引起舌尖、皮肤干燥，有皱纹，指甲脆裂，呈舟形，毛发色泽变黄，易于脱落，心脏出现杂音等，并易于发生感染。中医对这种贫血，认为是由于脾运不健，纳化失司，谷气不能化精，以致气虚不能摄血，或肝不藏血，脾不统血所致，属"血虚""萎黄"的范畴。孟氏认为治疗营养性贫血需补中健脾，益气生血，改善营养，促进吸收，则血液自生，贫血也能获得纠正。

⌒ 猪肝酱

【主料】　猪肝适量。

【调料】　糖、盐适量。

【制作】　猪肝洗净，除筋膜，煮熟，切小块。将熟猪肝放在粉碎机中粉碎成泥酱状，然后加适量糖、盐拌匀，放冰箱中储存即可。

【服法】　食时取 10～20 g 单独服食，也可加于其他食物中同食，每日 1～2 次，可服食一段时间。

蟹　粉

【主料】　海蟹或河蟹适量。

【调料】　味精、姜末、盐适量。

【制作】　将较肥的蟹洗净蒸熟,剔出蟹肉及蟹黄剁碎,加味精、姜末、细盐拌匀即可,放冰箱中储存。

【服法】　每次 10 g,每日 1～2 次,可常食。

红枣黑豆汤

【主料】　红枣 50 g,黑豆 30 g。

【制作】

(1) 红枣洗净,破开去核,黑豆清水泡透。

(2) 锅内加适量清水,将红枣与黑豆同煮至熟。

【服法】　每日 1 次,可常食。

香菇鳗鱼羹

【主料】　鳗鱼 100 g。

【辅料】　香菇 10 g。

【调料】　姜、葱、盐、味精、淀粉适量。

【制作】

(1) 鳗鱼煮熟取出,剔去骨刺后,将肉弄碎,仍放入汤中。

(2) 香菇切丝,放入鳗鱼汤中,共煮约 15 分钟,加姜、葱、盐、味精及淀粉做成羹。

【服法】　可作菜肴常食。

黄豆猪肝酱

【主料】　猪肝 250 g,黄豆 250 g。

【调料】　盐、淀粉、味精、料酒、糖、豆瓣酱适量。

【制作】

(1) 黄豆浸泡胀软后沥干,用油爆熟备用。

(2) 猪肝洗净后切丁,以淀粉、盐、味精浆一下,入油锅爆熟。

（3）在猪肝中倒入黄豆，加料酒、糖少许及豆瓣酱，在锅中翻炒均匀即可。

【服法】　可作菜肴常食。

当归羊肉汤

【主料】　羊肉 250 g。

【药材】　当归 9 g。

【调料】　料酒、盐、味精、葱、姜适量。

【制作】

（1）羊肉切块。

（2）锅内加葱、姜、清水煮沸，放入羊肉焯过，去血腥味。

（3）将焯过羊肉的汤，除去浮沫，重新放入羊肉、当归同煮，待熟时加入料酒、盐、味精、葱、姜再煮片刻即可。

【服法】　可作菜肴常食。

当归乌骨鸡

【主料】　乌骨鸡 1 只（750 g 左右）。

【药材】　当归 15 g，黄芪 30 g。

【调料】　葱、姜、料酒、盐适量。

【制作】

（1）乌骨鸡宰杀，除去羽毛和内脏，洗净。

（2）当归、黄芪制成药包，置于鸡腹中。

（3）盘内加适量水，放入乌骨鸡、葱、姜、料酒，清蒸至熟即可。

【服法】　每周 1 次，连吃 3～4 次为 1 个疗程。

麻酱拌双金

【主料】　金针菜 30 g，金针菇 30 g。

【调料】　芝麻酱、味精、盐、醋。

【制作】

（1）金针菜和金针菇先在沸水中略煮，捞出切短，装碗备用。

（2）芝麻酱一匙，加味精、盐、醋及凉开水适量，拌匀制成调料。

（3）将调料倒菜上，拌匀即可。

【服法】 可作菜肴常食。

二、再生障碍性贫血药膳

再生障碍性贫血是一种可能由不同病因和机制引起的骨髓造血功能衰竭症,可发生于各年龄组,老年人发病较高。主要表现为骨髓造血功能低下、全血细胞减少和贫血、出血、感染综合征,免疫抑制治疗有效。本病与中医的"髓劳"相似,可归属于"亡血""血虚""虚劳""髓枯"等范畴。中医认为本病发生主要因先天不足,后天失养,精血化生无源,复因各种邪毒伤正,邪毒瘀阻,深入骨髓,损其精气,心血不生,积虚成损,损积成劳而发本病。根据临床症状的进展快慢、疗效好坏、骨髓象的特点,可分为急性和慢性两型。孟氏认为本病常见辨证分型为气血两虚,脾肾阳虚;有出血,则属血热妄行,脾不统血,或气不摄血。

盐水花生

【主料】 花生 30 g。

【调料】 盐适量。

【制作】 花生连皮煮熟,加盐少许,可作佐餐或任意服食。

【服法】 每日 1 次,可长期食之。

龙荔膏

【主料】 龙眼肉 500 g,荔枝肉 500 g,麦冬 50 g。

【辅料】 蜂蜜 100 g,赤砂糖 100 g。

【制作】 龙眼肉、荔枝肉、麦冬一起加水熬煮,待黏烂,加蜂蜜、赤砂糖各 100 g,再熬若干时间,待糖全部溶解,调和,收藏瓷皿中。

【服法】 每日 1 次,每次 2 食匙。

紫荆皮饮

【主料】 紫荆皮 10 g,山药 30 g,红枣 10 枚。

【调料】 冰糖适量。

【制作】

(1) 红枣洗净破开。

(2) 锅内加适量清水,放入紫荆皮、山药、红枣同煮 20 分钟,去渣取汁,加冰糖调味即可。

【服法】　每日 1 次,连服 1 周为 1 个疗程。

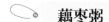

木耳红枣汤

【主料】　干木耳 20 g,红枣 30 枚。

【调料】　红糖适量。

【制作】

(1) 干木耳泡发,切去根,切小朵。红枣洗净,破开去核。

(2) 锅内放入木耳、红枣,加适量清水煎煮至黏稠,加红糖调味即可。

【服法】　每日 1～2 次,疗程不限。

鹿角胶糯米粥

【主料】　糯米 50 g,鹿角胶 9 g。

【制作】

(1) 鹿角胶击碎,糯米泡透。

(2) 锅内清水煮开,加入糯米煮至黏稠,加入鹿角胶,不断搅拌至融化成粥即可。

【服法】　每日 1 次,10 日为 1 个疗程,可连服数疗程。

藕枣粥

【主料】　粳米 60 g,藕 100 g。

【辅料】　红枣 30 枚。

【调料】　冰糖适量。

【制作】

(1) 藕切碎,红枣破开去核,粳米泡透。

(2) 锅内清水煮开,加入粳米、藕粒、红枣同煮成粥即可。

【服法】　每日 1 次,不限疗程。

两冬龟肉

【主料】　乌龟 1 只(250 g 左右)。

【药材】　麦冬 9 g,天冬 9 g。

【调料】 姜、葱、盐、料酒适量。

【制作】

(1) 乌龟洗净去内脏,切块备用。

(2) 盘内放上龟肉,麦冬、天冬撒在龟肉上,另加葱、姜、料酒清蒸至熟。

(3) 去除葱、姜,将蒸盘中的清汤另行加热,加盐调味,倒在龟肉上。

【服法】 每周 1~2 次。

蘑菇芸豆

【主料】 蘑菇 50 g,芸豆 50 g。

【调料】 食用油、蒜、盐适量。

【制作】

(1) 蘑菇洗净切片,芸豆洗净煮熟备用。

(2) 锅内热油爆香蒜末,加入蘑菇、芸豆拌炒,加盐调味即可。

【服法】 可作菜肴常食。

三、白细胞减少症药膳

白细胞减少多数为中性粒细胞的减少,其原因为白细胞生成低下及破坏过多。临床有时无明显症状,一般可有头晕乏力、食欲减退、四肢酸软、眠差多汗、低热易感染等临床表现。此病属中医的"气血虚""虚劳""温病""诸虚不足"等范畴,孟氏以调补脾肾,益气养血法治之。

参术粥

【主料】 粳米 50 g。

【药材】 人参 3 g,白术 9 g。

【制作】

(1) 粳米泡透。

(2) 人参、白术煎煮 20 分钟,取汁。

(3) 锅内加药汁和清水煮开,加入粳米煮成粥即可。

【服法】 每日 1 次,10 日为 1 个疗程。

岗稔根红枣汤

【主料】　岗稔根 15 g,红枣 50 g。

【制作】

(1) 红枣洗净破开。

(2) 锅内放入岗稔根、红枣,加水适量,煎煮 30 分钟,取汤饮用。

【服法】　每日 1 次,2 周为 1 个疗程。

山药炒蘑菇

【主料】　鲜山药 100 g,蘑菇 50 g。

【调料】　食用油、蒜、盐适量。

【制作】

(1) 山药去皮洗净切片,蘑菇洗净切片。

(2) 锅内热油,爆香蒜末,加入山药、蘑菇、清汤。

【服法】　可作菜肴常食。

紫河车粉

【主料】　紫河车适量。

【制作】　紫河车洗净,烘干研粉,置瓷瓶中密封。

【服法】　每次 2 g,每日 2 次,1 个月为 1 个疗程。

黄精鳝鱼

【主料】　鳝鱼 500 g。

【药材】　黄精 6 g。

【调料】　淀粉、味精、黄酒、盐适量。

【制作】

(1) 黄精切小片状,以水浸泡 1 小时。

(2) 鳝鱼洗净去骨和内脏,切成长方块,以淀粉、味精、黄酒、盐先浆好,用油爆熟,加入黄精及泡的汁再煮若干时间,盛起即可。

【服法】　可作菜肴常食。

鸡血藤煮鸽蛋

【主料】 鸽蛋 30 枚。

【药材】 鸡血藤 30 g。

【制作】 鸽蛋煮熟去壳,放入原汤中,再加鸡血藤 30 g 煎煮 1 小时,使成 300 mL,取出药渣,食蛋饮汤。

【服法】 每日 1 次,每次服蛋 5 枚,汤 50 mL。1 料为 1 个疗程。

四、特发性血小板减少性紫癜药膳

特发性血小板减少性紫癜是一组免疫介导的血小板过度破坏所致的出血性疾病。其特点为广泛皮肤黏膜及内脏出血,血小板减少,出血时间延长,血块收缩不良,骨髓中巨核细胞发育成熟障碍,血小板生存时间缩短和血小板特异性自身抗体出现等。其病因迄今不明。临床常见急、慢性两型。急性型以儿童为多见,发病前常有感染史,起病急,伴发热,可有广泛性严重皮肤黏膜出血,血小板数严重下降。慢性型多见于成人,出血常呈反复性或持续性,可为细小瘀点,也可为较大瘀斑,黏膜也可出血,女性呈月经过多表现。特发性血小板减少性紫癜属于中医"肌衄""葡萄疫""发斑"等范畴。孟氏认为急性期是由外邪发斑,此时血热妄行,以实证为主,治宜滋阴清火,凉血止血。慢性期则属内伤发斑,如脾虚不能统血,阴虚火旺,血随火动,以虚证为主,宜补养气血,滋阴清火以止血。

茅根枣子汤

【主料】 鲜茅根 50 g,红枣 50 g。

【制作】

(1) 鲜茅根洗净切段,红枣破开。

(2) 锅内放入鲜茅根、红枣,加适量水,煎煮 20 分钟,取汁饮用。

【服法】 每日 1 次,可经常饮用。

白及芦根红枣汤

【主料】 白及 6 g,芦根 20 g,红枣 50 g。

【制作】

(1) 红枣破开。

（2）将白及、芦根、红枣放入锅中，加适量清水，煎煮 20 分钟，取汁饮用。

【服法】　每日 1 次，可经常饮用。

藕枣兔肉

【主料】　兔肉 150 g。

【辅料】　藕 50 g，红枣 50 g。

【调料】　葱、姜、料酒、盐适量。

【制作】

（1）兔肉洗净切小块，用葱姜汁、料酒、盐拌匀。

（2）嫩藕切小块，红枣破开去核备用。

（3）锅内热油爆香姜末，加入兔肉煸炒至色变，加入藕块、红枣和适量清水，炖煮至熟烂，加盐调味即可。

【服法】　可作菜肴常食。

花生大蒜

【主料】　花生米 50 g，大蒜头 2 g。

【调料】　盐适量。

【制作】

（1）大蒜头去衣切碎。

（2）锅内放入花生米连衣、大蒜碎粒，加适量水同煮至熟，加盐调味即可。

【服法】　每日 1 次，连服 3～5 日为 1 个疗程。

芝麻茄子酱

【主料】　茄子 250 g。

【辅料】　芝麻酱 20 g。

【调料】　盐适量。

【制作】　茄子洗净蒸熟，撕成长条状，加入芝麻酱、盐及适量开水，拌匀即可。

【服法】　可作菜肴常食。

刺儿菜汁

【主料】 鲜刺儿菜 150 g。

【辅料】 黄酒 10 mL。

【制作】 将鲜刺儿菜、黄酒放入破壁机中打碎,滤出药汁饮用。

【服法】 每日 1～2 次。

马兰头汁

【主料】 马兰头 250 g。

【制作】 马兰头加适量温水,放入破壁机中打碎,滤出药汁温饮。

【服法】 每日 2 次,可经常饮用。

莲子花生

【主料】 莲子 20 g,花生连衣 50 g。

【调料】 冰糖适量。

【制作】 莲子、花生连衣入锅,加适量水同煮至熟烂,加冰糖调味即可。

【服法】 每日 1 次,可经常饮用。

猪皮枣

【主料】 猪皮 1 000 g,红枣 500 g。

【调料】 蔗糖适量。

【制作】

(1) 猪皮剔除皮下脂肪,切成片状,并加水以文火慢慢熬煮,将猪皮煮化,汤汁变黏稠时除去皮渣。

(2) 将红枣 500 g 蒸熟,去皮、核,留枣泥。

(3) 将枣泥加入猪皮汤中,并加适量蔗糖,再置火上煮沸调匀,然后置有盖器皿中冷却,冬月自行凝成冻状,夏日放冰箱中凝冻。

【服法】 每日取冻一小碗服食,服完为止。

枸杞桑椹鱼肚

【主料】 发好的鱼肚 150 g。

【药材】　枸杞子 10 g,干桑椹 10 g。

【调料】　高汤、盐适量。

【制作】

(1) 枸杞子、桑椹以温水泡 5 分钟,捞起备用。

(2) 发好的鱼肚加高汤烩煮,待煮透加入枸杞子、桑椹,再煮 5 分钟,加盐调味即可。

【服法】　可作菜肴常食。

第七节　神经肌肉疾病药膳

一、神经衰弱药膳

神经衰弱是神经症中最常见的一种,主要是由于精神因素引起大脑皮层功能暂时失调的一种病症。属中医“惊悸”“不寐”“健忘”“眩晕”“头痛”“虚损”等范畴。临床以失眠、多梦、头昏、脑胀、心神不宁、健忘多虑、脱发遗精、疲怠乏力等为常见症状。中医认为其症状的发生,多与肝火上升,灼伤心阴,心脾不足,气血两亏,导致阴虚火旺,心肾不交有关。孟氏主张用平肝清火、健脾养心、滋阴补肾、安神定志的药食治疗。

龙眼猪脑

【主料】　猪脑一具。

【药材】　龙眼肉 30 g。

【调料】　冰糖适量。

【制作】

(1) 猪脑放在清水内稍浸,待猪脑红筋浮起时,将红筋剥净,捞起沥去水分。

(2) 将猪脑、龙眼肉放入炖盅内,注入大半盅冷开水,盖上盖,隔水炖 3 小时左右,加冰糖调味即可。

【服法】　可作菜肴常食。

五味鸽蛋

【主料】 鸽蛋 30 枚。

【药材】 五味子 50 g。

【制作】

(1) 五味子敲碎煎汁。

(2) 鸽蛋煮熟去壳后,放入五味子汁中略煮,将鸽蛋浸泡在汁中 2 日后即可。

【服法】 每日 1～2 次,每次服鸽蛋 3 枚,可连服 2 周,食前需煮沸。

枣仁莲子粥

【主料】 粳米 100 g。

【药材】 酸枣仁 9 g,莲子 20 g。

【调料】 冰糖适量。

【制作】

(1) 酸枣仁打粉,粳米泡透。

(2) 锅内清水煮开,加入粳米、莲子煮成粥,加入枣仁粉搅拌均匀,加冰糖调味即可。

【服法】 可经常食用。

甘麦大枣汤

【主料】 小麦 30 g,红枣 10 枚,甘草 6 g。

【制作】

(1) 红枣洗净破开。

(2) 锅内加适量清水,将三味药材煎煮 25 分钟,取汁饮用。

【服法】 每日 1 次,连服 2 周为 1 个疗程。

桑椹大枣汤

【主料】 桑椹 15 g,红枣 50 g。

【制作】

(1) 红枣洗净破开。

(2) 锅内加适量清水,将二味药煎煮 25 分钟,取汁饮用。

【服法】　每日 1 次,连服 2 周为 1 个疗程。

珍珠汤圆

【主料】　糯米粉适量。

【药材】　珍珠粉 0.3 g。

【辅料】　枣泥 50 g。

【制作】　将珍珠粉和入枣泥,搅拌均匀为馅,用糯米包枣泥为汤圆,沸水下汤圆至熟即可。

【服法】　每次服 10 个,可经常服用。

玫瑰蜜炙羊心

【主料】　羊心 1 只。

【药材】　玫瑰花 30 g。

【调料】　蜂蜜 50 g。

【制作】

(1) 玫瑰花加水 200 mL 煎煮,取汁去渣,药汁中加入蜂蜜,调和成卤汁。

(2) 将羊心洗净切成块状,放入卤汁中浸 1 小时,然后用钢签或竹签穿上羊心块,置炉火上慢慢烤熟。在烤的过程中将玫瑰蜜汁涂于羊心上,至熟透即趁热食用。

【服法】　分 2 次服完,可经常食用。

两仁酥

【主料】　核桃仁、花生仁等量。

【辅料】　蜂蜜、白糖粉适量。

【制作】　将核桃仁和花生仁打碎,加入蜂蜜、糖粉搅拌,充分混合,做成酥糖块。

【服法】　每日 1 次,每次 30 g。

水牛角莲子茶

【主料】　水牛角片 10 g,莲子 15 g。

【调料】 冰糖适量。

【制作】 锅内放入水牛角片,加适量清水煎煮 2 小时,取药汁加入莲子,加水煮成一小碗,加冰糖调味,食莲子、饮汤。

【服法】 睡前服有安眠作用。

平肝健脾安神膏

【主料】 龙眼肉 250 g,红枣 500 g,麦冬 100 g,酸枣仁 50 g,玉竹 50 g。

【辅料】 蜂蜜 500 g,冰糖 250 g。

【制作】 将红枣、麦冬、酸枣仁、玉竹煎煮两次,合并两次药液共得 1 500 mL,然后加入龙眼肉,再加蜂蜜、冰糖置炉上加热收膏后,装容器中。

【服法】 每日 2 次,每次 15 g,开水冲服。

二、癫痫药膳

癫痫是多种病因导致的脑部神经元高度同步化异常放电所致的临床综合病征。临床表现具有重复性、发作性、短暂性、刻板性的特点。癫痫可分为原发性和继发性两种。前者原因尚不清楚,可能与遗传因素有关,后者系脑的器质性病变或损伤所引起。癫痫相当于中医的"痫病",痫病又称"痫证""巅疾",俗称"羊角风"。中医认为本病主要由惊恐和饮食不节,造成脏腑失调,尤以肝、脾、肾三脏为最。惊恐损伤肝、肾,使肝肾阴亏,易动肝风;饮食不节则伤脾胃,以致精微不布,痰浊内聚,这是癫痫发作的基础。若遇情志郁结,劳累过度,每易导致肝风挟痰上逆,蒙闭清窍,致癫痫发作。孟氏以平肝镇痉,活血凉血,行气化痰,益气补血为原则辨证施食。

天麻猪心

【主料】 猪心 1 只。

【药材】 天麻 9 g。

【调料】 姜、料酒、盐适量。

【制作】

(1) 猪心切条状,洗净,加料酒拌匀。

(2) 天麻片加水浸泡,隔水蒸熟。

(3) 油锅内爆香姜末,放入猪心爆炒至色变,加入天麻片拌炒至熟,加盐调味即可。

【服法】　可作菜肴常食。

➴ 芋艿甲鱼

【主料】　甲鱼 1 只，芋艿 250 g。

【调料】　葱、料酒、姜、盐、清汤适量。

【制作】

（1）甲鱼宰杀，去内脏切块，沸水中氽过去腥。

（2）芋艿洗净去皮，切块。

（3）砂锅中加入甲鱼块、芋艿块、葱、料酒、姜、清汤，小火慢炖至熟烂，加盐调味即可。

【服法】　可作菜肴常食。

➴ 胡椒萝卜

【主料】　白萝卜 250 g。

【药材】　白胡椒 3 g。

【调料】　盐适量。

【制作】

（1）白萝卜洗净切块，白胡椒敲碎。

（2）锅内放入萝卜块、白胡椒碎和适量清水煮至熟，加盐调味即可。

【服法】　可作菜肴常食。

➴ 胡椒粟米羹

【主料】　粟米 100 g。

【药材】　白胡椒粉 2 g。

【调料】　盐适量。

【制作】　锅内清水煮开，放入粟米煮成粥，加入白胡椒粉、盐调味即可。

【服法】　每日 1 次，可经常食用。

➴ 枣仁莲子粥

【主料】　糯米 100 g，枣仁 9 g，莲子 20 g。

【制作】

(1) 枣仁打粉,糯米泡透。

(2) 锅内清水煮开,加入糯米、莲子同煮成粥,加入枣仁粉搅拌均匀即可,咸甜任意。

【服法】 每日1次,可经常食用。

钩藤墨鱼

【主料】 墨鱼500 g。

【药材】 钩藤15 g。

【调料】 姜、蒜、柠檬、生抽、盐适量。

【制作】

(1) 墨鱼洗净,切成条状。钩藤制成药包。

(2) 锅中清水烧开,放入姜片、料酒和墨鱼煮滚后,关火焖3分钟。

(3) 捞起墨鱼,立刻放入冰柠檬,水中浸泡5分钟。

(4) 另起油锅,爆香蒜末、姜末,放入墨鱼翻炒几下,加入适量温水、药包、生抽,焖煮几分钟,大火收汁,除去药包,加盐调味即可。

【服法】 可作菜肴常食。

椒姜狗肉

【主料】 狗肉500 g。

【药材】 白胡椒3 g,生姜10 g。

【调料】 葱、蒜末、生抽、老抽、料酒、盐适量。

【制作】

(1) 狗肉切块,白胡椒打碎,生姜洗净切片。

(2) 锅内清水煮开,加姜片、葱、料酒、狗肉块焯过。

(3) 另起油锅,爆香蒜末,加入狗肉拌炒几下,再加入白胡椒、生姜、生抽、适量温水,盖上锅盖焖煮5分钟,加老抽,大火收汁,加盐调味即可。

【服法】 可作菜肴常食。

三、脑血管病药膳

脑血管病包括脑溢血、脑血栓形成,脑栓塞、蛛网膜下腔出血和高血压脑病等,属中医"中风"范畴。其中脑溢血相当于入腑入脏;脑血栓形成、脑栓塞相当于在经在络;蛛网膜下腔出血属风痰上扰;高血压脑病属肝阳上亢。临床表现以突然发病,轻者出现口眼歪斜,语言不利,或半身不遂;重者突然倒地,昏迷不醒。孟氏认为中医食治亦按不同证型而异,如痰热内结应清化热痰,肝火炽盛则平肝熄火,正气欲脱则回阳救逆,肾虚络阻宜补肾通络。

清化热痰药膳　用于痰热内结。

白萝卜汁

【主料】　白萝卜3只。

【制作】　白萝卜洗净切块,加适量清水,放入破壁机中打碎,滤汁饮用。

【服法】　每日1次,可经常食用。

竹沥粥

【主料】　粟米60 g。

【药材】　淡竹沥50 mL。

【制作】　锅内清水煮开,加入粟米煮成粥,加入淡竹沥,搅拌均匀即可。

【服法】　每日1次,可经常食用。

青龙白虎汤

【主料】　青果10枚,白萝卜2只。

【制作】　青果、白萝卜切碎,加适量清水煮汤,不加糖饮用。

【服法】　代茶频频饮服。

郁李仁粥

【主料】　粳米60 g。

【药材】　郁李仁10 g。

【制作】

(1) 郁李仁清水浸泡透芯,用破壁机打碎滤汁。

(2) 锅内加入药汁和适量清水煮沸,加入粳米煮成粥即可。

【服法】　每日1次,可经常食用。

平肝熄火药膳　用于肝火炽盛。

猪胆绿豆粉

【主料】 猪胆汁 120 g,绿豆粉 80 g。

【制作】

(1) 绿豆粉微火炒熟。

(2) 绿豆粉中逐次加入猪胆汁,拌匀,阴干。

(3) 将阴干的块状物重新打粉,装瓶保存。

【服法】 每次 6 g,每日 2 次。

珍珠地黄麦粥

【主料】 碎麦米 50 g。

【药材】 生地黄 15 g,珍珠粉 0.3 g。

【调料】 冰糖适量。

【制作】

(1) 生地黄加适量清水,煎煮取汁。

(2) 生地黄汁加水,熬煮碎麦米成粥。

(3) 成粥时加入珍珠粉,拌匀,加冰糖调味即可。

【服法】 每日 1 次,可经常食用。

杞菊刀豆根茶

【主料】 枸杞子 10 g,白菊花 6 g,刀豆根 30 g。

【调料】 冰糖适量。

【制作】 锅内加适量清水,将三味药煎煮 25 分钟,取汁加冰糖调味即可。

【服法】 代茶频频饮服。

天麻大枣茶

【主料】 天麻 6 g,红枣 10 枚。

【制作】

(1) 红枣破开。

(2) 锅内加适量清水,将二味药煎煮 25 分钟,取汁饮用。

【服法】 代茶频频饮服。

回阳救逆药膳 用于正气欲脱。

苏橘人参汤

【主料】 人参 10 g,橘皮 10 g,苏叶 15 g。

【调料】 砂糖 150 g。

【制作】 锅内加清水 2 000 mL,放入人参、橘皮煎煮 20 分钟,再加入苏叶继续煎煮 5 分钟,加砂糖融化,关火加盖焖泡至常温,取汁饮用。

【服法】 代茶频频饮服。

参麦汤

【主料】 人参 12 g,麦冬 15 g,五味子 10 g。

【调料】 砂糖 100 g。

【制作】

(1) 五味子打碎。

(2) 锅内加清水 1 500 mL,将三味药同煮 30 分钟,取汁饮用。

【服法】 代茶频频饮服。

补肾通络药膳 用于肾虚络阻。

杞麦山楂饮

【主料】 枸杞子、麦冬各 10 g,山楂 15 g。

【调料】 红糖适量。

【制作】 锅内加清水 2 000 mL,将三味药同煮 20 分钟,加红糖调味,取汁饮用。

【服法】 代茶频频饮服。

山药地黄粥

【主料】 粳米 60 g。

【药材】 生地黄 20 g,鲜山药 30 g。

【制作】

(1) 生地黄煎煮 20 分钟,取汁。山药去皮洗净,切碎粒。

(2) 锅内清水煮沸,加入粳米、山药粒煮成粥,加入生地黄汁搅匀即可。

【服法】 每日 1 次,可经常食用。

木耳鸡片汤

【主料】 鸡脯肉 150 g,黑木耳 15 g。

【调料】 葱、姜、料酒、食用油、清汤、盐适量。

【制作】

(1) 鸡脯肉洗净切片,用葱、姜、料酒、盐拌匀。

(2) 黑木耳去根,切小朵。

(3) 热油锅爆香姜末,加入鸡肉拌炒几下,加入清汤、黑木耳、葱、姜煮至熟,加盐调味即可。

【服法】 可作菜肴常食。

地冬水鱼

【主料】 甲鱼 1 只。

【药材】 熟地黄 10 g,天冬 10 g。

【调料】 葱、姜、料酒、清汤、盐适量。

【制作】

(1) 甲鱼宰杀,去内脏切块留甲,沸水焯过,去黑膜。

(2) 砂锅内加入甲鱼块、熟地黄、天冬、葱、姜、料酒、清汤小火慢炖至熟烂,加盐调味即可。

【服法】 可作菜肴常食。

四、轻微脑功能障碍综合征药膳

轻微脑功能障碍综合征是小儿智力接近或完全正常,但自我控制能力不足,注意力不能集中,有不同程度的学习、行为和性格方面的异常。本症多见于学龄儿童,部分患儿可能有轻微难产或遗传史,有的研究资料认为可能与神经末梢的传导介质异常有关,如去甲肾上腺素的不足等。临床表现有多动、注意力涣散,不遵守纪律,成绩不良,任性固执,倔强易怒;部分患儿脑电图可见轻度到中度的节律异常。中医认为本证属先天不足,精血有亏,心肾失养而致阴阳失调,神明不足。可按辨证分型给予药膳食疗。

心肾失交,神明不足 症见坐立不安、好动多言、健忘易怒、乏力多汗、舌红少苔、脉细而数。

酸枣莲子粥

【主料】 粳米 100 g。

【药材】 莲子肉 50 g,酸枣仁 10 g。

【调料】 冰糖适量。

【制作】

（1）酸枣仁打碎,装入纱布袋。

（2）锅内清水煮沸,加入粳米、莲子肉、酸枣仁同煮成粥,加冰糖调味即可。

【服法】 每日 1 次,可经常食用。

钩藤燕麦枣粥

【主料】 燕麦片 60 g,红枣 20 只。

【药材】 钩藤 9 g。

【调料】 冰糖适量。

【制作】

（1）红枣洗净,破开去核。

（2）钩藤加适量清水,煎煮 10 分钟,取汁备用。

（3）锅内清水煮沸,加入燕麦片、红枣共煮成粥,调入钩藤汁拌匀,加冰糖调味即可。

【服法】 每日 1 次,可经常食用。

桑椹菊花茶

【主料】 桑椹 9 g,白菊花 4.5 g。

【制作】 将桑椹、白菊花用沸水冲泡饮用,饮时不加糖。

【服法】 代茶频频饮服,可反复加沸水泡至味淡为止。

胡麻饼

【主料】 胡桃肉 500 g,黑芝麻 500 g。

【辅料】 面粉 1 000 g,糖 250 g,奶油 250 g。

【制作】

(1) 胡桃肉、黑芝麻炒熟,研粉。

(2) 将所有材料混合均匀,制成小饼,入烘箱烤熟即成。

【服法】 每日服饼数块。

心脾两虚,阴虚火旺　症见纳食不佳、羸瘦虚弱、面黄少华、心烦行乖、口渴尿赤、舌淡胖或红有薄苔、脉弱或数。

健脾宝花粉

【主料】 白扁豆 100 g,山药 100 g,薏苡仁 100 g,陈皮 10 g,破壁蜜源花粉 10 g。

【辅料】 白糖粉 100 g。

【制作】 将白扁豆、薏苡仁、山药、陈皮烘熟研粉,再加入花粉和白糖粉充分研和即成。

【服法】 每次 20 g,每日 1～2 次,可用牛乳、豆浆或开水调服。

天麻地黄鸭

【主料】 新鸭 1 只。

【药材】 天麻 10 g,生地黄 20 g。

【调料】 葱、姜、料酒、清汤、盐适量。

【制作】

(1) 新鸭宰杀,去毛及内脏,洗净。

(2) 锅内清水煮开,加姜片、葱、料酒、新鸭焯水。

(3) 砂锅内放入鸭、天麻、生地黄、姜片、葱、清汤小火慢炖至熟烂,加盐调味即可。

【服法】 可作菜肴常食。

蕉麻羹

【主料】 去皮香蕉 100 g,炒熟芝麻 20 g。

【辅料】 藕粉适量。

【调料】 糖适量。

【制作】

(1) 将香蕉、炒熟芝麻加水,共煮至熟。

（2）将（1）加入搅拌机中,充分拌和弄碎。

（3）锅中加入（2）重新中小火加热,加入藕粉及糖适量,煮成羹状即可。

【服法】　分 2 次服完,可经常食用。

五、进行性肌营养不良症药膳

进行性肌营养不良症是一种遗传性家族性疾病,男性多于女性。临床上表现为一定肌群的原发性变性,肌无力、肌萎缩逐渐进行,直至运动障碍。中医认为本病属肝肾亏损,筋脉失荣所致,宜用滋补肝肾的血肉有情之品来强筋荣脉,以助康复,对五辛发物、烟酒等皆宜忌食。

肝肾亏损,筋脉失荣　症见肢体痿软、不能支持行走、全身虚弱消瘦、舌淡苔白、脉沉细无力。

鹿肾羹

【主料】　鹿鞭 1 对。

【辅料】　粳米 150 g。

【调料】　豆豉汁、盐适量。

【制作】

（1）鹿鞭去脂膜,切碎。

（2）锅内清水煮沸,加入鹿鞭、粳米、豆豉汁煮成粥,加盐调味即可。

【服法】　每日 1 次,10 日为 1 个疗程,空腹服之。

羊脊骨汤

【主料】　羊脊骨一具。

【药材】　肉苁蓉 30 g,草果 3 个、荜茇 6 g。

【调料】　葱白、姜、料酒、盐适量。

【制作】

（1）锅内清水煮开,加入羊脊骨、姜片、葱白、料酒焯水。

（2）捞出羊脊骨捶碎,焯水用汤撇去浮沫。

（3）上述三味药装入纱布袋制成药包。

（4）将碎羊脊骨、药包重新加入焯水汤中,煮成汤即可。

【服法】　以此作面汤食之。

风湿阻络，血不荣筋　症见四肢不利、时有痛楚、苍白虚羸、舌淡苔薄、脉细而弱。

养血荣筋膏

【主料】　独活 30 g，红花 30 g，桑寄生 60 g，川牛膝 60 g。

【辅料】　龟板胶 120 g，阿胶 120 g，红枣 500 g，黄酒适量，冰糖适量。

【制作】

(1) 将独活、红花、桑寄生、川牛膝煎汁 2 次，滤去渣，合并药液。

(2) 将龟板胶、阿胶加黄酒少许炖烊。

(3) 红枣 500 g 蒸熟去皮核，与汁、胶放在一起，加适量冰糖熬成膏。

【服法】　每次 15 g，每日晨、晚各 1 次，开水烊服。

补肾养肝去风粥

【主料】　粳米 100 g。

【药材】　枸杞子 10 g，忍冬藤 20 g。

【辅料】　黑芝麻 15 g。

【调料】　糖适量。

【制作】

(1) 将枸杞子、忍冬藤煎汁，滤去渣。

(2) 锅内加入药汁和清水煮沸，加粳米 100 g 熬粥，粥成后加炒熟研碎的黑芝麻 15 g，糖适量拌匀即可。

【服法】　每日 1 次，可经常食用。

桂芍牛肉

【主料】　牛肉 300 g。

【药材】　桂枝 15 g，芍药 15 g。

【调料】　洋葱、黄油、白葡萄酒、清汤、盐适量。

【制作】

(1) 牛肉洗净切块，入沸水焯过。

(2) 桂枝、芍药制成药包。

(3) 锅内黄油加热，入洋葱粒煸炒，加入牛肉、白葡萄酒、清汤小火炖煮至熟烂,加盐调味即可。

【服法】 可作菜肴常吃。

第八节 代谢和内分泌疾病药膳

一、糖尿病药膳

糖尿病是由于多种病因引起胰岛素分泌缺陷和(或)胰岛素作用缺陷导致碳水化合物、蛋白质、脂肪代谢异常,以慢性高血糖为突出表现的疾病。临床表现为多尿、多饮、多食、体重减轻等,久病可引起多系统的损害,导致眼、肾、神经、血管等组织的慢性进行性病变。病情严重时可发生急性代谢紊乱,如酮症酸中毒、高渗性昏迷等。糖尿病分为四种类型:1型糖尿病、2型糖尿病、特殊类型糖尿病和妊娠糖尿病。目前糖尿病的发病机制和病因暂未完全阐明。在中医范畴中糖尿病属于"消渴",称糖尿病为"消瘅""消渴",并按症状而分为"上消""中消"和"下消"。孟氏认为药膳辅助治疗消渴当以滋肾益气,养阴生津为要。

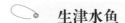

茯苓山药鸡片

【主料】 鸡胸肉 200 g。

【药材】 茯苓粉 15 g,山药 30 g。

【调料】 葱、姜、料酒、淀粉、盐适量。

【制作】

(1) 鸡胸肉洗净切片,用葱、姜、料酒、盐拌匀。

(2) 山药去皮切片,洗净。

(3) 热油锅爆香姜末,加入鸡肉片炒熟,加盐调味,最后加入茯苓粉和淀粉制作的芡料,勾薄芡即可。

【服法】 可作菜肴常食。

生津水鱼

【主料】 甲鱼 1 只(500 g 左右)。

【药材】 枫斗 10 g,枸杞子 15 g。

【调料】 葱、姜、料酒、清汤、盐适量。

【制作】

(1) 甲鱼宰杀,除去内脏,切块留甲。

(2) 锅内清水煮开,加入葱、姜片、料酒、甲鱼焯过,去黑膜。

(3) 甲鱼块装盘,放入枫斗、枸杞子、清汤,最上面放上葱结、姜片,清蒸至熟。

(4) 倒出盘内清汤,去除葱结、姜片。

(5) 将清汤重新加热,加盐调味,浇在盘内甲鱼上即可。

【服法】 可作菜肴常食。

杞菊珍贝

【主料】 鲜贝 200 g。

【药材】 枸杞子 20 g,贡菊 10 g,珍珠粉 0.15 g。

【调料】 葱、生抽适量。

【制作】

(1) 鲜贝洗净。

(2) 热油锅爆香葱花,加入珍珠粉拌匀,再加入枸杞子、鲜贝迅速翻炒,加入少许生抽、贡菊炒熟即可。

【服法】 可作菜肴常食。

玉竹鱼卷

【主料】 青鱼片 10 片。

【药材】 玉竹片 6 g。

【辅料】 香菇 50 g,笋 50 g,香葱 10 根。

【调料】 食用油、盐适量。

【制作】

(1) 香菇和笋切丝,青鱼片拍成薄片备用。

(2) 油锅中放入香菇丝、笋丝煸炒至熟,加盐调味。

(3) 青鱼片包卷香菇丝、笋丝,用香葱扎好,装盘。青鱼卷上放玉竹片,蒸熟即可。

【服法】　可作菜肴常食。

参芪对虾

【主料】　对虾 250 g。

【药材】　党参 10 g,黄芪 10 g。

【调料】　葱、姜、盐适量。

【制作】

(1) 对虾洗净,党参、黄芪煎煮,取汁备用。

(2) 锅内放入药汁和适量清水煮沸,放入对虾翻炒几下,加入葱、姜、盐拌炒,盖上锅盖焖煮几分钟即可。

【服法】　可作菜肴常食。

桃胶鸡腿

【主料】　鸡腿 250 g。

【药材】　桃树胶 10 g。

【调料】　姜、蒜、料酒、生抽、盐适量。

【制作】

(1) 桃树胶泡发。鸡腿洗净后擦干水分,在鸡腿上剖开一刀,放盐、料酒、生抽、姜、蒜抓匀,腌制 20 分钟以上。

(2) 将腌好的鸡腿装盘,撒上桃胶,放入高压锅中,上汽后蒸 10 分钟即可。

【服法】　可作菜肴常食。

陈皮牛肉

【主料】　牛肉 500 g。

【药材】　陈皮 10 g。

【调料】　葱、姜、生抽、老抽、料酒、盐适量。

【制作】

(1) 牛肉洗净切块,冷水下锅,煮至色变捞出。

(2) 锅内热油爆香葱、姜,加入牛肉块翻炒几下,加入陈皮、盐、料酒、生抽、温水拌炒几下,盖上锅盖焖煮 30 分钟。开盖,加老抽,大火收汁即可。

【服法】　可作菜肴常食。

苡仁鸡米

【主料】 鸡肉 150 g,薏苡仁 50 g。

【调料】 葱、姜、料酒、淀粉、生抽、盐适量。

【制作】

(1) 薏苡仁泡透,蒸熟。

(2) 鸡肉洗净切丁,加葱姜汁、料酒、盐、淀粉上浆。

(3) 热油锅爆香姜末,放入鸡丁爆炒至熟,加蒸熟的薏苡仁、生抽,继续翻炒至色匀,加盐调味即可。

【服法】 可作菜肴常食。

麦冬鱿鱼

【主料】 发好的鱿鱼 150 g。

【药材】 麦冬 10 g。

【调料】 葱、姜、料酒、生抽、盐适量。

【制作】

(1) 麦冬加水蒸熟,鱿鱼洗净,切成条状。

(2) 锅内清水煮沸,加入葱、姜、料酒,将鱿鱼焯水。

(3) 热油锅爆香姜末,下鱿鱼、麦冬爆炒,加生抽、盐炒熟即可。

【服法】 可作菜肴常食。

南瓜蒸饼

【主料】 南瓜粉 200 g,糯米粉 100 g。

【调料】 桂花、糖适量。

【制作】 南瓜粉、桂花加入糯米粉中混匀,加水制成饼,不加糖,烤熟或蒸熟即可。

【服法】 每日 1 次,可经常食用。

二、甲状腺功能亢进症药膳

甲状腺功能亢进症简称"甲亢",是一种与遗传、精神因素和自身免疫有关的内分泌系统疾病。是由于甲状腺腺体本身产生甲状腺激素过多而引起的机体代谢亢进,以情绪激动、怕热多汗、消瘦易饥、大便增多、心悸、手颤等高代谢症候群为主要临床表现,部分患者可伴有颈前甲状腺肿大、突眼、颈部血管杂音等,严重的可出现甲亢危象、昏迷,甚至危及生命。本病多见于青中年妇女,起病缓慢。甲状腺功能亢进症属于中医"瘿病"范畴,认为是由于情志内伤、饮食及水土失宜,以致气滞痰凝、血瘀壅结颈前喉结两旁,结块肿大。孟氏以清补平补法,以养阴生津,平肝清火之法辨证施食。

参麦团鱼

【主料】　甲鱼1只。

【药材】　西洋参5 g,麦冬10 g。

【辅料】　火腿片50 g。

【调料】　葱、姜、料酒、盐适量。

【制作】

(1) 甲鱼宰杀,去内脏切块留甲。

(2) 锅内清水煮开,加葱、姜片、料酒,将甲鱼块焯水,去除黑膜。

(3) 砂锅内放入甲鱼块、药材、火腿片、葱、姜、料酒,小火慢炖至熟烂,加盐调味即可。

【服法】　可作菜肴常食。

沙参玉竹鸭

【主料】　鸭脯肉250 g。

【药材】　沙参10 g,玉竹10 g。

【调料】　盐、葱、姜、料酒、清汤适量。

【制作】

(1) 鸭脯肉切片,用葱姜汁、料酒、盐拌匀。

(2) 盘底铺上沙参、玉竹,上面放上鸭肉片,最上面放上葱结、姜片,倒入少许清汤,清蒸至熟,取出鸭肉重新装盘。

(3) 倒出蒸盘中的清汤加热,用盐调味,浇在鸭肉上即可。

【服法】　可作菜肴常食。

玄女海参

【主料】 发好的海参 200 g。

【药材】 玄参 6 g,女贞子 6 g。

【调料】 葱、姜、料酒、清汤、盐适量。

【制作】

(1) 海参洗净,切成条状。

(2) 玄参、女贞子煎煮,取汁。

(3) 砂锅内放入海参、药汁、清汤、葱、姜,小火烩煮至熟烂,加盐调味即可。

【服法】 可作菜肴常食。

酸枣仁粥

【主料】 粳米 100 g,酸枣仁 9 g。

【调料】 冰糖适量。

【制作】

(1) 酸枣仁打碎,装入纱布袋中。

(2) 锅内清水煮开,放入粳米、酸枣仁,同煮成粥即可。

【服法】 每日 1 次,可经常食用。

百合银耳羹

【主料】 百合 100 g,干银耳 15 g。

【调料】 冰糖适量。

【制作】

(1) 百合洗净,去内膜。干银耳泡发,切除根部,撕成小朵。

(2) 锅内放入百合、银耳、适量清水,同煮至黏稠状,加入冰糖调味即可。

【服法】 每日 1 次,可经常食用。

芹菜芦根汤

【主料】 芹菜 100 g,芦根 50 g。

【调料】 冰糖适量。

【制作】

(1) 芹菜洗净切碎。

(2) 芹菜、芦根加水同煮 20 分钟,加入冰糖调味,取汁饮用。

【服法】　每日 1 次,可经常食用。

杞菊鱼片

【主料】　黑鱼片 150 g。

【药材】　枸杞子 10 g,白菊花 6 g。

【调料】　葱、姜、淀粉、生抽、食用油、料酒、盐适量。

【制作】

(1) 黑鱼片洗净,葱姜汁、料酒、盐、淀粉上浆。

(2) 热油锅爆香姜末,入黑鱼片爆炒,加入枸杞子、白菊花翻炒至熟,加入生抽、盐调味即可。

【服法】　可作菜肴常食。

养阴圆蛤汤

【主料】　圆蛤 250 g。

【药材】　生地黄 10 g,麦冬 6 g,枫斗 4.5 g。

【调料】　葱、姜、食用油、料酒、生抽、清汤、盐适量。

【制作】

(1) 用清水养净圆蛤,洗净。

(2) 生地黄、麦冬、枫斗煎煮,取汁。

(3) 锅内热油爆香葱、姜,放入圆蛤翻炒,加入药汁、清汤、葱、姜、生抽炖煮至熟,加盐调味即可。

【服法】　可作菜肴常食。

三、垂体性侏儒症药膳

垂体性侏儒是由于垂体前叶生长激素不足或同时伴有其他垂体激素的不足(如促甲状腺素、促肾上腺皮质激素及促性腺素等)所引起的生长发育障碍而致的身材矮小疾病。本病多数为原发性,病因不明,多见于男孩。本病属中医"五迟证"范畴,五迟是指立迟、行迟、发迟、齿迟、语迟而言。中医认为五迟证多因先天胎禀不足,肾气不充所致。肾主骨,为生长之本,肾气不足必致骨弱体矮,精血有亏,而导致侏儒之症。孟氏食治原则为培本固肾,养血补精,故可多予益髓填精的血肉有情之品和促进生长发育的蛋白质、维生素和微量元素等食品。

补肾粥

【主料】 粳米 150 g,核桃仁 30 g。

【药材】 苁蓉 3 g,山茱萸 3 g。

【制作】

(1) 苁蓉、山茱萸煎汁少许,用药汁浸泡核桃仁 1 小时,炒熟。

(2) 锅内加清水煮沸,加入粳米、核桃仁同煮成粥即可。

【服法】 每日 1 次,可经常食用。

猪脑粉

【主料】 猪脑适量。

【制作】 以猪脑低温烘干,研成粉末,密封保存。

【服法】 每日 2 次,每次 1~2 g 加入食物中服用,连用数月。

人参粥

【主料】 粳米 50 g。

【药材】 红参粉 1 g。

【调料】 冰糖适量。

【制作】 锅内清水煮开,加入粳米熬煮成粥,加入红参粉拌匀即可。

【服法】 每日 1 次,每月连服 10 日,半年为 1 个疗程。

促长补浆

【主料】 带皮胡桃肉 250 g,补骨脂 60 g。

【辅料】 蜂蜜 250 g。

【制作】 将带皮胡桃肉和补骨脂同蒸,熟后研成粉末,加蜂蜜 250 g,调成浆状即可。

【服法】 每料 1 周服完,可经常作辅助食品服食。

山海双参羹

【主料】　发好的海参 100 g。

【药材】　人参 3 g。

【调料】　清汤、盐适量。

【制作】

(1) 海参洗净,切成条状。

(2) 砂锅内放入海参、人参、清汤炖煮至稠状,加盐调味即可。

【服法】　每日 1 次,可不时服之。

参杞滑虾

【主料】　虾仁 100 g。

【药材】　党参 10 g,枸杞子 15 g。

【调料】　鸡蛋清、食用油、淀粉、盐适量。

【制作】

(1) 虾仁洗净,擦干,用蛋清、盐、淀粉上浆,入冰箱冷藏 1 小时。

(2) 枸杞子洗净,党参煎汁备用。

(3) 热油锅加浆好的虾仁爆炒,倒入药汁、枸杞子继续翻炒至熟即可。

【服法】　可作菜肴常食。

四、甲状腺功能不足性呆小病药膳

先天性甲状腺功能减退,又称呆小病或克汀病。其原因为先天性的甲状腺发育不良或缺如异位,或合成甲状腺素的酶缺陷,或母亲妊娠期应用抗甲状腺药物或放射性碘,或饮食中缺碘(如地方性甲状腺肿)。临床表现为生理功能低下,如食量小、吞咽缓慢、体温偏低、皮肤发冷、夏天少汗、心率缓慢、心音低沉、血压偏低、反应迟钝,此外,还伴有发育落后、四肢短而躯干相对较长、颈短、囟门大、生齿和骨龄延迟。中医认为本病属先天禀赋不足,肾气不充,肝阴有亏,脾气虚弱而致,应予补肾、养肝、健脾、温阳之品为宜。并根据"以脏补脏"原则,可予动物的甲状腺以作补充。含碘食物亦应多吃常吃,如海藻、海带、海蜇、紫菜及其他海产品等。对生长发育所必需的蛋白质、氨基酸、维生素及微量元素丰富的食品也须充分供应。

银杞羹

【主料】 银耳 10 g,枸杞子 10 g。

【调料】 冰糖 10 g。

【制作】

(1) 银耳泡发,切除根部,撕成小朵。

(2) 将银耳、枸杞子放入锅中,加适量清水同煮至黏稠状,加冰糖调味即可。

【服法】 每日 1 次,可经常食用。

补肾养肝汤

【主料】 猪腰 50 g,猪肝 50 g。

【药材】 山药 30 g,熟地黄 10 g,首乌 10 g,枸杞子 10 g。

【调料】 鸡汤、盐适量。

【制作】

(1) 将山药、熟地黄、首乌、枸杞子煎汁备用。

(2) 将猪腰、猪肝切片,以蛋清拌和,在油锅内爆熟,加鸡汤和药汁煨至熟烂,加盐调味即可。

【服法】 可作菜肴常食。

海蜇金瓜丝

【主料】 海蜇 50 g,金瓜 50 g。

【调料】 香油、生抽、盐、味精适量。

【制作】

(1) 海蜇切丝,金瓜切丝备用。

(2) 将海蜇丝、金瓜丝放入碗中,加入香油、生抽、盐、味精拌匀即可。

【服法】 每日 1 次,可经常食用。

海带虾米汤

【主料】 海带 30 g,虾米 10 g。

【调料】 盐适量。

【制作】

(1) 海带洗净,切丝。

(2) 锅内放入海带丝、虾米和适量清水同煮至熟,加盐调味即可。

【服法】　每日 1 次,可经常食用。

紫菜虾皮汤

【主料】　紫菜 10 g,虾皮 10 g。

【调料】　盐、味精适量。

【制作】　紫菜、虾皮加味精及盐少许,用沸水冲泡即可。

【服法】　每日 1 次,可经常食用。

第九节　肿瘤药膳

饮食与肿瘤的发生、防治、转归具有重大关系,这已被世界各国的研究所证实。如女性的癌肿发生与饮食有关的几乎占半数,而男性癌肿中也有 1/3 以上与饮食因素有关。在肿瘤病程中,饮食治疗常显示一定的影响,适宜的饮食有助于肿瘤的治疗和康复,反之,若饮食不合宜,则能使肿瘤发展加速,病情恶化;晚期肿瘤缺乏有效治疗时,合适的饮食治疗常能改善全身状况,延长患者生存时间;在肿瘤的转移复发方面,饮食常可起一定的影响作用,适宜的饮食可减少或防止转移和复发。孟氏药膳在肿瘤疾病的施治中依据"扶正祛邪"的总体原则,以扶正益元法、祛邪抗癌法辨证施食。

一、扶正益元类药膳

虫草甲鱼

【主料】　甲鱼 1 只(500 g 左右)。

【药材】　冬虫夏草 10 g。

【调料】　葱、姜、料酒、清汤、盐适量。

【制作】

(1) 甲鱼宰杀,去除内脏,切块留甲。

(2) 锅内清水煮开,放入葱、姜、料酒,将甲鱼焯水,去除黑膜。

(3) 甲鱼装盘,周边放上冬虫夏草,倒入适量清汤,放上葱结、姜片,清蒸至熟。

(4) 沥出清汤加热,加盐调味,浇在甲鱼上即可。

【服法】 可作菜肴常服,适用于肺癌。

山海双参

【主料】 发好的海参 200 g。

【药材】 人参 10 g。

【调料】 清汤、盐适量。

【制作】

(1) 海参洗净,切成条状。

(2) 砂锅中放入海参、人参、清汤,小火烩煮至熟烂,加盐调味即可。

【服法】 可作菜肴常服,适用于消化道肿瘤。

猴头鹌鹑

【主料】 鹌鹑 200 g,猴头菇 50 g。

【调料】 葱、姜、料酒、清汤、盐适量。

【制作】

(1) 鹌鹑宰杀,去除内脏洗净,猴头菇洗净切块。

(2) 砂锅内放入鹌鹑、猴头菇、葱、姜、料酒、清汤小火炖煮,不断撇去浮沫,直到熟烂,加盐调味即可。

【服法】 可作菜肴常服,适用于胃癌。

豆蔻乌鸡

【主料】 乌骨鸡 1 只。

【药材】 草豆蔻 30 g,草果 2 枚。

【调料】 葱、姜、料酒、清汤、盐适量。

【制作】

(1) 乌骨鸡宰杀,去除内脏洗净。

(2) 将草豆蔻、草果制成药包,塞入鸡腹中扎好。

（3）锅内放入乌骨鸡、葱、姜、料酒、清汤小火炖煮，不断撇去浮沫，直到熟烂，加盐调味即可。

【服法】　可作菜肴常服，空腹食之，适用于肠癌。

健脾鲤鱼汤

【主料】　鲤鱼 1 条（500 g 左右）。

【药材】　白茯苓 5 g，黄芪 5 g，白术 10 g，薏苡仁 20 g。

【调料】　葱、姜、料酒、清汤适量。

【制作】

（1）鲤鱼去内脏洗净。

（2）将白茯苓、黄芪、白术、薏苡仁置鱼腹中扎紧。

（3）锅内放入鲤鱼、葱、姜、料酒、清汤，煮熟即可，淡服。

【服法】　可作菜肴常服，有水肿症状的肿瘤患者可用。

银香羹

【主料】　干银耳 10 g，干香菇 15 g。

【调料】　冰糖适量。

【制作】

（1）干银耳、干香菇泡发，去蒂及根，切小块。

（2）锅内放入所有材料，加适量清水同煮至熟烂，加冰糖调味即可。

【服法】　可作菜肴常服，各型肿瘤患者均可用。

莲薏糕

【主料】　莲肉 125 g，粳米 125 g，薏苡仁 125 g，茯苓 50 g。

【调料】　砂糖适量。

【制作】　将莲肉、粳米、薏苡仁炒熟研粉，茯苓 50 g 研粉，一起拌和，加入砂糖和适量水，拌和做成糕略蒸，切开食用。

【服法】　每日 1～2 次，每次 50 g，作点心，适用于消化道肿瘤。

二、祛邪抗癌类药膳

菱肉鲍鱼

【主料】 鲍鱼 30 g,菱肉 100 g。

【辅料】 海带 50 g。

【调料】 姜末、食用油、生抽、盐适量。

【制作】

(1) 鲍鱼切丝,菱肉切片,海带切丝。

(2) 热油锅爆香姜末,放入鲍鱼丝翻炒,加入菱肉、海带丝、生抽,继续翻炒至熟,加盐调味即可。

【服法】 可作菜肴常服。

芋艿馄饨

【主料】 芋艿 250 g。

【辅料】 淀粉 100 g,猪肉 100 g,蘑菇 50 g。

【调料】 香油、盐适量。

【制作】

(1) 芋艿煮熟去皮,与淀粉一起捣烂拌和,做皮子。

(2) 将蘑菇、猪肉切成糜状,加香油、盐搅拌均匀,做成馅料。

(3) 用芋艿皮子将馅料包成馄饨,下沸水内煮熟食用。

【服法】 可作菜肴常服。

夏枯草猪肉汤

【主料】 瘦猪肉 60 g,夏枯草 10 g。

【调料】 清汤、料酒、盐适量。

【制作】

(1) 夏枯草制成药包。

(2) 猪肉切成小块,与药包一起装入砂锅,加清汤、料酒煮汤,煮熟后调味即可。

【服法】 分 2 次饮汤食肉,适用于淋巴肿瘤、甲状腺瘤等。

麦楂蒸鳗

【主料】 鳗鱼 150 g。

【药材】 麦冬 10 g,山楂 15 g。

【调料】 葱、姜、清汤、料酒、盐适量。

【制作】

(1) 鳗鱼宰杀,洗净切段。麦冬、山楂制成药包。

(2) 砂锅内放入鳗鱼、药包、葱、姜、清汤、料酒,炖煮至熟烂,加盐调味即可。

【服法】 可作菜肴常服。

萝卜生姜丝

【主料】 白萝卜 50 g,嫩生姜 50 g。

【调料】 糖、醋、盐适量。

【制作】

(1) 白萝卜、嫩生姜切丝。

(2) 将萝卜丝、姜丝装入碗中,加入糖、醋、盐拌匀即可。

【服法】 可作菜肴常服。

金茄干丝

【主料】 金针菜 30 g,茄子 50 g,豆腐干 50 g。

【调料】 蒜、姜、食用油、生抽、老抽、盐适量。

【制作】

(1) 金针菜泡发洗净,茄子洗净切丝,豆腐干切丝。

(2) 热油锅爆香蒜末、姜末,放入茄子丝、金针菜、豆干丝,略煸炒,倒入生抽、少许清水,盖上锅盖焖煮几分钟,将菜煮熟,加入老抽大火收汁,加盐调味即可。

【服法】 可作菜肴常服。

薏苡仁慈菇羹

【主料】 薏苡仁 60 g,山慈菇 60 g。

【辅料】 藕粉适量。

【调料】 冰糖适量。

【制作】

(1) 薏苡仁用清水泡透,山慈菇洗净切粒,藕粉用凉水调成稀糊。

(2) 锅内加适量清水,加入薏苡仁、山慈菇粒煮至熟,调入藕粉糊搅拌成羹状,加冰糖调味即可。

【服法】 可作点心经常服食。

葵心菜

【主料】 向日葵杆内软芯 30 g。

【制作】 锅内加适量清水,加入向日葵杆内软芯,煎煮 20 分钟,取汁饮用。

【服法】 煎水代茶,频频服用。

第十节　妇科常见病药膳

一、痛经药膳

痛经是妇科最常见的症状之一,是指月经期间或行经前后出现下腹部疼痛、坠胀,伴有腰酸或其他不适,症状严重者可影响生活和工作。痛经可分为原发性和继发性,原发性痛经是指生殖器官无器质性病变的痛经,占痛经的 90% 以上;继发性痛经是指由盆腔器质性疾病引起的痛经,如盆腔炎性疾病、子宫腺肌病、子宫内膜异位症等因素导致的痛经。中医认为痛经的发生主要与冲任、胞宫的周期性生理变化有密切关系。中医对于痛经基本分成两大型,即实证型和虚证型。实证型多因气滞血瘀和寒湿凝滞所引起,虚证型多由气血虚弱和肝肾亏损所引起。

实证　常表现为经前或经期下腹部胀痛或冷痛,若用热敷可以缓解,伴有月经量少、滴沥不畅,色暗紫或有瘀块,排出后往往疼痛减轻,乳房胀痛,怕冷畏寒,面色苍白等。

川芎煮鸡蛋

【主料】 鸡蛋 2 只。

【药材】 川芎 9 g,黄酒适量。

【制作】 将鸡蛋、川芎、适量黄酒、水 300 mL 入锅同煮,鸡蛋熟后剥去壳,再放汤内煮 5 分钟即可,食蛋饮汤。

【服法】 每日 1 次,5 日为 1 个疗程。

姜枣花椒汤

【主料】 干姜、红枣各 30 g。

【药材】 花椒 9 g。

【制作】

(1) 红枣洗净,破开去核。

(2) 将干姜、红枣加水 400 mL 煮沸,投入花椒,改用文火煎煮 15 分钟即可,饮汤食枣。

【服法】 每日一料,分 2 次温服,3 日为 1 个疗程,经来前 2 日开始服。

山楂当归红糖汤

【主料】 生山楂 30 g,当归 9 g。

【辅料】 红糖适量。

【制作】 锅内倒入适量清水,放入生山楂、当归煮沸,调小火煎煮 20 分钟,加红糖烊化即可。

【服法】 每日一料,分 2 次服下,连服 1 周。

虚证 表现为经期或经净后下腹部持续隐隐作痛,按压局部可缓解,伴有腰酸、头晕、耳鸣、乏力,经量较少、色淡、质稀薄,面色少华,精神不振等。

黄芪乌骨鸡

【主料】 乌骨鸡 1 只。

【药材】 黄芪 20 g。

【调料】 葱、姜、料酒、盐适量。

【制作】

(1) 乌骨鸡宰杀,去毛及肠杂,洗净,切块。黄芪制成药包。

(2) 锅内适量清水,放入乌骨鸡、药包、葱、姜、料酒煮至熟烂,加盐调味即可。

【服法】　于经前 3 日开始服,5 日为 1 个疗程。

当归胡桃酒

【主料】　当归 50 g,胡桃肉 500 g。

【辅料】　红糖 250 g,黄酒 1 000 mL。

【制作】　将当归、胡桃肉打碎,以上乘黄酒 1 000 mL 浸泡 2 周,滤去渣,酒中加红糖煮沸,装瓶冷藏。

【服法】　每日 2 次,每次 20 mL,7 日为 1 个疗程,经前 5 日开始服。

双参枣泥羹

【主料】　发好的海参 60 g,红枣泥 30 g。

【药材】　人参 6 g。

【辅料】　藕粉适量。

【调料】　红糖适量。

【制作】

(1) 人参蒸熟切小粒,汤汁保留备用,海参洗净切碎,藕粉用凉水调成稀糊。

(2) 锅内加适量清水,加入人参粒、人参汤、海参、红枣泥煮至熟,加入藕粉糊搅拌成羹状,加入红糖烊化即可。

【服法】　每日一料,5 日为 1 个疗程,经前 5 日开始服。

二、功能性子宫出血药膳

功能性子宫出血即"异常子宫出血",是妇科常见的症状和体征,是指与正常月经的周期频率、规律性、经期长度、经期出血量中的任何一项不符,源自子宫腔的异常出血。包括排卵障碍相关异常子宫出血、子宫内膜局部异常所致异常子宫出血。中医认为功能性子宫出血由脾肾亏虚、血有瘀热所致。孟氏在治疗本病时,多采用健脾补肾、凉血活血的治法辨证施食。

脾肾亏虚　症见出血量较多,血色或淡或鲜红,往往持续出血,淋漓不断。患者精神萎顿,常有头昏眼花、心悸不安、耳鸣心烦、腰酸背痛等症状。其偏热者有面红耳赤、五心烦热、口渴喜饮、大便稀溏、面白身萎等表现。

芝麻木耳红枣粥

【主料】 粳米 60 g,干黑木耳 10 g,黑芝麻 10 g,红枣 20 g。

【调料】 红糖适量。

【制作】

(1) 干木耳泡发,去根切碎。黑芝麻炒熟,捣碎。红枣洗净,破开去核。

(2) 以上材料与粳米加适量清水煮成粥,加红糖调味即可。

【服法】 每日 1 次,7 日为 1 个疗程。

阿胶糯米粥

【主料】 糯米 100 g。

【药材】 阿胶 20 g。

【调料】 红糖适量。

【制作】

(1) 阿胶打碎,用黄酒炖烊备用。

(2) 锅内加水 1 000 mL,放入糯米煮成粥。粥成时投入阿胶搅拌均匀,加红糖调味即可。

【服法】 1 日内服完,以 1 周为 1 个疗程。

天冬益母草炖甲鱼

【主料】 甲鱼 1 只(500 g 左右)。

【药材】 天冬 30 g,益母草 30 g。

【调料】 葱、姜、料酒、清汤、盐适量。

【制作】

(1) 甲鱼宰杀,除去内脏,切块留甲,汆水,除去黑膜。

(2) 天冬、益母草制成药包。

(3) 砂锅内放入甲鱼、药包、葱、姜、料酒和适量清汤,煮至熟烂,加盐调味即可。

【服法】 2 日一料,连吃二至三料为 1 个疗程。

参芪银杏蚌肉

【主料】 河蚌肉 60 g,鲜白果仁 15 g。

【药材】 党参 12 g,黄芪 12 g。

【调料】 葱、姜、食用油、料酒、清汤、胡椒粉、盐适量。

【制作】

(1) 河蚌肉洗净切块,党参、黄芪制成药包。

(2) 热油锅爆香姜丝,放入河蚌肉翻炒几下,加入清汤、料酒、白果仁、药包同煮,汤成奶白色后,加入盐、胡椒粉调味,撒上葱花即可。

【服法】 每日一料,7 日为 1 个疗程。

猪肚莲子

【主料】 猪肚 1 只。

【药材】 鲜莲子肉 500 g。

【制作】

(1) 猪肚洗净,勿切开。

(2) 将鲜莲子肉纳入猪肚中,两头扎紧,然后隔水蒸烂。

(3) 冷却后分成 5 份,冰箱冷冻保存。

【服法】 每日 1 份,5 日为 1 个疗程。食用时,从冰箱取出,自然溶解,做汤食用,可作菜肴常食。

龙眼荔枝鸡

【主料】 童子鸡 1 只。

【药材】 龙眼 30 g,荔枝肉 30 g。

【调料】 葱、姜、料酒、盐适量。

【制作】

(1) 童子鸡宰杀,去毛及内脏,洗净。

(2) 锅内适量清水,放入童子鸡、龙眼、荔枝肉、葱、姜、料酒同煮至熟烂,加盐调味即可。

【服法】 2 日一料,以三料为 1 个疗程。

血有瘀热　症见出血量大,俗称血崩之状,持续甚久,血色深红或紫,并有血块排出,头晕面赤,烦躁易怒,便秘便硬,下腹部疼痛拒按,排出血块后疼痛常可缓解。

芹菜藕片汤

【主料】 鲜芹菜 150 g,鲜藕 150 g。

【调料】 食用油、盐适量。

【制作】

(1) 鲜芹菜洗净切段,鲜藕洗净切片。

(2) 锅内加适量食用油,加热至六成热,放入芹菜、藕片煸炒片刻,加水 500 mL 煮成汤,加盐调味即可。

【服法】 每日一料,分 2~3 次服完,7 日为 1 个疗程,可作菜肴常食。

荠菜炒荸荠

【主料】 荠菜 250 g,荸荠 100 g。

【调料】 食用油、盐适量。

【制作】

(1) 荠菜洗净切碎,荸荠去皮洗净,切薄片。

(2) 热油锅内放入荠菜和荸荠,煸炒至熟,加盐调味即可。

【服法】 每日一料,连服 5~7 日,可作菜肴常食。

绿荷薏苡仁汤

【主料】 绿豆 30 g,薏苡仁 45 g,鲜荷叶半张。

【调料】 冰糖适量。

【制作】 将绿豆、薏苡仁、鲜荷叶半张煮汤,汤成后去荷叶加冰糖适量,服食绿豆、薏苡仁及汤。

【服法】 每日一料,10 日为 1 个疗程。

荠菜木耳豆腐羹

【主料】 荠菜 250 g,干木耳 10 g,豆腐 1 块。

【调料】 食用油、淀粉、盐适量。

【制作】

（1）荠菜洗净,切碎。干木耳泡发,去根切碎。豆腐切小块。

（2）热油锅中入荠菜煸炒片刻,加入清水、木耳、豆腐共煮至熟,加水淀粉调成羹状,加盐调味即可。

【服法】 每日一料,7 日为 1 个疗程,可作菜肴常食。

芦笋拌金针菜

【主料】 鲜芦笋 100 g,金针菜 100 g。

【调料】 香油、生抽、盐适量。

【制作】

（1）金针菜泡发备用,鲜芦笋刨去粗皮,洗净备用。

（2）锅内清水煮沸,入芦笋、金针菜烫熟。

（3）将烫熟的材料放入碗中,加香油、生抽、盐拌匀调味即可。

【服法】 每日一料,连服 1 周,可作菜肴常食。

山楂当归炖鹌鹑

【主料】 鹌鹑 1 只。

【药材】 山楂 15 g,当归 9 g。

【调料】 葱、姜、料酒、盐适量。

【制作】

（1）鹌鹑宰杀,去内脏洗净,山楂、当归制成药包。

（2）锅内清水煮沸,放入鹌鹑、药包、葱、姜、料酒共煮至熟烂,加盐调味即可。

【服法】 每日一料,7 日为 1 个疗程。

三、白带异常药膳

白带是指妇女阴道内排出的黏液性分泌物,白色而透明称为白带,呈黄色的称为黄带。民间有"十女九带"之说。少量的黏性分泌物并无妨碍,若量多而稠厚,呈黄色、脓性、血性等则属不正常。西医学认为形成白带异常的原因可能为生殖器感染（如阴道滴虫感染）、炎症、局部分泌增加,有时肿瘤及全身疾病导致的体质虚弱也有。中医认为白带异常产生的原因是由于脾虚湿盛,痰湿下注,湿郁化热,肾气不固。孟氏以补脾祛湿,理气滋肾法辨证施食。

白果鸡蛋汤

【主料】　鸡蛋 2 只,白果仁 10 枚。

【调料】　盐适量。

【制作】　白果仁用水先煮,待熟时打入鸡蛋,煮至蛋熟,加盐少许即可,食白果、鸡蛋,饮汤。

【服法】　每日 1 次,10 次为 1 个疗程。

白扁豆煮山药

【主料】　白扁豆 100 g,山药 100 g。

【调料】　糖适量。

【制作】　白扁豆、山药切片共煮至酥烂,加糖调味即可。

【服法】　1 日内服完,每周服 2～3 次,连服 3～4 周为 1 个疗程。

白果豆浆饮

【主料】　白果 10 枚。

【辅料】　豆浆 250 mL。

【调料】　糖适量。

【制作】　将白果仁捣烂,与豆浆同煮至熟,加糖调味即可。

【服法】　每日 1 次,可连服 1～2 周。

鸡冠花藕汤

【主料】　鲜藕 250 g。

【药材】　红色鸡冠花 3 朵。

【调料】　红糖适量。

【制作】

(1) 鲜藕洗净切碎,鸡冠花制成药包。

(2) 将鸡冠花、鲜藕片同煮汤,待藕熟烂,加红糖适量,食藕及汤。

【服法】　每周服 2～3 次,连服 2～4 周。

277

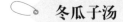

莲子芡实汤

【主料】 芡实 50 g,莲子 50 g。

【调料】 红糖适量。

【制作】 将芡实、莲子共同煮汤,加红糖调味即可。

【服法】 每日 1 次,7 日为 1 个疗程。

薏苡仁芡实粥

【主料】 粳米 100 g,薏苡仁 30 g,芡实 30 g。

【制作】

(1) 薏苡仁、芡实清水泡透。

(2) 将薏苡仁、芡实、粳米共煮成粥即可。

【服法】 每日 1 次,可经常服食。

莲子白果煮乌骨鸡

【主料】 乌骨鸡 1 只(750 g 左右)。

【药材】 莲子 50 g,白果仁 20 枚。

【调料】 葱、姜、料酒、盐适量。

【制作】

(1) 乌骨鸡宰杀,去毛及内脏,洗净。

(2) 锅内加适量清水,放入乌骨鸡、莲子、白果仁、葱、姜、料酒共煮至熟烂,加盐调味即可。

【服法】 每周 2 次,4 次为 1 个疗程。

芡扁散

【主料】 芡实 500 g,白扁豆 500 g。

【制作】 将芡实、白扁豆炒黄研末,装入容器即可。

【服法】 每日 2 次,每次 20 g,以甜酒吞服,以二料为 1 个疗程。

冬瓜子汤

【主料】 生冬瓜子 20 g。

【调料】 红糖适量。

【制作】 将生冬瓜子 20 g 打碎煎汤,取煎汁加红糖适量饮用。

【服法】 每日 1 次,10 日为 1 个疗程。

第十一节 小儿常见病症药膳

一、小儿反复呼吸道感染药膳

小儿反复呼吸道感染是常见的儿科病症,是由各种因素引起的免疫功能不足所致。其中营养因素与遗传是引起免疫功能降低的最常见原因。营养与饮食的预防和治疗常能获得良好的效果。中医认为先天不足,后天失调,脾失健运而致脾肺两虚,卫外失司,肺卫不固,频发的外邪犯肺,恋而化热,脾虚生痰,土不扶金,导致咳喘、热痰时发时愈;久病及肾,本元亦亏,而致行缓智迟,生长及发育亦受影响。孟氏认为在急性发作时以清热化痰,平喘止咳为主要治疗原则,治本则宜健脾补肾,以益肺金。

玉屏汤

【主料】 瘦猪肉 30～60 g。

【药材】 黄芪 15 g,白术 15 g,甘草 1.5 g。

【调料】 盐、味精、清汤适量。

【制作】

(1) 瘦猪肉切成小碎粒状,入油锅中爆炒。

(2) 黄芪、白术、甘草煮汁约 150 mL。

(3) 锅内放入猪肉、药汁、清汤煮至肉熟,加盐、味精少许,盛起即可。

【服法】 可作菜肴常食。

姜汁牛乳

【主料】 牛乳 250 mL。

【药材】 鲜姜汁 10 mL,丁香 2 粒。

【制作】 牛乳中加入鲜姜汁、丁香,置锅中煮 2～3 分钟即成。

【服法】 每日 1 次,可经常服用。

八宝固卫粥

【主料】 粳米 150 g。

【药材】 南芡实 10 g,薏苡仁 10 g,莲子肉 10 g,红枣 10 g,龙眼肉 10 g,白扁豆 10 g,百合 10 g。

【调料】 白糖适量。

【制作】

(1) 薏苡仁、白扁豆、百合泡透。

(2) 将所有材料与粳米煮烂成粥,根据口味加糖适量调味即可。

【服法】 分数次服完,可经常服用。

双菇补面

【主料】 卷子面 150 g。

【药材】 黄芪 10 g。

【辅料】 鲜蘑菇 25 g,泡发好的香菇 25 g。

【调料】 清汤适量。

【制作】

(1) 黄芪煮汁约 50 mL 备用。

(2) 鲜蘑菇、发好的香菇切碎,在油锅中略爆一下,加入黄芪煎汁煮熟;然后将卷子面 150 g 下沸汤内至熟捞起,再放入香菇、蘑菇、黄芪的汤中,再加调料,煨至熟烂即成。

【服法】 分 2~3 次食之,可常食。

鸡汤糁

【主料】 母鸡肉 250 g,猪腿肉 300 g。

【药材】 肉桂 10 g,党参 20 g。

【辅料】 麦片 100 g,面粉 200 g。

【调料】 盐、胡椒粉适量。

【制作】

(1) 肉桂、党参包在纱布内,制成药包。

（2）将母鸡肉、猪腿肉去皮切块,加药包、约 3 000 mL 清水同煮汤,使肉熟烂,将肉桂、党参取出,得汤约 2 000 mL。

（3）把鸡及猪肉捞出,撕成丝状。

（4）将麦片倒入煮好的汤肉中烧沸,缓缓加入面粉调成糊状,加盐及胡椒粉适量。服时可盛一碗糁,并加入适量撕碎的鸡和猪肉,淋上香油及醋少许即成。

【服法】　每次 1 碗。此糁以冬季食用为佳。

百合花生粥

【主料】　糯米 60～80 g。

【药材】　干百合 20 g,花生仁 30 g。

【制作】　干百合泡胀,花生仁连皮先煮熟,然后与糯米放在砂锅内煮成粥。

【服法】　每日 1～2 小碗,咸甜任意,可经常服用。

辛夷煲鸡蛋

【主料】　鸡蛋 2 只。

【药材】　辛夷 12 g。

【制作】　将鸡蛋煮熟去壳,加入辛夷同煮 15 分钟即可。

【服法】　食蛋饮汤,咸甜任意,可食 1 周左右。

五黄鹌鹑蛋

【主料】　鹌鹑蛋 5 枚。

【药材】　五味子 6 g,黄芪 15 g。

【调料】　冰糖适量。

【制作】　五味子、黄芪煮汁约 200 mL,然后滤去药渣,将药汁煮沸打入鹌鹑蛋 5 枚,待熟加糖适量即可。

【服法】　食蛋饮汤,每日一料,以 10 日为 1 个疗程。

银香羹

【主料】　干银耳 10 g,干香菇 6 g。

【调料】　冰糖适量。

【制作】

(1) 银耳泡发,除去根部,切成小朵。干香菇泡发。

(2) 用泡发香菇的水煎煮香菇 20 分钟,滤汁。

(3) 用香菇煎汁以小火熬煮银耳至酥黏成羹状为度,加冰糖少许调味即可。

【服法】　1 日服完,可常食。

二、小儿感染后脾虚综合征药膳

小儿感染后脾虚综合征是孟仲法提出的一个新概念,是指小儿在一次或多次急性或亚急性感染后不久,产生的一组与中医"脾虚证"相似的综合征候群,据不完全统计其发病率在 6 岁以下儿童中可达 6% 左右。本病与反复感染(包括细菌和病毒)和饮食喂养不当有关。其诊断标准:① 有一次或多次的急性、亚急性感染或伴有发热病史者,其感染症状消失或基本消失后,仍存在"脾虚证"的症状和体征者。② 常见有厌食、多汗、口渴、大便失常(包括便溏、干硬、秘结)、睡眠不良、兴奋多动、磨牙咬牙、异嗜、腹痛等症状者。③ 常见有生长体重落后于同龄人,面色苍白、萎黄少华或有花斑,咽部充血,扁桃体肿大,颈部淋巴结肿大,肺部病理性物理征,心区收缩期杂音,舌质光红,花剥苔,或白腻或黄腻苔等。④ 实验室检查示轻度贫血,白细胞轻度增加和中性白细胞百分率增高,尿淀粉酶含量偏低,细胞免疫功能降低,部分病例 IgG 及 IgA 偏低,血中免疫复合物常升高,头发锌、铜、铁等微量元素含量少。凡存在上述①的情况,又有②、③中所述症状和体征各 3 项以上者,并有实验指标 1 项阳性者,即可诊断。孟氏认为本综合征主要由脾虚所致,由于脾气失旺,外邪易乘,导致脾运失司,水谷营养吸收受阻,使体质虚羸,免疫力减弱。治疗应旺脾气,助健运。

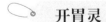

增纳饮

【主料】　生姜 4.5 g,红糖 15 g,醋 5 mL。

【制作】　生姜加水 150 mL,煮 15 分钟,去渣取汁,煎汁中加入红糖溶解,待冷却后加醋调匀即可。

【服法】　每日 3 次,每次 5～10 mL,饭前服用。

开胃灵

【主料】　香菇 50 g,黑木耳 25 g,灵芝 10 g。

【辅料】　糖适量。

【制作】　将香菇、黑木耳、灵芝煎成 200 mL 煎剂,滤去药渣后,加糖调匀即可。

【服法】　每日 3 次,每次 25～30 mL,3 个月为 1 个疗程。

乌骨鸡汁

【主料】　乌骨鸡 1 只。

【药材】　黄芪 30 g,白术 15 g。

【调料】　盐适量。

【制作】

(1) 乌骨鸡宰杀,从鸡尾处掏净内脏,洗净。黄芪、白术制成药包。

(2) 将药包塞入鸡腹内,灌入适量清水,扎紧鸡尾,置瓷钵内隔水蒸熟。熟后倒出鸡腹内的鸡汁,加盐调味饮用。

【服法】　分次饮用。

银耳燕麦粥

【主料】　燕麦片 50 g,银耳 10 g。

【调料】　冰糖适量。

【制作】

(1) 银耳泡发,去根,撕成小朵。

(2) 将银耳、燕麦片加水适量,文火煮成粥,加冰糖调味即可。

【服法】　1 次服完,可经常食用。

地爆二样

【主料】　瘦猪肉片 50 g,猪肝片 50 g。

【药材】　生地黄 15 g,地骨皮 6 g。

【辅料】　笋片 20 g,鸡蛋 2 只。

【调料】　食用油、淀粉、姜、生抽、盐适量。

【制作】

(1) 生地黄、地骨皮浓煎成汁约 30 mL 备用。

(2) 瘦猪肉片、猪肝片以蛋清淀粉浆好。

(3) 在油锅中爆香姜丝,放入浆好的肉片、肝片爆熟,加入药汁、笋片、生抽拌炒,加盐调味即可。

【服法】 可作菜肴,常食有益。

健脾鱼片

【主料】 黑鱼肉 60 g。

【药材】 鲜山药 50 g,茯苓粉 10 g。

【辅料】 鸡蛋 1 只。

【调料】 淀粉、姜、生抽、盐适量。

【制作】

(1) 黑鱼洗净切片,以蛋清、淀粉、茯苓粉浆好。山药去皮洗净,切片。

(2) 热油锅爆香姜丝,入浆好的黑鱼片爆熟,放入山药片、生抽翻炒,加盐调味即可。

【服法】 可作菜肴常食。

三、小儿营养不良药膳

小儿营养不良是由于喂养不当和各种疾病的影响而引起的,后者尤以呼吸道和消化道的感染最为常见。营养不良是各种营养素缺乏的综合表现,其中最突出的是蛋白质和热能不足。主要临床表现为体重减轻,面色苍白,萎黄或少华,神态呆木,不爱活动,生长发育迟缓,食欲不良,易于感染,肌肉皮肤松弛,可有水肿、皮肤干燥、脱屑、毛发干枯、色泽变淡或发黄,消化功能不良,呕吐、腹泻等。此外常伴有各种营养素缺乏的症状(如干眼病、口角炎等)及原发疾病的症状(如慢性腹泻、慢性呼吸道感染等)。中医称此病为"疳证""疳积""奶痨",认为是由于幼少乳食、甘肥肆进、大病后脾胃失养所致。孟氏认为疳积是一种脾胃虚损,津液干涸,气血虚衰,真元受损的慢性疾病,应从补脾养胃,益气滋阴辨证施食。

鸡金怀山药粉

【主料】 鸡内金 20 g,怀山药 100 g。

【制作】 将鸡内金、怀山药烘干,研成粉末拌匀,装瓶使用。

【服法】 每日 2 次,每次 2～3 g,用糖水送服,二至三料为 1 个疗程。

山药薏苡仁蛋黄粥

【主料】　糯米 60 g,山药 15 g,薏苡仁 20 g,鸡蛋黄 1 个。

【制作】

(1) 山药去皮洗净,切碎粒。薏苡仁清水泡透。

(2) 将糯米、山药、薏苡仁共煮成粥,加入蛋黄搅匀即可。

【服法】　1 日服完,可经常食用。

健脾开胃汤

【主料】　瘦猪肉 50 g。

【药材】　黄芪 15 g,白术 15 g,生山楂 10 g。

【调料】　食用油、姜、料酒、盐适量。

【制作】

(1) 猪肉洗净切小块。黄芪、白术、山楂制成药包。

(2) 热油锅内爆香姜丝,入猪肉翻炒几下,加适量清水,再放入药包、料酒共煮至熟烂,加盐调味即可,饮汤食肉。

【服法】　每日 1 次,7 日为 1 个疗程。

香薷鳝鱼汤

【主料】　鳝鱼 1 条。

【药材】　香薷 30 g。

【调料】　葱、姜、料酒、盐适量。

【制作】

(1) 鳝鱼去骨及肠杂,洗净切碎。香薷制成药包。

(2) 锅内加适量清水,放入鳝鱼肉、葱、姜、料酒煮至熟烂,加入药包再煮 10 分钟,除去药包,加盐调味即可。

【服法】　每日 1 次,3 日为 1 个疗程。

丁香姜汁牛乳

【主料】　牛乳 250 mL。

【药材】　丁香 1 粒,姜汁 5 mL。

【制作】

(1) 将丁香敲碎。

(2) 锅内放入牛乳、丁香,文火煮开,离火倒入姜汁拌匀,过滤后即可饮用。

【服法】 可经常饮用。

珍珠虾球

【主料】 虾肉糜 250 g,珍珠粉 0.6 g。

【辅料】 鸡蛋 1 只。

【调料】 盐、味精、姜末适量。

【制作】 将虾肉糜、珍珠粉、蛋清、调味料拌和均匀,制成丸状,入沸水中制成虾丸即可。

【服法】 可作菜肴常服,常与其他食材搭配食用。

蜜炙鸡肝

【主料】 鸡肝 1 块,蜂蜜 1 匙。

【制作】 将鸡肝洗净,加蜂蜜,隔水蒸熟即可。

【服法】 每日 1 次,连服 1 周。

四君鹌鹑

【主料】 鹌鹑 1 只。

【药材】 党参 10 g,茯苓 10 g,白术 10 g,甘草 3 g。

【调料】 葱、姜、料酒、盐适量。

【制作】

(1) 鹌鹑宰杀,去毛及内脏,洗净。党参、茯苓、白术、甘草制成药包。

(2) 锅内加适量清水,放入鹌鹑、药包、葱、姜、料酒共煮至熟烂,加盐调味即可。

【服法】 每周 3 次,3 周为 1 个疗程。

杞苡鱼汤

【主料】 黑鱼块 100 g。

【药材】 枸杞子 10 g,薏苡仁 20 g。

【调料】　葱、姜、料酒、清汤、盐适量。

【制作】

(1) 黑鱼块洗净，薏苡仁清水泡透。

(2) 锅内热油，爆香姜丝，放入黑鱼块煸炒片刻，加入清汤、料酒、药包、葱、姜，文火炖煮至汤成奶白色，加盐调味即可。

【服法】　1日内分数次服完，可连服5～7日。

鸡茸豆腐

【主料】　鸡肉50 g，豆腐250 g，芫荽10 g。

【调料】　姜、食用油、淀粉、盐适量。

【制作】

(1) 鸡肉洗净，切成糜状。豆腐切小块。芫荽洗净切碎备用。

(2) 锅内热油爆香姜丝，入鸡糜略爆，放入豆腐和水少许共煮熟，加入芫荽碎拌炒均匀，加盐调味，最后水淀粉勾芡至黏即可。

【服法】　可作菜肴常服。

四、小儿流涎药膳

流涎是指口涎自流，留滞于颐部(面颊部)的一种证候，流涎的原因很多，可分为生理性和病理性两大类。病理性多见于口、咽黏膜炎症，面神经麻痹，延髓麻痹，脑炎后遗症以及呆小病等神经系统疾病，因唾液过多或不能下咽而引起口涎外流。中医称流涎为"滞颐"，认为病理性的滞颐是由于脾胃失调，致使廉泉不能制约，脾不能摄涎，以致引起流涎。孟氏将其分为脾胃积热、脾胃虚寒两种类型，对脾胃积热型患者给予清热养胃，泻火利脾药膳，对脾胃虚寒型患者给予温中健脾药膳。

脾胃积热　适用于口涎自流，口舌疼痛不安，口腔或咽黏膜红赤糜烂，或有疮疹或溃疡，烦躁拒食，尿黄短少，大便干结，舌光红少苔或糜烂花剥，脉滑数或指纹紫滞。

萝卜汁

【主料】　鲜萝卜2个。

【制作】　将鲜萝卜洗净，捣烂绞汁。

【服法】　用时将萝卜汁涂口内二颊及舌,每日 3～4 次,连续 5～10 日。

石榴汁

【主料】　鲜石榴 1 只。

【制作】　鲜石榴去皮捣烂,加少量水,挤出石榴汁。

【服法】　用法如上。

山豆根白术汁

【主料】　山豆根 6 g,白术 10 g。

【辅料】　蜂蜜适量。

【制作】　将山豆根、白术煎汁,加蜂蜜适量调匀。

【服法】　药汁涂口内,每日 3～4 次,连续 1 周。

绿豆甘草汤

【主料】　绿豆 30 g,甘草 4 g。

【制作】　将绿豆、甘草煎汤,给小儿频服。

【服法】　每日 1 剂,连服 1 周。

黄连甘草鲜藕汤

【主料】　鲜藕 100 g。

【药材】　胡黄连 3 g,甘草 5 g。

【制作】　将胡黄连、甘草、鲜藕煎汤成 200 mL。

【服法】　每日 1 剂,分 2 次服,连服 1 周。

杭菊花汁

【主料】　杭菊花 10 g。

【调料】　蜂蜜适量。

【制作】　杭菊花煎汁,取汁去药渣,加蜂蜜调味。

【服法】　每日分 2 次服用,连服 5～7 日。

脾胃虚寒　适用于口涎自流,面色苍白,四肢不温,唇舌色淡,苔白,脉沉弱无力,指纹淡。

吴萸子剂

【主料】 梨 1 个,吴萸子 3 g。

【制作】 将梨洗净切碎,与吴萸子共煮 20 分钟,得煎汁 150 mL。

【服法】 每日 1 剂,分 3 次服,连服 7～10 日。

白术扁豆粉

【主料】 炒白术 6 g,青皮、炮姜各 1.5 g,炒白扁豆 10 g。

【制作】 将炒白术、青皮、炮姜、炒白扁豆共研粉末,装瓶使用。

【服法】 每日 1 剂,分 3 次服完,服用时加糖冲服,7 日为 1 个疗程。

温中健脾粥

【主料】 糯米 100 g。

【药材】 炒白术 6 g,干姜 1.5 g,黄芪 10 g,甘草 3 g。

【制作】 将炒白术、干姜、黄芪、甘草煎汁,滤去药渣,加入糯米 100 g 熬煮成粥。

【服法】 1 日内分 2 次服完,连服 5～10 日。

五味子鸽蛋

【主料】 鸽蛋 20 枚。

【药材】 五味子 20 g。

【制作】 将五味子敲碎与鸽蛋同煮,蛋熟后将蛋壳敲碎,继用小火煮 2 小时,使药汁充分渗透入蛋内。

【服法】 每日服蛋 2 枚,服完为止。若放置时间过久,可再煮 1 次,以防变质。

韭菜汁牛奶

【主料】 韭菜 30 g,牛奶 250 mL。

【制作】 将韭菜打碎绞汁,加入牛奶中混匀即可。

【服法】 每日 1 次,连用 5～10 日。

党参香菇汤

【主料】 党参 10 g,干香菇 6 g。

【制作】

(1) 干香菇泡发,切碎。

(2) 将香菇碎、香菇水、党参共煮 20 分钟,取汁饮用。

【服法】 频频服用,连服 7~10 日。

五、小儿遗尿症药膳

小儿遗尿症亦称"夜尿",是指 3 周岁以上小儿在睡眠时不自觉排尿于床上,醒后方觉的一种病症。反复发作,轻者数晚 1 次,重者每晚 1 次,长期不愈时可影响小儿的精神状态,产生自卑感,引起智力、体格发育方面的障碍。病因是多方面的,如脑发育不全、大脑及皮质下中枢功能失调、自主神经功能失调、精神因素、病后体虚等都可引起。中医认为因肾气不足,下元虚寒,脾肺气虚,不能制约水道,与肝经湿热,疏泄太过,膀胱失约有关。孟氏根据不同辨证采用温肾固涩、益气健脾、清肝泄热等不同治法施食。

温肾固涩药膳 适用于下元虚寒,先天禀赋不足,有先天性疾病的患儿。

龙眼荔枝肉

【主料】 龙眼、荔枝肉各 5 枚。

【服法】 每晚睡前给小儿服食,持续服食 1~2 个月。

金樱大枣汤

【主料】 金樱子 20 g,红枣 30 g。

【制作】

(1) 金樱子剖开,去种子洗净,红枣破开。

(2) 金樱子、红枣共煮 30 分钟即可,食汤及枣。

【服法】 每日分 2 次服完,可连服 2~4 周。

黑豆狗肉

【主料】 狗肉 50 g,黑豆 30 g。

【调料】 葱、姜、料酒、盐适量。

【制作】

(1) 狗肉洗净,切小块。黑豆泡透。

(2) 锅内加清水,放入狗肉、黑豆、葱、姜、料酒煮至熟烂,加盐调味即可,饮汤食肉及黑豆。

【服法】 每日1份,一次服不完,可分2～3次服用,连服1～2周。

黄附子牛肉

【主料】 牛肉100 g。

【药材】 黄附子块9 g。

【调料】 姜、料酒、盐适量。

【制作】 牛肉洗净,切小块,与黄附子块一起入瓦盅,加少量水、料酒、姜、盐适量,以文火煨煮至熟烂。

【服法】 睡前饮牛肉汁,次日将所剩牛肉佐餐食之,连服1个月以上。

益气健脾药膳 适用于病后虚弱、纳食不佳、消疲乏力者。

参芪鹌鹑

【主料】 鹌鹑1只。

【药材】 党参6 g,黄芪6 g。

【调料】 葱、姜、料酒、清汤、盐适量。

【制作】

(1) 鹌鹑宰杀,去毛与内脏,洗净,用葱姜汁、料酒、盐拌匀。

(2) 蒸盘底部铺上党参、黄芪,药材上放鹌鹑、葱、姜片,加适量清汤,清蒸至熟,取鹌鹑另放盘。

(3) 倒出蒸盘中的清汤,加热调味,浇在鹌鹑上即可。

【服法】 隔日1次,连服6～10次。

芡实莲子牛肉汤

【主料】 牛肉100 g。

【药材】 芡实20 g,莲子20 g。

【调料】 葱、姜、料酒、清汤、盐适量。

【制作】

(1) 牛肉洗净,切小块。

(2) 锅内加清水,放入牛肉、芡实、莲子、葱、姜、料酒和适量清汤,文火慢炖至牛肉熟烂,加盐调味即可。

【服法】 每日 1 次,7 日为 1 个疗程,可作菜肴常食。

鸡肠饼

【主料】 鸡肠 1 副。

【辅料】 面粉 200 g。

【调料】 食用油、盐、葱适量。

【制作】

(1) 鸡肠用盐洗净,焙干研末。

(2) 鸡肠粉与面粉和匀,加油、盐、葱捏成面团,做成薄饼,在锅中烙熟食之。

【服法】 1 日内分次食完,可连服 1 周以上。

鸡金山药粉

【主料】 鸡内金粉 30 g,熟山药粉 100 g。

【辅料】 糖粉 20 g。

【制作】 将鸡内金粉、熟山药粉、糖粉充分拌匀,装瓶即可。

【服法】 每次 3~6 g,5 岁以内小儿每日 1 次,5 岁以上可每日 2 次。温水吞服,连服 1~2 周。

清肝泄热药膳 适用于尿赤尿频、舌红口渴、性情急躁、手足心热、盗汗、夜间磨牙者。

白果莲子汤

【主料】 白果仁 10 枚,莲子 20 g。

【制作】 将白果仁、莲子共同煮汤。

【服法】 每日 1 次,可连服 1~2 周。

车前枸杞汤

【主料】 车前草 15 g,枸杞子 9 g。

【调料】　糖适量。

【制作】　将车前草、枸杞子一同煎汤,取煎汁加糖调味即可。

【服法】　每日 1 次,7 日为 1 个疗程。

芍药螵蛸猪肾汤

【主料】　猪肾 1 只。

【药材】　白芍 9 g,桑螵蛸 7 个。

【调料】　葱、姜、料酒、清汤、盐适量。

【制作】

(1) 猪肾洗净,除去白色筋膜,切成腰花,用葱姜汁、料酒腌制 5 分钟。白芍、桑螵蛸制成药包。

(2) 锅内放清水,加入猪腰花、葱、姜、料酒和适量清汤,炖煮至熟,加盐调味即可。

【服法】　每日 1 次,可连服 5～7 日。

地锦鲫鱼汤

【主料】　鲫鱼 1 条(250 g 左右)。

【药材】　地锦草 15 g,五味子 6 g。

【调料】　葱、姜、料酒、清汤、盐适量。

【制作】

(1) 鲫鱼宰杀,除去鱼鳞与内脏,洗净。五味子敲碎,与地锦草制成药包。

(2) 热油锅中爆香姜丝,放入鲫鱼两面略煎,加入葱、姜、料酒、药包和适量清汤,文火炖煮至汤色奶白,加盐调味即可。

【服法】　每日 1 次,连服 4～6 日。

六、小儿多汗症药膳

小儿由于在生长发育过程中代谢旺盛,出汗比成人为多,但一般来说,在活动兴奋、环境温度稍高及睡后不久的情况下,额头及上身有些汗液,属于正常情况。一般情况下动辄出汗,量多而不限于额头、颈项而遍及更大范围,以及睡后下半夜周身有汗者,皆属不正常情况,应加以诊治。中医认为小儿多汗是由于气阴不足,营卫失和所致。孟氏根据不同证候将此病分为气阴不足、营卫失和两种类型辨证施食。

气阴不足　表现为形瘦肢冷、面色苍白、神倦乏力、口渴尿少、动则汗出、寐时多汗、有时遍及全身、后半夜更甚、舌质淡、苔薄白。

参枣汤

【主料】　孩儿参 15 g,红枣 30 g。

【制作】　将孩儿参、红枣一同煮汤,食枣饮汤。

【服法】　每日 1 次,连服 10 日。

莲桂汤

【主料】　莲子 15 g,桂圆肉 15 g。

【制作】　将莲子、桂圆肉一同煮汤,食桂圆、莲子,饮汤。

【服法】　每日 1 次,连服 10～20 日。

参芪鸡

【主料】　童子鸡 1 只。

【药材】　党参 15 g,黄芪 30 g。

【调料】　葱、姜、料酒、清汤、盐适量。

【制作】

(1) 童子鸡宰杀,去毛及从尾部掏出内脏,洗净。党参、黄芪制成药包。

(2) 将药包从鸡尾部开口处塞入鸡腹,放入葱、姜,灌入清汤,扎紧。

(3) 隔水清蒸到鸡熟烂为度。鸡汤加盐调味饮用,鸡肉切块蘸料食用。

【服法】　每周 2 次,连服 4～6 次。

黑豆枣糊

【主料】　黑豆 30 g,红枣 20 枚。

【辅料】　山药粉 1.5 g。

【调料】　糖适量。

【制作】

(1) 红枣洗净,破开去核,黑豆泡透。

(2) 将黑豆、红枣煮透,加山药粉趁热调成糊状,再加糖调味即可。

【服法】　每日 1 次,连服 2～3 周。

参麦鱼汤

【主料】　黑鱼肉 50 g。

【药材】　党参 10 g,麦冬 6 g。

【调料】　食用油、姜、葱、料酒、清汤、盐适量。

【制作】

(1) 黑鱼肉洗净切块,党参、麦冬清水泡软。

(2) 热油锅内爆香姜丝,入黑鱼块略微煸炒,加入党参、麦冬、姜、葱、料酒和适量清汤,炖煮至熟,加盐调味即可。

【服法】　每日 1 次,连服 1 周。

黄芪山药粥

【主料】　粳米 60 g。

【药材】　黄芪 20 g,山药 30 g。

【制作】

(1) 黄芪煎汁,山药去皮洗净,切小粒。

(2) 锅内加适量清水,和黄芪汁煮沸,加入粳米、山药粒一同煮成粥。

【服法】　1 日服完,可经常食用。

营卫失和　表现为面色少华、纳食不佳、畏寒易咳、汗出遍身、四肢不温、舌淡苔白。

桂芍大枣粥

【主料】　粳米 60 g。

【药材】　桂枝 6 g,白芍 9 g,红枣 30 g。

【制作】

(1) 桂枝、白芍煎汁,红枣洗净破开。

(2) 锅内加适量清水,和煎汁煮沸,加入粳米、红枣一同煮成粥。

【服法】　每日 1 次,连服 2～4 周。

豆腐衣包肉

【主料】 瘦猪肉 25 g,蘑菇片 10 g,绿色蔬菜适量。

【药材】 豆腐衣 1 张。

【调料】 葱、姜、料酒、盐适量。

【制作】

(1) 豆腐衣略湿润使软。

(2) 瘦猪肉、蘑菇片、绿色蔬菜一起剁成糜状,加葱、姜、料酒、盐拌匀,制成馅料。

(3) 用豆腐衣包卷馅料,扎牢切段,入油锅内炸熟,以酱油蘸食佐餐。

【服法】 可作菜肴常食。

腐竹鸡片

【主料】 鸡胸脯肉 50 g。

【辅料】 腐竹 30 g。

【调料】 葱、姜、料酒、淀粉、盐适量。

【制作】

(1) 鸡胸脯肉洗净切片,用葱姜汁、料酒、淀粉上浆,腐竹用水泡软。

(2) 热油锅爆香姜丝,爆熟鸡肉片,加入腐竹合炒,加调味料即可。

【服法】 可佐餐常食。

黄精鳝鱼片

【主料】 黄鳝 150 g。

【药材】 黄精 5 g。

【辅料】 鸡蛋 1 只。

【调料】 葱、姜、料酒、糖、盐、淀粉适量。

【制作】

(1) 黄精用温水略泡。

(2) 黄鳝宰净后切成片状,用淀粉、蛋清上浆,在油锅中爆熟,再加入黄精同炒,最后加料酒、葱、姜、糖、盐调味即可。

【服法】 可佐餐常食。

玉糯芡实粥

【主料】 玉米粉 30 g,糯米 40 g,芡实 15 g。

【调料】 糖适量。

【制作】 将糯米、芡实加适量清水熬煮成粥,粥成时加入玉米粉搅拌均匀,再次煮沸,加糖调味即可。

【服法】 可经常食用。

浮小麦鸽蛋汤

【主料】 鸽蛋 4 枚。

【药材】 浮小麦 30 g。

【调料】 红糖适量。

【制作】

(1) 浮小麦以纱布袋盛放,扎牢煮汤约 20 分钟,取出布袋。

(2) 在浮小麦汤中打入鸽蛋,煮熟,加入红糖调味即可。

【服法】 每日 1 次,可服 1~2 周。

七、小儿鼻出血药膳

鼻出血又名鼻衄,是一种常见症状,可由多种原因引起,如外伤、鼻腔炎症、肿瘤、维生素缺乏等。某些内科疾病如动脉硬化、血液病、急性传染病,也可诱发鼻衄。小儿易发生鼻出血,这是由于小儿鼻黏膜血管丰富,黏膜较为脆嫩所致,鼻黏膜干燥时也易于出血。中医认为,心、肺、胃之火上炎,迫血妄行,可引起鼻衄。对鼻出血除应积极治疗原发病外,还应立即止血,以免出血过多,食治可作为辅助。

蚕豆花汁

【主料】 鲜蚕豆花 30 g。

【制作】 用鲜蚕豆花加适量清水,在破壁机中打碎,过滤取汁饮用。

【服法】 连服数日。

莲子榴花汤

【主料】 石榴花 30 g,莲子 20 g。

【调料】 糖适量。

【制作】 将石榴花、莲子同煮,加糖调味,食汤及莲子即可。

【服法】 连服数日。

白萝卜汁

【主料】 白萝卜 2 个。

【制作】 白萝卜连皮绞汁饮用。

【服法】 每日服 2 次,连服数日。

红玉米棒

【主料】 红色玉米 30 g。

【调料】 红糖适量。

【制作】 红色玉米放清水中煮熟,玉米汤加红糖调味,饮汤食玉米。婴幼儿仅饮汤。

【服法】 可经常食用。

蕉皮玉米饮

【主料】 玉米须 30 g,香蕉皮 30 g。

【调料】 红糖适量。

【制作】 将玉米须、香蕉皮煎汤后滤去渣,煎汁加红糖调味饮用。

【服法】 每日 1~2 次,可连服 1 周左右。

五汁饮

【主料】 鲜藕 500 g,生梨 500 g,生荸荠 500 g,甘蔗 500 g,鲜生地 500 g。

【制作】 将鲜藕、生梨、生荸荠、甘蔗、鲜生地榨汁即可。

【服法】 每日 2~3 次,每次服 1 小杯。

⌒ 三白汤

【主料】　生藕 500 g,荸荠 500 g,萝卜 500 g。

【制作】　将生藕、荸荠、萝卜去皮切碎,加水煮汤。婴幼儿饮汤,儿童可食藕、荸荠、萝卜,饮汤。

【服法】　随意服食。

八、小儿发疹性传染病药膳

小儿发疹性传染病范围广,常见的有水痘、风疹、猩红热、幼儿急疹等。这些发疹性传染病的特点是,大多有不同程度的发热,个别病例不发热,均有全身性不同形态和分布的皮疹。小儿发疹性传染病一般可分为：前驱期,往往有全身不适,发热,纳减,或有轻度呼吸道感染症状,如鼻塞流涕、咽痛、咳嗽等;出疹期,往往体温升高,全身出现皮疹,有的为红色丘疹,有的为水痘,有的有搔痒,有的搔痒不明显,舌红,苔黄,口渴,尿赤;恢复期,皮疹消褪或结痂,脱皮,身体虚弱,面色苍白。严重的可在发疹期发生多种并发症,如肺炎、脑炎等而产生严重的相应症状。孟氏认为前驱期多属外感风热毒邪,治宜辛凉透发。出疹期则属肺胃热毒壅盛,以清热解毒,宣肺清胃为主。恢复期属热损气阴,以清余热,益气阴,养津液为主。

前驱期和发疹期

⌒ 芫荽荸荠汤

【主料】　芫荽 50 g,荸荠 10 枚。

【制作】　将芫荽、荸荠切碎,煮汤一碗饮服。

【服法】　每日 1 次,可连服数日。

⌒ 荔枝红枣粥

【主料】　粳米 60 g,荔枝肉 10 g,红枣 30 g。

【制作】　锅内加适量清水煮沸,放入荔枝肉、红枣、粳米熬煮成粥。

【服法】　每日 1 次,可连服数日。

竹笋鲫鱼汤

【主料】 鲫鱼 1 尾(250 g 左右),鲜竹笋 120 g。

【调料】 盐、葱、姜、料酒、清汤适量。

【制作】

(1) 鲫鱼宰杀,去鱼鳞及内脏,洗净。鲜竹笋洗净,切块。

(2) 热油锅爆香姜丝,放入鲫鱼略煎,加入竹笋块、料酒、清汤、葱同煮至熟,加盐调味即可。

【服法】 隔日 1 次,5 次为 1 个疗程。

五汁饮

【主料】 梨、荸荠、藕、麦冬、芦根等量。

【制作】 将梨、荸荠、藕、麦冬、芦根加适量清水捣烂,绞出汁液饮用。

【服法】 频饮代茶(不加糖)。

青龙白虎汤

【主料】 青果 10 枚,去皮白萝卜 10 g。

【制作】 青果切碎,白萝卜切块同煮汤,饮服。

【服法】 频饮代茶(不加糖)。

绿豆银花薄荷汤

【主料】 绿豆 50 g,银花 6 g,薄荷 3 g。

【调料】 糖适量。

【制作】 以绿豆先煮汁至 200 mL,去渣,再加入银花、薄荷煮 2 分钟左右即可,加糖调味饮服。

【服法】 频饮代茶。

辛夷麻黄红枣汤

【主料】 辛夷 6 g,麻黄 3 g,红枣 30 g。

【调料】 糖适量。

【制作】 将辛夷、麻黄、红枣一同煮汤,加糖适量饮服。

【服法】　每日 1 次,可连服数日。

鱼腥草鸡蛋汤

【主料】　鱼腥草 30 g,鸡蛋 1 枚。

【调料】　盐适量。

【制作】

(1) 鸡蛋搅匀。

(2) 鱼腥草煮汤去渣,取煎汁再次煮沸,打入鸡蛋液搅拌,加盐调味即可。

【服法】　每日 1 次,可连吃数日。

恢复期

山药鸭片

【主料】　鸭瘦肉 200 g,鲜山药 100 g。

【调料】　葱、姜、食用油、淀粉、料酒、盐适量。

【制作】

(1) 鸭肉洗净切片,用葱姜汁、料酒、淀粉上浆。山药去皮洗净,切片。

(2) 热油锅爆香姜丝,入鸭肉片爆熟,加山药片同炒,加盐调味即可。

【服法】　可作菜肴常食。

洋参鸡丝汤

【主料】　鸡肉 30 g。

【药材】　西洋参 3 g。

【辅料】　莼菜适量。

【调料】　葱、姜、食用油、料酒、清汤、盐适量。

【制作】

(1) 鸡肉洗净切丝。

(2) 锅内放适量清汤,加入西洋参煮沸,加鸡丝、莼菜、葱、姜、料酒同煮至熟,加盐调味即可。

【服法】　每日 1 次,连服数日。

枸杞虾仁羹

【主料】 虾仁 50 g。

【药材】 枸杞子 6 g。

【调料】 淀粉、盐适量。

【制作】 将清水煮沸，放入虾仁、枸杞子煮至熟，加盐调味，最后入水淀粉勾芡成羹即可。

【服法】 可作菜肴常食。

龙眼蛋糊

【主料】 龙眼肉 20 g。

【辅料】 鸡蛋 2 只。

【调料】 淀粉、糖适量。

【制作】 先将龙眼肉加适量水煮沸，加入鸡蛋液待凝，加芡粉及糖适量做成糊状。

【服法】 可作点心服食。

第十二节　其他疾病药膳

一、荨麻疹药膳

荨麻疹是一种具有剧烈瘙痒表现的一过性水肿性风团的皮肤黏膜过敏性疾病。是由于变态反应而引起的皮肤黏膜血管扩张和通透性增加而出现的一种局限性水肿性反应。临床表现为皮肤瘙痒，出现疹块呈鲜红或淡红色，边缘有充血性红晕，高起于皮面部分，颜色较淡或呈瓷白色，出现迅速，融合成片，持续数分钟至数小时消退，也可持续数日，此隐彼起而成批反复发生。慢性者可持续甚久，反复发生而迁延不愈。荨麻疹属于中医"瘾疹"范畴，认为是由风、湿、热邪所致，因此以祛风、利湿、清热法治之。

抗敏汤

【主料】　红枣 30 g，山楂 30 g，山药 15 g，紫苏叶 9 g，竹叶 9 g，大麦芽 15 g。

【调料】　糖适量。

【制作】　将紫苏叶、竹叶、大麦芽以纱布包好，与红枣、山楂、山药同煮约 45 分钟，取出纱布包后，加糖适量再煮 15 分钟即可。

【服法】　每日 1 次，7 日为 1 个疗程。

绿豆百合汤

【主料】　绿豆 30 g，百合 30 g。

【调料】　冰糖适量。

【制作】　将绿豆、百合煮汤至熟，加冰糖适量调味。

【服法】　可经常食用。

冬瓜子糊

【主料】　冬瓜子仁 15 g。

【辅料】　荸荠粉 30 g。

【调料】　糖适量。

【制作】　先将冬瓜子仁炒熟，加水适量煮沸，加入荸荠粉调匀成糊，再加糖适量即成。

【服法】　每日 1 次，可经常服用。

冬瓜翠衣汤

【主料】　冬瓜皮 30 g，赤小豆 30 g。

【调料】　糖适量。

【制作】　将赤小豆、冬瓜皮加清水煮汤，至赤小豆煮熟为度，加糖调味即可。

【服法】　每日 1 次，可经常服用。

单钩枣仁汤

【主料】　莲子 30 g，酸枣仁 6 g，钩藤 9 g。

【调料】　糖适量。

【制作】 将酸枣仁、钩藤、莲子加清水煮汤,最后加糖调味,饮汤食莲子。

【服法】 每日1次,2周为1个疗程。

藕炒荸荠片

【主料】 荸荠100 g,藕100 g。

【调料】 食用油、蒜、葱、盐适量。

【制作】

(1) 荸荠与藕洗净切片。

(2) 锅内热油爆香蒜片,入荸荠片与藕片翻炒至熟,加盐调味,撒上葱花即可。

【服法】 可作菜肴常食。

二、湿疹药膳

湿疹是由多种内外因素引起的一种累及表皮和真皮的炎症性皮肤疾病,皮疹呈多形性、对称性、剧烈瘙痒和易复发的特点。急性湿疹可出现红斑、丘疱疹、渗出、结痂等症状;慢性皮疹可出现丘疹、脱屑、苔藓化、色素沉着或色素减退等症状。湿疹属于中医"湿疮""浸淫疮"范畴。中医认为久居湿地、气候变化、多食生冷甜腻之物或过食膏粱厚味、嗜酒等诱因伤及脾胃,脾失健运,湿邪内生,流溢肌肤,加之风邪外袭,久郁化热,营卫气血运行失畅而致病。孟氏认为该病辨证施食治疗时要注意寻找致病的过敏因素。如某些食物确属能诱发湿疹的,则需禁食。对局部要避免搔抓、沸水烫、肥皂及有刺激性的液体洗涤等。婴儿湿疹,俗名"奶癣",主要由于对食物等过敏引起,若由乳类食品引起,应停哺。

赤豆薏苡仁汤

【主料】 赤小豆30 g,薏苡仁30 g。

【调料】 糖适量。

【制作】

(1) 将赤小豆、薏苡仁洗净,用清水泡透。

(2) 二味入锅加水,同煮至熟烂为度,加糖调味即可。

【服法】 每日2次,小儿可减量或仅饮汤,可经常服用。

薏苡仁荸荠汤

【主料】　生薏苡仁 15 g,荸荠 10 枚。

【制作】

(1) 荸荠洗净,去皮切片。薏苡仁清水泡透。

(2) 二味入锅加水,同煮至熟即可。

【服法】　每日 1 次,连服 10 日。

鲜地瓜

【主料】　鲜地瓜 60 g。

【调料】　醋适量。

【制作】　将鲜地瓜去皮捣烂挤汁,并将药渣捣成泥状,加醋适量调匀,敷患处,汁可饮服。

【服法】　每日 1 次,5 日为 1 个疗程。

龙井茶

【主料】　龙井茶 6 g。

【调料】　糖适量。

【制作】　龙井茶用沸水泡至 50 mL,加糖少许调味即可。

【服法】　婴儿湿疹可每日分次喂服,连喂 1～2 周。

鲜芦根汁

【主料】　鲜芦根 100 g。

【制作】　鲜芦根加适量清水,捣烂挤汁饮用。

【服法】　每日数次喂服,连喂 1 周左右。

绿豆甘草汤

【主料】　绿豆 60 g,甘草 5 g。

【制作】　将绿豆、甘草一同煮汤至豆熟为度,除去甘草,食绿豆饮汤。

【服法】　每日一料,频饮,小儿量减半。

三、免疫性疾病药膳

免疫性缺陷疾病药膳　本病可分为原发性,即先天遗传,大多见于婴幼儿;以及继发性,即后天产生,大多见于放射损害、免疫抑制剂的应用、恶性肿瘤、感染、肾病综合征、蛋白耗损性肠病等所引起。此类疾病的常见临床表现为:慢性感染症状;反复感染;不常见的致病菌感染;感染间歇发作,呈迁延状态,不完全缓解,治疗效果不良;慢性或顽固皮疹;慢性迁延性腹泻;生长发育延缓或停滞;肝脾增大;皮肤感染、疱肿及骨髓炎。对特殊性的先天免疫性缺陷者,常有不同的先天性畸形和异常情况存在,加上免疫学的特殊检查阳性结果可以确诊。孟氏认为脾虚与免疫有密切关系,使用健脾扶土法可以调整或提高人体的免疫功能。

薏苡仁红枣粥

【主料】　粳米 60 g,薏苡仁 30 g,红枣 20 枚。

【制作】　锅内清水煮沸,加入薏苡仁、红枣、粳米共煮成粥。

【服法】　可经常食用。

参芪鹿肉

【主料】　鹿脯肉 500 g。

【药材】　人参 15 g,黄芪 30 g。

【调料】　葱、姜、料酒、清汤、盐适量。

【制作】

(1) 鹿肉洗净切小块,黄芪制成药包。

(2) 砂锅内放入鹿肉、人参、黄芪包、葱、姜、料酒和适量清汤,文火煨至熟烂,除去药包,食鹿肉、人参,饮汤。

【服法】　每周服 1～2 次。

杞冬甲鱼

【主料】　甲鱼 1 只(500 g 左右)。

【药材】　枸杞子 20 g,天冬 10 g,麦冬 10 g。

【调料】　葱、姜、料酒、清汤、盐适量。

【制作】

(1) 甲鱼宰杀,去内脏,洗净切块留甲,汆水,去黑膜。

(2) 蒸盘底部铺上天冬、麦冬,放上甲鱼块、葱、姜片,加料酒和适量清汤,隔水蒸熟,取出甲鱼块摆盘。

(3) 倒出蒸盘中的清汤,放入枸杞子再次煮沸,加盐调味,浇在甲鱼块上即可。

【服法】　每周 1 次,连服 3～4 次。

香菇猪血豆腐羹

【主料】　猪血 200 g,豆腐 200 g,干香菇 15 g。

【调料】　食用油、清汤、淀粉、葱、盐适量。

【制作】

(1) 干香菇水发,洗净切丝,猪血、豆腐切小块备用。

(2) 锅内热油,爆炒香菇丝,放入猪血块,加清汤适量,待汤沸,加入豆腐再煮 3 分钟,撒上葱花,加盐调味,用少许湿淀粉勾芡,略煮成羹即可。

【服法】　可作菜肴常食。

五味鸡

【主料】　母鸡 1 只。

【药材】　五味子 10 g,补骨脂 10 g,白术 20 g,甘草 5 g,黄芪 30 g。

【调料】　料酒、盐适量。

【制作】

(1) 母鸡宰杀去毛,从尾部掏尽内脏,洗净。

(2) 所有药材装入纱布袋,从鸡尾处塞入鸡腹,扎紧,放入有盖器皿中,再加入适量清水、料酒、盐,入蒸笼蒸 2 小时以上,取出,除去药渣,分数次服食鸡肉及汤。

【服法】　每周 1～2 次。

虫草龟肉

【主料】　乌龟 1 只(250 g 左右)。

【药材】　冬虫夏草 10 g。

【调料】 葱、姜、料酒、清汤、盐适量。

【制作】

(1) 乌龟去内脏,洗净切块,冬虫夏草洗净。

(2) 蒸盘内放入龟块,龟上放冬虫夏草,加葱、姜、料酒、清汤、盐适量,清蒸至熟。

【服法】 1～2次服完。

白豆胡萝卜羹

【主料】 胡萝卜 100 g,白豆 50 g。

【调料】 淀粉、糖适量。

【制作】

(1) 白豆、胡萝卜洗净,切小粒。

(2) 先煮豆,待熟后加入胡萝卜粒,继续煮至熟烂,加适量糖和淀粉成羹服食。

【服法】 可经常服用。

增免饮

【主料】 黄精 100 g,乌梅 60 g,党参 150 g,白术 100 g,甘草 30 g。

【制作】 将上述药材加水 3 000 mL,煎至 1 000 mL,贮于瓶中,密封置冰箱中备用。

【服法】 每日取 100 mL,加开水 100 mL 及糖适量调匀饮服,10 日服完为 1 个疗程,可连续服用数个疗程。

玄参麦冬茶

【主料】 玄参 9 g,麦冬 9 g,天冬 6 g,甜瓜蒂 6 g,甘草 4.5 g。

【制作】 将上述药材混合后煎煮,得药汁约 200 mL。

【服法】 每日 1 次,连服 10 日为 1 个疗程。

胶原性疾病药膳 胶原性疾病又名结缔组织疾病,指以胶原纤维即结缔组织的发炎、增生和变性为主要变化的一类疾病,包括风湿热、类风湿病、全身性红斑狼疮、皮肌炎、硬皮病、过敏性紫癜、渗出性多形红斑、肾炎肺出血综合征、结节性多发性动脉炎、多发性大动脉炎、皮肤淋巴结综合征和混合性结缔组织病等。

一般认为此类疾病是人体的一种抗原抗体反应或变态反应现象,因此称为免疫复合物疾病。根据其临床表现属中医"痹证"范畴。孟氏认为辨证中早期以热盛为主,应清热解毒治之,晚期则现阴虚肾亏之征,以养阴补肾清热为主。

薏苡仁羹

【主料】　薏苡仁 30 g。

【调料】　冰糖适量。

【制作】　将薏苡仁用清水泡透煮烂,加冰糖少许调味即可。

【服法】　每日 1 次,14 日为 1 个疗程,可连服数个疗程。

金银花露

【主料】　金银花 500 g。

【制作】　将金银花加适量清水,放入家用制露机中制成露剂,可加冰糖调味。

【服法】　每次 30 mL,每日 3 次,可常饮服。

绿豆薏苡仁粥

【主料】　粳米 60 g,绿豆 30 g,薏苡仁 15 g。

【制作】

(1) 绿豆、薏苡仁用清水泡透。

(2) 锅内加适量清水煮沸,加入绿豆、薏苡仁、粳米熬煮成粥即可。

【服法】　每日 1 次,可经常食用。

蹄筋炖鸡

【主料】　母鸡 1 只。

【药材】　蹄筋 100 g。

【调料】　葱、姜、料酒、清汤、盐适量。

【制作】

(1) 母鸡宰杀,去毛及内脏,切块。

(2) 砂锅内放入鸡块、蹄筋、葱、姜、料酒和适量清汤,小火炖煮至熟烂,加盐调味即可。

【服法】 可作菜肴常食。

红藤肉皮

【主料】 油发猪肉皮 200 g。

【药材】 红藤 15 g。

【调料】 冰糖适量。

【制作】 将油发猪肉皮泡软切块,红藤以纱布袋盛扎,放入肉皮加水同煮约 20 分钟后取出红藤,加冰糖适量再煮片刻,待糖溶即可盛起,食汤及肉皮。

【服法】 每周 2~3 次,6 次为 1 个疗程。

银香汽锅鸭

【主料】 瘦肉型鸭 250 g,干银耳 20 g,干香菇 20 g。

【调料】 葱、姜、料酒、清汤、盐适量。

【制作】

(1) 干银耳泡发洗净,切去根部,撕成小朵。香菇泡发洗净,切片。鸭块洗净。

(2) 将上述食材放入汽锅中,加入葱、姜、料酒、少许清汤和盐,上盖隔水蒸 1 小时左右即可。

【服法】 每周食 1~2 次,可作菜肴常食。

第七章

海派孟氏保健宴席药膳

第一节 概　　述

宴席以饮食的方式进行人际交流,是人类社交活动中最为常见的方式。宴席伴随着人类社会的产生而产生,并随着人类文明的发展而不断丰富其内涵。中国的宴席历史可上述至殷商时期,周代初步制定了宴席的礼仪规格,发展至明清时期,宴席的制度和规模也达到了顶峰,如清宫的节令宴、乾隆的千叟宴、帝王的万寿宴,以及清代最高规格的满汉全席。宴席菜的制作技术是烹饪技术的最高体现,宴席也是集中展现菜肴"色、香、味"的主要场所。宴席的基本特征是具有聚餐性、社交性、规格性与礼仪性。而确定药膳组成的基本形式是"辨证施食",属于个体精准医疗的范畴,体现个性化特征,所以如何将药膳融入宴席,使宴席药膳适用于所有人群是首先要解决的问题。20世纪80年代末,孟仲法就带领团队开发研究宴席药膳的组成和制作,到90年代开发出一系列的宴席药膳。孟仲法设计的宴席药膳依据药膳理论的基本原则"食饮有节,五味调和""辨证施食"和"辨体施食"相结合,最后结合不同对象的营养需求加以配制,适用于大多数人群,经常食用不会引起不良反应,并具有一定的保健防病功效。孟仲法开发的孟氏保健宴席药膳具有下述特点。

（一）药食结合,而无药味

孟氏保健宴席药膳与传统药膳的最大不同点是,虽然是药物与食物共制的药膳,但基本上没有药味,做到不苦不涩,味道佳美。孟氏保健宴席药膳所用到的药材需要特别选购,首先要精选药材,尽量使用不苦不涩,无异味、怪味的药材;其次对必须用的一些药味较重、有不快味道的药物,采取加工炮制,尽量做到减少或消除其令人不快的药味,又能保留其有效成分;再次是减少药量,应用最小的有效量以降低药味;最后是采用配伍食物及调味品以矫正药味。

(二)功能明确,效用专一

孟氏保健宴席药膳组餐,都是针对某些健康问题加以设计的,具有明确的功能性,其效用比较专一。孟氏保健宴席药膳的保健预防和治疗康复功能都有一定对象和目标。如针对儿童生长发育的需要,妇女青春期、孕期和哺乳期的需要,青壮年健美的需要,脑力劳动者的生理代谢以及老年人的抗衰防老等的需要,孟仲法都设计有不同的保健菜肴和食谱,以达到较为专一的防治效用。

(三)中西合璧,兼收并蓄

孟仲法学贯中西,由他所创的孟氏药膳具有中西合璧的特点。以中医理论为指导,结合现代医学和营养学的内容,从理论上、实践上充分予以结合,是孟氏药膳的主要特色。孟氏保健宴席药膳也体现了以中为主、中西合璧、中外合参、吸收国际饮食潮流的特点。在色、香、味、形、器方面,保持中华饮食文化的特色,亦吸收世界饮食精华,而形成一系列中西合璧、兼收并蓄的保健宴席药膳。

(四)诗画入膳,弘扬文化

孟氏保健宴席药膳是高层次的精美食物,色泽使人赏心悦目,并且可结合各地区、各民族的饮食习惯加以研发。保健宴席药膳的香,是滋补中药和食物的天然香味,通过烹调技术形成宜人的香味。保健宴席药膳的味,也可以按照传统文化、地域饮食、民族习惯等而有所变化,不是一成不变的。保健宴席药膳的形,体现出中华文明特色,通过精工细作的艺术加工,达到菜中有画,画中蕴诗,诗中含典,是具有东方特色,别具一格的菜系。

总之,孟氏保健宴席药膳系列是海派药膳的一种新探索、新发展。海派孟氏药膳从理论到实践都体现着海派文化的特色,融合东、西方饮食文化和成就,发展出一套具有自身特点和文化内涵的药膳体系。

第二节　福　寿　宴

福寿宴是孟仲法根据中医健脾补肾、益气养阴、益元扶正等理论开发的延缓衰老的高级保健宴席,也是首个开发的宴席药膳。福寿宴的制作也凝聚了赵永汉的心血,20世纪90年代赵永汉与上海西郊宾馆合作,完善了福寿宴菜肴的制作,得到各界人士的好评。宴席药膳福寿宴的完成轰动了海内外,推进了现代药膳发展的进程,最终得到国家的重视,得以在人民大会堂展示汇报。福寿宴由滋补中药和富有营养的食物组成,其营养素按平衡膳食的比例要求进行配伍,具有降低血脂、防止肥胖、通利血脉、健脑养心等多重功效,特别针对老年人的生理、病理需要。现将药膳菜谱介绍如下。

一、冷盘类

神农百草花篮大艺盘

是以鸡、鱼、虾肉片,蛋白、笋、食用菌、绿色蔬菜及黄瓜、番茄等,加入红人参、灵芝、枸杞子、麦冬、健身露等药物制作的花式冷拼。具有益元扶正,抗老防衰的功能。神农为我国农业和医药的始祖,神农百草花篮拼成百花盛开,仙葩瑶草并茂之象,象征我国古代药食同源,生生不息,祝愿诸君身如药树,壮而有为,老而弥健之意。

六小碟

【金银双钩】　以河虾配以钩藤等制成,具有补血安神的功效。

【玉竹响螺】　以海螺肉配以玉竹、养心露等制成,具有养阴强心的功效。

【黄精鸭片】　以嫩鸭脯肉切片配以黄精等制成,具有滋肺养阴的功效。

【枸杞嫩笋】　以竹笋片配以枸杞子等制成,具有清热养肝的功效。

【益气鸡膀】　以鸡翅膀配以益气露等制成,具有益气壮筋的功效。

【海蜇芹菜】　以海蜇皮、芹菜配以平肝露制成,具有降压生津的功效。

二、正菜类

虫草海参

以海参和冬虫夏草二味珍贵食材、药材制成。海参有补肾养血作用,富含蛋白质,且易消化吸收,与虫草煮成美味药膳,相得益彰,具有润肺、补肝、益肾的综合作用。对肺虚、肝肾不足的老人更宜。

双补鸡丁

以鸡丁、核桃仁、枸杞子、补肾露制成。将鸡丁在补肾露中浸泡数小时再加工,与核桃仁、枸杞子同炒。具有补肝、滋肾功能。

翠竹鱼唇

以香菇、鱼唇、蛋清、西洋参制成。此菜系在鱼唇盛盆后,再覆上圆形上有翠竹熊猫图案的薄片,甚为美丽。西洋参切薄片与鱼唇煮在一起,为一烩菜,鲜美滋补,具有养阴生津的功能。

荷香乳鸽

以大乳鸽、笋丁、香菇、麻菇、黄花菜、黑木耳、健美露、鲜荷叶制成。将乳鸽洗净,用健美露浸泡后取出,在其腹内塞入拌过调料的笋丁等上述食材,然后在乳鸽外皮涂上盐、饴糖、黄酒、味精、胡椒、酱油调好的佐料,用鲜荷叶数张,将乳鸽紧密包裹后,外面再用玻璃纸密包扎好,放入蒸笼内蒸至熟透。临食用时,打开外面的纸和荷叶,荷香扑鼻,味极鲜美。有减肥降脂之功用。

参茸玉球

以对虾糜、人参、鹿茸粉制成。虾作糜,加入人参、鹿茸粉,充分拌匀做成小圆球状,配以绿色蔬菜,浇上鲜汤,略煮即成。此菜鲜美松滑,吃来别有风味。有补肾壮阳作用,对肾亏阳痿的老人更宜。

寿星素烩

以金针菇、黄花菜、草菇、小玉米、笋、冬菇、绿色蔬菜、芦笋、补血露、健美露制成。可疏脉通络。

八仙上寿

以鲍鱼、干贝、冬菇、麻菇、银耳、木耳、腰果、核桃仁、八珍汤制成。为汤类菜,用鲍鱼、干贝为主要原料,以上述四种菌类和干果,加入已熬好的八珍汤(含有人参、白术、茯苓、当归、川芎、熟地黄、白芍七味中药)适量煮成清汤,汤中食品煨至酥软可口,但不烂化而保持原形为度。有健脾肾,养元气之功用。

三、点心饮料类

宝花蛋糕

以鸡蛋、面粉、糖、健脾宝花粉制成。面粉与健脾宝花粉按比例混合,加鸡蛋和糖烤或蒸制成蛋糕。具有益气健脾之效。

福寿蒸饺

以麻菇、猴头菇、笋、花菇、优质淀粉、玉肤露、健脾露、山药粉制成。以淀粉、山药作成皮子,其他切细拌入药露适量。有健美增寿之功效。

绿荷饮

龙井绿茶、炒绿豆、荷叶。用开水沏茶约 100 mL 一杯,饮服。有降脂减肥之功效。

第三节 青春健美宴

青春健美宴是根据中国传统食疗理论,结合现代营养学原则精心研制而成。本宴席的菜肴营养丰富,符合人体健美要求,进食后不但能使营养素在体内达到合理的分布和平衡,而且能防止膳食引起的种种对人体的不良影响,因此常用青春健美宴能有利体态健美。

一、冷盘类

花月大艺盘

以明虾、鲍鱼、火腿、鸡肉、香菇、白参、灵芝等名贵补品,与山海珍馐拼成花好月圆的美丽艺术图形。我国素以花月象征才子佳人,容貌秀美之意。宋代诗人苏东坡有"美人如月。乍见掩暮云,更增妍绝"之句,本艺拼既具延缓衰老,保容颜之功能,又有赏身心,娱感官之作用。因此,作为全席之序幕菜。

八小碟

【清润雪羹】 由海蜇、荸荠等制成,具有养阴润肺的功效。

【补肾核桃】 由苁蓉、核桃等制成,具有滋肾助阳的功效。

【葆春蜜腿】 由蜂蜜、火腿等制成,具有益气养血的功效。

【黄精脆鳝】 由鳝丝、黄精等制成,具有补虚壮阳的功效。

【金银双钩】 由大虾、钩藤等制成,具有平肝养肾的功效。

【秋波春笋】 由枸杞、莴苣等制成,具有补肝明目的功效。

【醇香素鸡】 由腐衣、糟卤等制成,具有健脾开胃的功效。

【健步鸭掌】 由鸭掌、党参等制成,具有壮腰增力的功效。

二、正菜类

山海双参

以海参、人参等制成,人参为深山之宝,海参为大海之珍。两珍相互,能大补元气,提高机体能量,使人充满活力。唐代诗人韦应物有诗云:"山珍海错弃藩篱,烹犊炰羔如折葵。"

丹珠鲜贝

以鲜贝、枸杞子、薏苡仁等制成,"鲛人泪珠"出自古代传奇,由美人鱼泪珠形成的晶莹明珠与鲜贝、薏苡仁相合,粒粒洁白如玉,鲜美异常,更含有肌肤所需的蛋白质,加上鲜红的枸杞子,红白相映,美不胜收,不独滋肝补肾,更能润肤泽肌,除疣净肤。

健脾烤鸭

北京烤鸭,名闻遐迩。将健脾露注入鸭腹,经特殊处理烤制而成的"健脾烤鸭",更属锦上添花,亦增消化吸收,滋补精血的作用。

艳容鱼片

应用家传秘方玉肤露制成的美味鱼片,有乌须发、洁肌肤、美容颜、葆青春之功效。玉肤露为西施故乡越地民间女儿喜食之品,常服之皮肤洁白如玉、无斑无瑕、年华不辞,因此有越国多美女之传闻。

雏鸟送美

用优质明虾加名贵中药制成美丽的小鸟,可看到一群活泼可爱的出窝幼鸟啁啾觅食之状,配以珍珠粉和西洋参,具有滋阴潜阳,润泽肌肤之功能。

参芪里脊

用党参、黄芪等益气补药与鲜嫩的里脊肉制成的名菜,功能益气补元,助阳壮肾,有活跃体内代谢,提高细胞活力,使人精力充沛,青春长驻的作用。

仙菇素烩

以素菜、食用高级菌类与名贵中药枫斗石斛等制成。有延缓衰老、提高免疫力、降脂减肥等作用:诗经有"窈窕淑女,君子好逑"之句,常吃此素烩,使体重适中,不肥不瘦,窈窕多姿,体型纤美。

三、点心类

窈窕小笼

用虾、猪肉加珍珠粉作馅,面皮加入健脾宝花粉,制成小笼包,不独味道鲜美,且有健脾开胃、提高免疫力等保健作用。

保元汤

以西洋参、龙眼、莲子煨成,有阴阳双补,气血并益之效。人之本元为精、气、神三者,此汤三者皆顾,故名保元汤。

第四节　红楼梦养生宴

孟仲法喜欢看《红楼梦》,常自喻为"民间红学"学者,并由此开发了一系列红楼梦仿古宴席药膳,红楼梦养生宴是其中之一。红楼梦养生宴是以中国养生学说为指导,食物配伍合理、营养均衡全面,制作精湛,以味觉和形象艺术为基础,色、香、味、形俱臻上层,且江南水乡风味特别浓厚。

一、冷盘类

大观艺拼

以山珍海味,名贵补药拼成大观园景,以示《红楼梦》故事诞生之处,"小院回廊春寂寂,碧桃红杏水潺潺",静中有动,恬淡自然。有补阴助阳,益气养血之功效。食后阴平阳秘,能获得整体平衡,有益身心。

小 碟

【纤腰素腿】 《红楼》人物喜食豆腐衣,腐衣制成素腿,以健美露处理,有明显降脂减肥作用。

【健步鹅掌】 《红楼》第八回,薛姨妈将自己糟的鹅掌给宝玉下酒,使宝玉吃得很高兴。曹雪芹的祖父曹寅也喜吃鹅掌,有"百嗜不如双跖羹"之说。本肴以益气中药处理,更增其壮腰健步、益气增力之作用。

【银丝豆芽】 以绿豆芽与切成细丝的海蜇皮为主,加入生津露调料凉拌而成,吃来柔韧脆嫩,耐咬耐嚼,有清热生津嫩肤作用。

【姜丝鸡条】 以嫩鸡切条状,并以嫩姜丝加麻酱、健脾露等凉拌而成,有健脾益气开胃作用。

【开胃香干】 以陈皮、茴香等制成的鲜豆腐干,能提高食欲,帮助消化,是下酒食粥的佳肴。

【糊涂鸡】 以健脾益气中药制成的又香又嫩的糊涂鸡,咀嚼起来满口生香,能补益脏腑、娇嫩皮肤,且有安心定神作用。

【补肾核桃仁】 糖炙核桃仁,加以补肾助阳中药,不独口味甜脆香美,且有健体固精之功用。

【金银双勾】 在盐水虾中加入安神养心中药,并以钩藤围边,钩藤色呈紫金,虾则洁白如银故名,功能补脑益肾,安心神而定情志。

二、热菜类

黛玉卷帘

黛玉生性喜清淡饮食,尤喜食鱼。本菜以香蕈、木耳为主,外卷薄鱼片,配以玉竹、麦冬养阴中药,鱼卷洁白美丽,犹如黛玉洁白柔美之肌肤,加以香味清冽,启人食欲,苏东坡有诗"卷珠帘,凄然顾影"之句。此菜有美容驻颜之功。

老蚌怀珠

用鲜鱼以精巧刀工切成老蚌外壳之状,配以珍珠粉的洁白鱼丸,填满鱼肚,如蚌启珠露,满怀珠粒。鱼肉丸柔嫩鲜美;珠粉能安神定惊,平肝清热,驻颜葆春。

嫩绿鸡片

以青椒配养阴中药炒嫩鸡片。青椒不辣,带有甜味,性平偏凉,色泽嫩绿;鸡片洁白软柔鲜美。能益气养阴,嫩肤丽容。

翡翠干丝

以碧绿的豌豆苗与细如头发的干丝制作,绿白相间,清淡可口。豆苗富有矿物质、微量元素及维生素;豆干能清热润肺,降脂减肥,常食能保体态窈窕。

银杞鸽蛋

烩鸽蛋为清乾隆时的名菜,将去壳熟鸽蛋加木耳、葱、姜、盐、酒入鸡汤中烩之。鸽蛋能补肾益气,解疮毒,加入银耳、枸杞子更有养胃明目作用。

腐皮包子

以鸡茸、虾肉为芯,加入益气养阴补药,外包豆腐皮成荷包形,用芹菜扎牢,蒸熟即成,具有清热生津,美肤除斑功效。

天麻鲜蛤

以透明的天麻片煮成的天麻鲜蛤,能平肝熄风,益气活血,鲜美柔嫩,是席中珍馐。

参麦鱼团

团鱼即鳖,味甘性平,能滋肝肾之阴,清虚劳之热,养容保颜,常驻青春,为补阴血,通瘀积之圣物,妇女食之,尤为有益。本菜配以人参、麦冬,更增加扶助元气,补益阴血的功效。按《红楼梦》中烹煮要求,文火慢煨,使鳖与中药的精华尽溢而出,味浓汁稠。

三、点心类

山药寿桃

用山药粉与糯米粉制成桃形糕团,甜而不腻,且有美肤嫩肌作用。

珍珠汤圆

以珍珠粉、枣泥作芯子的小糯米汤圆,滑糯香甜,入口润泽,不咽自入,有安神养心,驻颜葆春之功效。

玉肤琼冻

用玉肤露制成的水果冻,色泽美丽,味道甘洌,能嫩皮白肉,美丽容颜。

参枣粥

人参、红枣煮成的甜粥,有参、枣香味,能双补气血,常食能使面如涂珠,红润滑泽。

第五节 《红楼梦》水月庵素筵

《红楼梦》水月庵素筵是《红楼梦》宴席药膳系列之一。是根据《红楼梦》中人物的日常饮宴和饮食习惯,师其意而设计的净素筵席。素食是我国饮食体系中的一大流派,历史悠久,《论语》一书中就有"蔬食菜羹"等记载,北魏《齐民要术》

中载有素食 11 种。素食盛行于寺院宫观,因此也叫做"寺园菜"或"斋菜"。清代的御膳房中专设有"素局",专供帝后祭祀时斋戒素食之用,可见其对素菜的重视。我国的传统正宗素馔,要求净素,不用乳蛋,不用五荤五辛,且营养丰富,烹调精湛,品种繁多,风味独特,造型美观,以素托荤,绚丽多彩,别具一格,色香味形,具臻上乘。下面介绍《红楼梦》水月庵素筵类部分素馔。

一、冷盘类

水月观音艺拼

以素鸡、素鸭、素火腿、烤麸、煮熟的鲜香蘑菇、黄瓜片、胡萝卜片拼成图案,中置白萝卜雕刻成的白玉观音。所用素品用玉肤露适量浇淋,使其具清热除烦,养阴生津,润肤驻容,青春常在之功。

八素碟

【银丝豆芽】　绿豆芽沸水中涮一下,加调料和生津露适量凉拌即成,有清热生津作用。

【健脾香干】　以香豆腐干切成条状,加健脾露适量拌匀即可,有健脾开胃作用。

【养心火腿】　以豆腐衣卷紧包纱布压实后,用黄豆芽笋汤煮熟后,去纱布,在养心露中泡 30 分钟取出切片即成,有安神宁心作用。

【甘露塔菜】　螺丝酱菜又名宝塔菜,装盆后浇健美露少许即成,有健美减肥作用。

【开胃糟鹅】　用平湖饭粢做成鹅肉状,加糟酒及健脾露后切成片装盆即成,有开胃增纳作用。

【补肾核桃】　将核桃仁在补肾露中浸泡一段时间,取出沥干后油炸,加糖拌匀即成,有壮腰补肾作用。

【麦冬金菇】　金菇煮熟沥干切段,与麦冬、调味料拌匀即成,有清热养阴作用。

【茴香蚕豆】　发芽蚕豆用素油略炒后煮熟,加入盐、味精、茴香粉等调味,有理气宽胸作用。

二、热菜类

珍菊蟹粉

将土豆泥、胡萝卜泥、珍珠粉、贡菊碎屑用适量素油在锅中炒匀,另以适量笋丝、香菇丝及绿色蔬菜丝在油锅中爆炒一下,将炒匀的土豆、胡萝卜泥倒入,加入调味料拌炒均匀即成。功能降血压和补脾胃。

黄精鳝背

优质冬菇发过洗净,切成菱形,用黄精煎汁、淀粉、味精、盐等浆好,入油锅中煎炸,再配以冬笋、青椒片着上薄芡即成。功能补气养血。

翡翠鸡丝

用水面筋或素肠切丝入油锅中炸一下盛起,加入青椒丝、冬笋丝、玉肤露同炒,调味即成。功能嫩肤艳容。

佛手冬笋

用佛手、陈皮煎汁,将冬笋切成佛手状后浸泡其中,泡透后捞出沥干。入油锅中煸炒,加调味料适量,用淀粉勾薄芡,盛盆即成。功能理气疏肝。

养元海参

将黑木耳发好洗净,研成细末,加适量面粉、盐、味精、人参粉和少许水拌成厚糊状,然后用筷子挟成如海参状大小,入油锅中炸熟,另加笋片、绿色蔬菜等配料炒和,入黄豆芽鲜汤少许,勾芡即成。功能养扶元气。

茯苓虾仁

用花菜、鲜蘑菇切碎,加入茯苓粉、面粉、盐、糖、味精、酒、素鲜汤拌成厚糊状,然后将糊用漏斗挤压成虾仁状,入油锅中炸熟盛出,再炒成清虾仁,最后与青豆、笋丁等同炒。功能健脾利湿。

理气响铃

用豆腐衣包切碎的芹菜与金针菇,包成长条状,入油锅内煎透,切成小段装盘,用椒盐蘸食。功能理气开胃。

净素佛跳墙

将冬菇、蘑菇、猴头菇、金针菇、木耳、银耳、白果、枸杞子、冬虫夏草、冬笋等用文火煨汤,加盐、味精等调味,用瓷坛盛放。功能补气血,润五脏。

三、点心类

参禅小笼

将笋、香蘑菇、枸杞子、麦冬切碎作馅,用优质淀粉作皮子,包成小笼包即成。功能益气宁心,修性养神。

增寿仙桃

以糖莲蓉作馅,用山药粉、优质淀粉混合作皮,做成桃形,蒸熟即成。功能健脾养心,延年益寿。

银参羹

将银耳、生晒参,加冰糖适量煨成羹。功能益气养阴,润肺补肾。

第六节　诗画药膳

文人菜是中国饮食文化中的奇葩,中国的文人热衷于做菜,与中国"民以食为天"的风情有密不可分的关系。文人菜的特点就是将诗情画意融合于美味佳肴之中,使菜中有画,画中蕴诗。孟仲法设计的"诗画药膳"就是典型的文人宴席菜。

枫桥夜泊

此药膳是根据唐代诗人张继的《枫桥夜泊》一诗而定名。青鱼一尾,弄净,放椭圆形瓷盆中,另以胡萝卜和白萝卜雕刻成小舟及拱桥形象置鱼旁。将优质枫斗加鲜汤适量蒸熟浇于鱼身上,撒上火腿丝,用葱、姜等调味后,放入蒸笼内蒸煮熟即可。枫斗性凉,青鱼补气化湿。此药膳吃来鱼嫩味美而带有枫斗清香。能生津止渴,益气宁心,对糖尿病、高血压、心脏病、脾胃虚弱者皆甚相宜,并有护嗓、减肥、美肤作用。

原诗为七言绝诗:"月落乌啼霜满天,江枫渔火对愁眠。姑苏城外寒山寺,夜半钟声到客船。"鱼象征船,枫斗之枫与江枫之枫同音,加上雕刻的拱桥小舟,使人联想起《枫桥夜泊》的诗境。枫桥之畔泊着小舟,诗人愁眠,远处飘来寒山寺"铛铛"钟声,余音袅袅,不绝如缕。

风雪夜归

此药膳以中唐诗人刘长卿所作《逢雪宿芙蓉山主人》一诗得名。用中药风藤煎汤,将风藤汁与熟肉片、雪魔芋片烹调成烩炒菜,并用萝卜、茭白雕刻成柴房吠犬形象以作傍衬。此药膳能温筋通络,健脾补肾,对关节、肌肉风湿痹证疼痛以及老年体弱畏寒等有良效。

原诗为五言绝句:"日暮苍山远,天寒白屋贫。柴门闻犬吠,风雪夜归人。"取其风雪犬吠之诗境。菜中风藤、雪魔芋影射风雪二字,使人吃时引起对此古诗的联想。

巴山夜雨

此药膳是根据唐代诗人李商隐《夜雨寄北》一诗而成。以大小相同的花菇作伞盖,鲜贝、山药粉加适量淀粉作伞柄。用巴戟天汁浸泡花菇,多余汁液加入山药淀粉中,以圆盆盛放直竖伞状花菇,中留空隙,放以胡萝卜刻制成的小烛数支(也可用生日小蜡烛代之)即成。此药膳功能健脾补肾,补益气血。对记忆不佳、腰膝酸软、阳痿早泄有效。

原诗为七言绝诗:"君问归期未有期,巴山夜雨涨秋池。何当共剪西窗烛,却话巴山夜雨时。"以巴戟天、山药影射巴山二字,以烛象征西窗之烛,以伞象征夜雨。品尝时能联想古诗中情景,促发怀旧思古之幽情。

白帝彩云

此药膳是根据李白名诗《早发白帝城》之诗意而成。白参、白术煎汁,猴头菇切片,蹄筋发好切成条,配红绿色甜椒片,加药汁及调味煮成烩菜。此药膳色泽靓丽,参、术二味能益气健脾,猴头菇抗癌健脾,蹄筋补肝强肾,因此此药膳有很好的滋补保健作用。

原诗为:"朝辞白帝彩云间,千里江陵一日还。两岸猿声啼不住,轻舟已过万重山。"以白参、白术加蹄筋影射"白帝"二字,猴头菇则象征啼猿,红绿甜椒代表彩云,使食客对诗中的"白帝彩云""不住猿声"等引起联翩浮想。

参 考 文 献

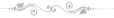

［1］孟仲法,顾燕敏.药膳与健康［M］.上海：上海医科大学出版社,1992.

［2］周继如,邓雄飞.中西医结合临床常见疾病诊疗手册［M］.北京：科学技术
文献出版社,2022.

［3］梁晓春,孙华.北京协和医院医疗诊疗常规：中医科诊疗常规［M］.北京：
人民卫生出版社,2012.

［4］刘昭纯,鲁明源,张令德.实用药膳学［M］.济南：山东文化音像出版社,
1998.

［5］赵永汉,顾燕敏,宋建华.家庭贴心药膳［M］.上海：上海科学技术出版社,
2007.

［6］张仁庆,高小锋.厨师培训教材［M］.北京：金盾出版社,2008.